Christiane Aliabadi/Wolfgang Lehnig
Wenn Essen zur Sucht wird

Christiane Aliabadi/Wolfgang Lehnig

Wenn Essen zur Sucht wird

Ursachen, Erscheinungsformen und Therapie von Eßstörungen

Kösel-Verlag München

CIP-Kurztitelaufnahme der Deutschen Bibliothek

Aliabadi, Christiane:
Wenn Essen zur Sucht wird: Ursachen, Erscheinungsformen u. Therapie von Eßstörungen / Christiane Aliabadi ; Wolfgang Lehnig. 2. Aufl., 9.–11. Tsd. – München : Kösel, 1983.
ISBN 3-466-34056-X

NE: Lehnig, Wolfgang:

ISBN 3-466-34056-X
2. Auflage 1983, 9.–11. Tausend

Gesamtherstellung: Kösel, Kempten
Umschlag: Adolf Bachmann, München

Inhalt

1. Einleitung

Zu Beginn unserer Auseinandersetzung mit dem Thema Eßsucht sind wir vielfach auf Unverständnis gestoßen. Wir bekamen manchen freundlichen Hinweis, uns doch einem wichtigeren Gebiet zuzuwenden, anstatt für Äußerlichkeiten wie Dick- oder Dünnsein Kraft und Zeit zu verschwenden. Wie verbreitet Eßstörungen sind, wie viele Ängste dahinter stehen und wie oft das Problem von den Betroffenen selbst ignoriert oder verheimlicht wird, wurde uns selbst in seiner ganzen Tragweite erst durch unsere langjährige Mitarbeit in einer tiefenpsychologisch orientierten Gruppentherapie deutlich.

In nüchternen Zahlen ausgedrückt: Nach dem Ernährungsbericht der Bundesregierung von 1980 sind 60 Prozent aller Bundesbürger übergewichtig. Diese Zahl sagt jedoch nichts darüber aus, wie stark viele der Übergewichtigen leiden. In unserer Gesellschaft, die Schönheit und Schlankheit so sehr betont, werden Übergewichtige vielfach verspottet, diskriminiert und nicht für voll genommen. Eßstörungen drücken sich aber nicht nur in Übergewicht, sondern auch in Untergewicht aus. Extremes Untergewicht, wie bei der Magersucht, kommt zwar relativ selten vor, ist jedoch ein eindrucksvolles Beispiel für ein gestörtes Verhältnis zur Nahrung.

Wieviel normalgewichtige Menschen, insbesondere Frauen, ebenfalls unter einem gestörten Verhältnis zum Essen und zu ihrem Körper leiden, wurde uns im Laufe unserer Auseinandersetzung mit dieser Thematik immer bewußter. Diese Menschen, »latent Fettsüchtige« genannt, können ihr Normalgewicht nur mit einem rigiden Kontrollsystem aufrechterhalten. Sie kontrollieren jeden Bissen und geraten in Panik, wenn sie auch nur wenige Gramm zugenommen haben. Bei einigen kommt es zu regelrechten Eßanfällen, die durch Erbrechen

oder mit Abführmitteln wiedergutgemacht werden sollen. Für diese Form von Eßstörung, die fast immer schamvoll verschwiegen wird, ist die Bezeichnung »Bulimarexie« (»Kotzsucht«) gefunden worden.
Wir beschäftigen uns in erster Linie mit den Menschen, die unter ihrer Eßstörung leiden, sich ihres Aussehens oder ihrer abnormen Eßpraktiken schämen und verachten. Wenden sie sich in ihrer Not z. B. an Ärzte, stoßen sie häufig auf Unverständnis und verlassen die Praxis mit einem Diätplan oder gutgemeinten Ratschlägen, mit denen sie nichts anfangen können. Selbst von Psychologen oder Psychotherapeuten bekommen sie oft keine Hilfe.
Unsere eigenen Erfahrungen mit Menschen, die unter Eßproblemen leiden, haben uns dazu angeregt, zahlreichen Fragen nachzugehen: Wie kommt es, daß so viele Menschen unseres Kulturkreises in irgendeiner Weise ein gestörtes Verhältnis zur Nahrungsaufnahme haben? Welche sozialen und kulturellen Faktoren begünstigen eine derartige Symptomatik? Liegen den Eßstörungen körperliche Ursachen zugrunde? Wie entsteht Übergewicht aus medizinischer Sicht? Welche bewußten und unbewußten psychischen Mechanismen führen dazu, die Nahrungsaufnahme zu mißbrauchen? Gibt es besondere Ursachen für Eßstörungen? Welche Rolle spielt die Kindheit? Haben Personen mit Eßstörungen eine besondere Charakterstruktur? Wie verhalten sie sich im täglichen Leben? Sind Eßsüchtige allein das Opfer widriger Umstände, oder haben sie auch einen Anteil an ihrem Symptom? Können sie etwas daran verändern? Wird es möglich sein, zu verstehen, warum manche Menschen mehrmals am Tag Unmengen in sich hineinstopfen, um anschließend wieder zu erbrechen?
Wir haben uns jedoch nicht nur mit diesen Fragen auseinandergesetzt, sondern auch Wege aufgezeigt, wie Eßsüchtige mit Hilfe von Psychotherapie ihr Problem bearbeiten können. Um unsere theoretischen Aussagen anschaulich und überprüfbar zu machen, lassen wir Eßsüchtige selbst in einem ausführlichen Gespräch zu Wort kommen. Das Gesprächsprotokoll gibt

einen tiefen Einblick in die Gedanken- und Gefühlswelt dieser Menschen, zeigt ihre Ängste und Nöte vor und während der Therapie. Obwohl wir ständig mit Eßsüchtigen Kontakt haben, berührte uns die Offenheit der Teilnehmer und die Dichte dieses Gesprächs sehr. Wir waren zwar stark betroffen, aber trotz aller Schwierigkeiten haben die Therapieerfahrungen auch viel Optimismus vermittelt.

Zur Illustration der theoretischen Aussagen haben wir Beispiele aus unserer therapeutischen Praxis geschildert. Um eine Identifizierung der betroffenen Personen zu verhindern, wurden sowohl die Namen als auch spezifische Fakten geändert, ohne dabei die Aussage zu verfälschen.

Unseren Freunden, die unsere langjährige Arbeit immer wieder unterstützt und bereichert haben, möchten wir an dieser Stelle danken, besonders Margarete Daub und Meta Lissel. Ebenso wichtig und hilfreich war die Offenheit vieler Eßsüchtiger, die in dem Gesprächsprotokoll so mutig über ihre ganz persönlichen Erfahrungen vor und während der Therapie berichtet haben.

2. Soziale, kulturelle und ökonomische Gesichtspunkte

Um Eßstörungen richtig verstehen zu können, ist es wichtig, sie in einem größeren Zusammenhang zu betrachten. Die Nahrungsaufnahme eines Menschen spielt sich ja im Rahmen unserer ganz spezifischen Gesellschaft ab, die wiederum eingebettet ist in den weiteren Rahmen unseres Kulturkreises.

Die Bedeutung der Nahrung

Essen ist ein Bedürfnis, das alle Menschen befriedigen müssen; aber es gibt keine menschliche Gesellschaft, in der nur gegessen wird, um die Funktionen des Körpers aufrechtzuerhalten. Immer ist die Nahrungsaufnahme mit bestimmten Sitten, Werten, Tabus, Ideologien, Prestige, der Religion usw. verbunden (Bruch 1973, S. 3). Als Beispiele könnte man das Verbot des Essens von Schweinefleisch in der islamischen Religion nennen oder die heiligen Kühe in Indien.

Manchen Nahrungsmitteln werden sogar besonders wirksame Kräfte zugeschrieben, z. B. sollen Eier die Potenz des Mannes erhöhen, Butter und Zucker Nervennahrung sein und kalter Kaffee schön machen. Selbst im Sprachgebrauch kann sich die Bedeutung des Essens ausdrücken. In Afrika gibt es einen Stamm, der den Grad der Sättigung in verschiedenen Worten sehr differenziert beschreibt, während der Begriff »Freundschaft« nur ungenau ausgedrückt werden kann.

Das Essen spielt im menschlichen Zusammenleben eine bedeutungsvolle Rolle. Der Gast wird willkommen geheißen, indem ihm Essen und Trinken angeboten wird, das gemeinsame

Mahl schafft ein Gefühl von Vertrauen und Zusammengehörigkeit und wird als Möglichkeit der Begegnung und Kommunikation genutzt. Auch ein Teil der Kindererziehung findet bei Tisch statt. Verschiedene Gruppen bilden sich um das Essen herum, wie z. B. die Vegetarier oder alternative Gruppen, bei denen eine gesündere Ernährung ein Ausdruck ihrer neuen Einstellung zum Leben ist.

Hungern hat ganz massive Auswirkungen auf das körperliche und seelische Gleichgewicht des Menschen. Die Reaktion auf unfreiwilliges Hungern ist so stark und übermächtig, daß sie das ganze Verhalten des Menschen verändert. Zunächst tritt die unaufhörliche gedankliche Beschäftigung mit dem Essen auf, dem folgt der Verlust sexueller Bedürfnisse und eine Vergröberung aller Gefühle, wie z. B. wachsender Egoismus. Das Endstadium ist gekennzeichnet durch Passivität, Apathie, Rückzug aus dem Leben und erhöhte Reizbarkeit bei jeglicher Störung. Nach Beendigung des Hungerzustandes steht das Verlangen nach Nahrung und die Beschäftigung mit dem Essen noch lange Zeit im Vordergrund. Die Angst vor dem Verhungern ist eine so menschliche Reaktion, daß freiwilliges Hungern immer Beachtung findet und Neugierde oder sogar Bewunderung und Ehrfurcht erweckt. In Gefängnissen ist Hungern oft das einzige Kampfmittel, das von den Insassen noch eingesetzt werden kann; umgekehrt wird auch versucht, Gefangene durch Hungern zu bestrafen und zu manipulieren. Auch in der Kindererziehung wird Essen häufig als Mittel der Belohnung oder Bestrafung eingesetzt. Da Hungern ein so gravierendes und einschneidendes Erlebnis ist, läßt sich ermessen, daß das Eßverhalten und die Erziehung in bezug auf das Essen bei der Generation, die den Ersten und Zweiten Weltkrieg miterlebt hat, stark von den Erfahrungen der Hungerjahre geprägt ist.

Die Einstellung zum Essen und das daraus resultierende Eßverhalten ist also von vielen, oft unbewußten Faktoren beeinflußt. Hieraus wird ansatzweise verständlich, daß jede Eßstörung nur unter Einbeziehung der verschiedensten Aspekte betrachtet werden kann.

Wenden wir uns zunächst der Fettsucht zu, der Eßstörung, unter der die meisten Menschen unseres westlichen Kulturkreises leiden.

Dicksein – Gestern und Heute

Malerei, Plastik, Literatur, Folklore, Brauchtum und Sprichwörter verschiedenster Kulturkreise bringen immer wieder die Verbindung zwischen gesellschaftlichen Bedingungen und Fettleibigkeit zum Ausdruck. Schon in der Frühgeschichte wurden sehr dicke Personen in Bildern und Plastiken dargestellt. »Künstlerische Darstellungen aus allen Zeiten sind weiterhin eindrucksvolle Dokumente dafür, daß schon immer die Bedeutung der Fettsucht für die beiden Geschlechter sehr verschieden gewesen ist« (Pflanz 1963, S. 579). In vielen Kulturen scheint die Fettsucht bei der Frau mit Fruchtbarkeit und Schönheit, beim Mann mit Reichtum, Macht und Prestige in Verbindung gebracht worden zu sein.

Die Antike hatte andere Ideale, z. B. wurde Dicksein von den Spartanern verachtet und bestraft. Die jungen Spartaner wurden monatlich einmal nackt betrachtet, und für jedes Pfund Übergewicht wurde ihnen Sport verschrieben. Sokrates tanzte jeden Morgen, um sich schlank zu halten. Platos Leibesfülle tolerierten die Griechen nur aufgrund seiner geistigen Brillanz. Die römischen und griechischen Frauen hatten unter dem Dicksein mindestens ebenso zu leiden wie die Frauen unserer westlichen schlankheitsbesessenen Kultur. Während des Mittelalters gab es widersprüchliche Einstellungen zum Dicksein. Einerseits war Gefräßigkeit genau wie Stolz und Lust eine Sünde, andererseits wurde jemand, der reichlich zu essen hatte, als »von Gott begnadet« angesehen (Bruch 1973, S. 17). Später drückte sich eine positive Einstellung zum Dicksein z. B. in den Gemälden von Rubens aus.

Bevor wir auf die Einstellung zum Dicksein in unserer heutigen westlichen Kultur eingehen, möchten wir die Frage stellen, wie

Fettsucht oder Dicksein überhaupt von einer Gesellschaft definiert werden kann und wie sie damit umgeht. Pflanz definiert Fettsucht als das, was von dem ästhetischen Ideal einer bestimmten Gesellschaft oder Gruppe zu einer gegebenen Zeit abweicht. In unserer Gesellschaft wurden von den Medizinern verschiedene Kriterien dafür erstellt, ob jemand als übergewichtig gilt. Vom medizinischen Standpunkt aus wird der stark Übergewichtige als krank bezeichnet. So mancher Fettsüchtige wird sich jedoch, gemessen an den Regeln und Normen seiner Gruppe, überhaupt nicht als krank empfinden und sich seinem Arzt gegenüber wenig einsichtig zeigen, wenn dieser ihn auf die Notwendigkeit abzunehmen hinweist (Pflanz 1963, S. 581). Die Verteufelung des Übergewichtes spiegelt in der entsprechenden Literatur die Tatsache wider, daß auch die Wissenschaft nicht frei ist von moralischen Werturteilen (Pflanz 1978, S. 2614). Wir wissen wenig darüber, wie das, was wir als Fettsucht bezeichnen, von anderen Kulturen interpretiert wird. Es scheint jedoch klar zu sein, daß die Fettsucht in anderen Kulturkreisen und den meisten unserer Subkulturen nicht als Krankheit definiert wird. Auch in der Medizin von primitiven Völkern wird Fettsucht als Krankheit praktisch nicht beschrieben (Pflanz 1963, S. 581 f.).

In unserer westlichen Kultur jedoch entwickelte sich Schlanksein und gutes Aussehen zu einem enorm hohen Wert, der immer mehr in das Bewußtsein aller Gruppen und Schichten eindringt. Die Besessenheit der westlichen Welt, schlank zu sein, die Verdammung jeder Art von Übergewicht als unerwünscht und häßlich, können als eine verzerrte Werthaltung in der Gesellschaft betrachtet werden, aber sie beherrscht das heutige Leben (Bruch 1973, S. 88). Jemand, der größer, kleiner oder leichter ist als der Durchschnitt, wird eher gesellschaftlich akzeptiert, solange die Abweichung nicht allzu groß ist. Jemand, der jedoch schwerer ist als der Durchschnitt, wird gesellschaftlich als »übergewichtig« und »abstoßend« und medizinisch als »krank« etikettiert. »In der Tat weist die Haltung der Gesellschaft, speziell der Ärzteschaft gegenüber jenen, die falsche Gedanken hegen (die Geisteskranken), falsche Drogen nehmen (die Süchtigen) und das falsche Gewicht haben (die Dicken), einige bemerkenswerte Parallelen auf« (Szasz 1978, S. 133).

Besonders betroffen von diesen Idealvorstellungen sind die Frauen. Von allen Seiten wird ihnen immer wieder sehr deutlich gemacht, daß eine Frau schön sein muß und Schönsein natürlich auch bedeutet, schlank zu sein. Sehen wir uns z. B. einmal die beliebten Frauenzeitschriften unter diesem Aspekt an: Angefangen bei der Mode, präsentiert von überschlanken Fotomodellen, unterstützt durch die Werbung, die für das Erreichen des weiblichen Ideals alle möglichen Mittel anzubieten hat, bis hin zu den immer wieder angepriesenen Diätkuren zielt alles darauf ab, den Frauen einzuhämmern, daß »schön, schlank und gepflegt zu sein« anstrebenswerte Ideale sind. Kein Wunder, daß viele Frauen, die diesen Klischees nicht entsprechen, verunsichert werden und sich minderwertig vorkommen.

Obwohl Schlanksein überall als Wert angesehen und Dicksein kritisiert und häufig verachtet wird, hat es für viele Menschen nicht nur negative Aspekte. Vera Antons-Brandi hat die Einstellungen zum dicken Menschen und die Vorstellungen, die mit ihm verknüpft werden, untersucht: das sogenannte Image des Dicken (Antons-Brandi 1972, S. 88ff.). Mit dicken Menschen werden durchaus auch positive Eigenschaften verbunden. Man schätzt sie nach diesen Untersuchungen zwar als nicht so fleißig und körperlich widerstandsfähig ein, aber als seelisch gesund, ausgeglichen, lebensbejahend, angenehm für die Mitmenschen, freundlich, humorvoll und großzügig. Die Dünnen dagegen werden zwar als aktiv, fleißig und körperlich zäh beschrieben, aber auch als seelisch weniger gesund, unangenehm für die Mitmenschen, engherzig, verschlossen, ohne Sinn für Genuß und Humor. Weder als Mitarbeiter noch in Gesellschaft sind sie besonders erwünscht.

Diese Vorstellungen prägen unser Eßverhalten mindestens ebenso wie die Maßstäbe, die uns durch ein bestimmtes modisches Schönheitsideal diktiert werden und die auch von der medizinischen Fachwelt unterstützt werden. Antons-Brandi meint, daß die unterschiedlichen Gefühle dem Dick- und Dünnsein gegenüber zum Teil die Ambivalenz in bezug auf die Gewichtsabnahme erklären könne (Antons-Brandi 1972, S. 93). Es ist zwar sehr verlockend, schlank, schön und gesund zu sein, aber wer möchte schon als unangenehmer, freudloser Mitmensch gelten?

Schichtzugehörigkeit und Fettsucht

Es wurde in vielen Studien untersucht, ob sich eine unmittelbare Beziehung herstellen läßt zwischen dem Auftreten von Übergewicht und der Zugehörigkeit zu bestimmten gesellschaftlichen Schichten. Diese Untersuchungen kamen zu unterschiedlichen Ergebnissen.

Manche Studien ergaben gar keinen unmittelbaren Zusammenhang zwischen Körpergewicht und Stellung in der Gesellschaft. Andere kamen zu dem Ergebnis, daß in den unteren gesellschaftlichen Schichten Übergewicht häufiger auftritt als in den anderen, und zwar bei Frauen wesentlich häufiger als bei Männern, insbesondere bei Frauen auf dem Land. Weiter wurde Übergewicht in den mittleren Schichten bei Männern und Frauen etwa gleich häufig festgestellt, während in den oberen Schichten die Männer übergewichtiger sind als die Frauen (vgl. z.B. Gries u.a. 1976, S. 28f.; Bruch 1973, S. 19ff.; Pflanz 1963, S. 82ff. und Pudel 1978, S. 122ff.).

Für das häufige Auftreten von Übergewicht bei Frauen der Unterschicht z.B. wurden verschiedene Faktoren zur Erklärung herangezogen: zum einen wird behauptet, daß in der Unterschicht überhaupt mehr psychische Störungen zu finden sind, die wiederum mit Fettsucht verbunden sein können; zum anderen kann in der Unterschicht ein anderes ästhetisches Ideal vorherrschen. Es wäre auch möglich, daß überhaupt

weniger Anstrengungen gemacht werden, sich einem körperlichen Ideal anzugleichen. Es werden weniger Abmagerungsversuche unternommen, und es ist auch schwer, Frauen der Unterschicht auf die gesundheitlichen Folgen der Fettsucht anzusprechen (Pflanz 1978, S. 2619).
Die Uneinheitlichkeit der Befunde läßt keine allgemeine Aussage über den unmittelbaren Zusammenhang zwischen Körpergewicht und der Zugehörigkeit zu bestimmten gesellschaftlichen Schichten zu. Es erscheint uns auch wichtig, diese Fragestellung weiter zu differenzieren und z. B. ethnische und religiöse Faktoren in die Betrachtung mit einzubeziehen. Ferner erscheint uns die bloße Zugehörigkeit zu einer gesellschaftlichen Gruppierung allein wenig Hinweise für die Beurteilung der Probleme und Bedürfnisse von Fettsüchtigen zu liefern. Es erscheint uns für diese Fragestellung sinnvoller zu sein, auch die Auswirkungen, die sich für den einzelnen aus seiner Schichtzugehörigkeit für seine spezifische Lebenslage ergeben, zu betrachten. Solche Auswirkungen könnten sein – um nur einige zu nennen –: unterschiedliche Bildungschancen; unterschiedliche Erfahrungsmöglichkeiten am Arbeitsplatz, etwa bezüglich Selbstbestimmung; die unterschiedliche Verfügung über materielle Mittel, die die Möglichkeiten der Bedürfnisbefriedigung in der Freizeit oder bezüglich des Wohnens z. B. beeinflussen; nicht zuletzt wäre eine Betrachtung der Art der Interaktionen und des Erziehungsmilieus in der Familie wichtig, das sicher in einer Arbeiterfamilie ein anderes ist, als in einer Akademikerfamilie. Auf solche eher soziologischen Fragestellungen wollen wir jedoch in diesem Buch nicht näher eingehen.

Geschäfte mit der Eßsucht

Von wenigen Ausnahmen abgesehen werden Übergewicht und Fettsucht durch zu reichliches Essen und Trinken verursacht. Eine ganz einfache Voraussetzung dafür, daß Fettsucht überhaupt in dem Maße entstehen kann, ist also, daß Nahrungsmittel im Überfluß vorhanden sind. Während des Krieges und der Nachkriegsjahre gab es praktisch keine Fettsüchtigen mehr. Die meisten, die vor den Hungerjahren fettsüchtig waren, wurden dann allerdings nach dem Krieg wieder fett. Viele, die eine positive Persönlichkeitsveränderung erfahren hatten und auch das Kriegsende als persönlichen Neubeginn erlebten, blieben schlank (Stauder 1959, S. 643).

Die Fettsucht stellt für die Volkswirtschaft eine enorme Belastung dar. Nach Feststellung der zuständigen Bundesministerien betragen die durchschnittlichen Kosten für ernährungsbedingte Folgeerscheinungen jährlich ca. 17 Mrd. DM. Trotz aufwendiger Informationskampagnen, wie z. B. die »Trimm Dich«-Aktion oder die Sendung »IDR« (Iß das Richtige), die lange Zeit im Fernsehen lief, steigen die Kosten immer weiter an (Ernährungsbericht 1976, S. 105); Broschüre der DKV 1979, S. 2ff.).

Auch für private Haushalte stellt die Fettsucht eine erhebliche Belastung dar. Es werden große Summen ausgegeben für »schlankmachende« Nahrungsmittel, mageres Fleisch und vieles mehr.

Wenn auch die Fettsucht volkswirtschaftlich enorme Kosten verursacht, so ist sie doch ein wichtiger Bestandteil unseres Wirtschaftssystems geworden. Ganze Industriezweige sind damit beschäftigt, noch mehr, noch raffiniertere, noch schmackhaftere, noch leichter zuzubereitende Lebens- und Genußmittel auf den Markt zu bringen, um dann mit aufwendigen Werbekampagnen zum Essen zu verführen. Wieder andere Industriezweige und Gruppen leben davon, daß sie alle möglichen Mittel anbieten, um die Folgen des zu reichlichen und falschen Essens einzudämmen. Die Lebensmittelindustrie bringt immer mehr Diät-Produkte heraus, bei denen man dafür, daß sie weniger gehaltvoll sind, mehr Geld bezahlt. Die Aufschriften »fettreduziert«, »kohlenhydratvermindert«, »zuckerreduziert« locken viele Käufer an, die sich dadurch eine Verringerung ihres Eßproblems bzw. ihres Körperumfanges versprechen. Wie irreführend solche Versprechungen für den unaufgeklärten Verbraucher sein können, möchten wir am Beispiels von Fruchtyoghurt zeigen: Ein »fettarmer« Fruchtyoghurt von 150 g, der allgemein als nicht dickmachend gilt, enthält immer noch 1½ Eßlöffel Zucker, ist also alles andere als gesund und schlankmachend (Felix 1976, S. 69). Auch bei anderen Nahrungsmitteln ist die Verminderung des Nährwertes minimal, dafür die Erhöhung des Preises um so größer. Suppen mit Stoffen, die im Magen aufquellen und angeblich Sättigungsgefühle hervorrufen, Schlankheitskekse, Eiweißkonzentrate statt einer Mahlzeit, Diätlimonaden und vieles mehr finden zunehmend Käufer.

Auch die Apotheker haben ihren Anteil am Geschäft mit der Schlankheit. Abführtabletten, Abführtees, Appetitzügler, Amphetamine, Kleietabletten, Weizengele usw. versprechen Hilfe im Kampf um die schlanke Linie – leider meist vergebens. Auf das Versprechen, mit Hilfe eines Mittelchens problemlos, fast wie von selbst, abzunehmen, fallen die Dicken immer wieder herein, um sich dann enttäuscht dem nächsten verlokkenden Angebot zuzuwenden. Sie kaufen teure schlankmachende Geräte, versuchen alle möglichen Diäten, besuchen Schlankheitsinstitute, führen Fastenkuren durch, machen Diäturlaube in kostspieligen Schönheitsfarmen, kaufen jedes vielversprechende Diätbuch, das auf den Markt kommt, kaufen jede Zeitung, die wieder einmal auf der Titelseite eine garantiert erfolgversprechende Diät anbietet, schließen sich Trimm-Dich-Aktionen an, nicht ohne vorher die entsprechende schicke Sportkleidung gekauft zu haben. Sie kaufen Schlankheitscremes, Korsetts, Massagegürtel und vieles mehr – sie kaufen und kaufen.

Die Folgeerscheinungen der falschen und zu üppigen Ernährung bieten auch im medizinischen Bereich ein weites Aufgabenfeld. Ernährungsberater, Diätassistenten, Krankengymnasten, Ärzte und Psychotherapeuten haben alle Hände voll zu tun, scheitern allerdings oft in ihren Bemühungen.

Thomas Szasz greift das Geschäft mit der Schlankheit in seinem

Buch »Das Ritual der Drogen« heftig an. Er schreibt, daß sich in den sechziger Jahren eine körpergewichtsorientierte (bariatrische) Disziplin herausgebildet habe. Diese medizinische Pseudodisziplin maße sich an, persönliche Vorlieben zu einem wissenschaftlichen und medizinischen Problem zu erheben. »Die dringlichste Aufgabe der Bariatriker ist natürlich die Fabrikation von ›Patienten‹, die an einer ›Krankheit‹ namens ›Fettsucht‹ leiden« (Szasz 1978, S. 134). Diese Patienten brauchen Fürsorge und Behandlung, und das ist ein sehr einträgliches Geschäft. Die amerikanische Lebensmittelindustrie gibt jährlich über eine Milliarde Dollar für Werbung aus; gleichzeitig steigt der Absatz kalorienarmer Schlankheitskost rapide an, Vitamintabletten, Appetitzügler, Amphetamine sind ein riesiges Geschäft. Szasz meint, daß es den Bariatrikern leicht gelingen könnte, jeden, der mehr wiegt als Gandhi, als einen akuten, latenten oder potentiellen »Fall von Fettsucht« zu bezeichnen und somit entsprechend zu behandeln. Lehnen Fettsüchtige ihre Patientenrolle ab, werden sie als unkooperativ bezeichnet (Szasz 1978, S. 135f.).
Obwohl diese krasse Stellungnahme von Szasz sicherlich zum Nachdenken anregt, können wir uns seiner Meinung nicht ganz anschließen. Der Schlankheitskult ist ohne Frage übertrieben, und es ist außerordentlich problematisch, wenn Übergewichtige in eine Patientenrolle gedrängt werden, obwohl sie vielleicht mit ihrer Figur ganz zufrieden sind. Es gibt jedoch auch dicke Menschen, bei denen ihr Übergewicht Ausdruck von seelischen Konflikten ist, unter denen sie sehr leiden. Darüber hinaus vernachlässigt Szasz gesundheitliche Aspekte: Starkes Übergewicht führt tatsächlich zu erheblichen körperlichen Beeinträchtigungen und Schädigungen, die von den Betroffenen als sehr unangenehm empfunden werden.

3. Medizinische Aspekte der Fettsucht

Da sich die Fettsucht in einem körperlichen Symptom ausdrückt und zum Teil krankhafte Veränderungen zur Folge hat, nimmt sich die Medizin dieses Problems an. Sie setzt sich überwiegend mit der Frage auseinander, welche körperlichen Vorgänge einen Menschen dick werden lassen und welche Auswirkungen das wiederum auf den Körper hat.

Wann spricht man von Fettsucht?

Um zu bestimmen, wann man im medizinischen Sinne von Fettsucht als Krankheit spricht, werden in der entsprechenden Literatur die verschiedensten Definitionen vorgeschlagen. Bei Köhler ist Fettsucht im klinischen Sinne ».. . eine die Norm übersteigende Zunahme des Körpergewichts infolge krankhafter Vermehrung des Fettbestandes, mit dadurch herabgesetzter körperlicher Leistungsfähigkeit und anderen durch die abnorme Fettentwicklung hervorgerufenen Beschwerden . . .« (Köhler 1957, S. 109). Weiterhin wird in der medizinischen Fachliteratur die Fettsucht beschrieben als eine über das Normale hinausgehende Ansammlung von Körperfett, eine offensichtliche Fettleibigkeit oder eine übermäßige Fettablagerung. Die Ungenauigkeit solcher Bestimmungskriterien macht diese Definitionen weitgehend unbrauchbar.
Eine exaktere Diagnose der Fettsucht kann anhand der folgenden Methoden gestellt werden:

a) Bestimmung des Fettgewebenanteils
Mayer diagnostiziert Fettsucht dann, wenn der Fettgewebsanteil am Gesamtkörpergewicht bei Männern den Grenzwert von 20 Prozent

überschreitet. Eine exakte Bestimmung der Fettgewebsmasse ist jedoch sehr kompliziert, so daß sich diese Methode nur schwer anwenden läßt (Ditschuneit u. a. 1978, S. 103).

b) Broca-Formel

Broca hat eine Formel erstellt, um das »Normalgewicht« eines Menschen zu bestimmen, der seine Wachstumsphase bereits abgeschlossen hat:

Normalgewicht = Körpergröße in Zentimetern minus 100

Um das »Idealgewicht« zu ermitteln, zieht man vom »Normalgewicht« 10–15 Prozent ab. Nach statistischen Berechnungen amerikanischer Versicherungsgesellschaften garantiert das »Idealgewicht« die höchste Lebenserwartung (Felix 1976, S. 17 ff.). Von Fettsucht wird dann gesprochen, wenn das »Idealgewicht« um 20 Prozent überschritten wird. Bei dieser Berechnung bleiben zwar Körperkonstitution sowie leichte Unterschiede in der Zusammensetzung des Organismus unberücksichtigt, dennoch hat sich diese Formel klinisch allgemein durchgesetzt. Sie ist auch Grundlage für die Gewichtstabellen, die man in allen Diätbüchern findet (Ditschuneit u. a. 1978, S. 104).

c) Bestimmung der Hautfaltendicke

Die Fettgewebsmasse läßt sich durch Messung der Hautfaltendicke bestimmen, da sich 50–70 Prozent der Gesamtfettmasse direkt unter der Hautoberfläche befinden. Die Hautfaltendicke kann sowohl durch Ultraschall als auch durch ein Caliper-Meßinstrument bestimmt werden. Die Meinungen darüber, an wievielen Stellen gemessen werden soll, gehen bei den Autoren auseinander, es werden zwischen 2 und 10 Stellen befürwortet. Da viel Geschick und Erfahrung notwendig sind, um diese Methode anzuwenden, greift man bei Erwachsenen lieber auf die Formel nach Broca zurück.

d) Hautfaltenmessung bei Kindern

Bei Erwachsenen ist die Vergrößerung der Fettmasse fast immer verbunden mit erhöhtem Gewicht, so daß man Fettsucht im allgemeinen auch mit Waage und Maßband feststellen kann. Bei Kindern kommt es aber häufig vor, daß sie trotz Normalgewicht einen stark erhöhten Anteil an Fettmasse aufweisen. Aus diesem Grund ist bei Kindern die Messung der Hautfaltendicke angebracht.

Von verschiedenen Autoren werden Versuche unternommen, die unterschiedlichen Ausprägungen der Fettsucht zu klassifizieren. Diese Untersuchungen haben jedoch keinen praktischen Nutzen. »Die weitaus größte Zahl von Fettsüchtigen weist eine universelle Fettsucht ohne besondere Betonung einzelner Körperproportionen auf. Regionale Betonungen sind nur etwa bei 30 Prozent der Fettsüchtigen anzutreffen« (Ditschuneit u. a. 1978, S. 108).

Es ist eine weit verbreitete Ansicht, daß Fettsucht auf krankhafte Ursachen zurückzuführen ist. Tatsache ist jedoch, daß 95–99,5 Prozent aller Fettsuchtformen zur »Adipositas Simplex« (einfache Fettsucht) gerechnet werden (Ditschuneit u. a. 1978, S. 106). Hinter dem geheimnisvoll klingenden Wort »Adipositas Simplex« verbirgt sich die Tatsache, daß jemand nicht wegen einer krankhaften Ursache dick wird, sondern weil er zuviel gegessen hat. Nur in seltenen Fällen kann Übergewicht auf krankhafte Veränderungen zurückgeführt werden, z. B. bei dem sogenannten Cushing-Syndrom, der Schilddrüsenunterfunktion oder dem Mauriac-Syndrom. Dieses Übergewicht ist dann aber immer mit einer Reihe anderer Beschwerden verbunden. Auch durch die Einnahme bestimmter Medikamente – auf die wir hier nicht näher eingehen werden – kann Übergewicht entstehen.

Über unseren Stoffwechsel

Um deutlich zu machen, welche Faktoren bei der Zu- und Abnahme eine Rolle spielen, soll kurz dargestellt werden, wie der normale Stoffwechsel funktioniert.

Unter *Stoffwechsel* versteht man alle chemischen Veränderungen im Inneren des Körpers, d. h. den Umsatz der Stoffe von ihrem Eintritt in den Organismus bis zu ihrem vollständigen Abbau. Der Stoffwechsel dient einerseits dazu, Körpersubstanz aufzubauen und abgestorbene Zellen zu ersetzen, andererseits zur Lieferung der für die Lebensvorgänge notwendigen Energie. Der Abbau der Nahrung erfolgt mit Hilfe von Sauerstoff, der durch die Atmung aufgenommen wird.

Unter *Energiebilanz* versteht man die Aufnahme von Energie durch die Nahrung und die Abgabe durch Ausscheidung, Wärmebildung und Muskelarbeit. Von *positiver Energiebilanz* spricht man, wenn die Energieaufnahme durch die Nahrung größer ist als die Abgaben; in dem Fall legt der Körper Reserven in Form von Fett an. Das Gegenteil davon ist die *negative Energiebilanz*. Hierbei sind die Abgaben des Körpers höher, und er baut Fett- und Muskelgewebe ab.
Die Nahrung setzt sich aus drei Gruppen zusammen: Eiweiß, Fett und Kohlenhydrate. *Eiweiße* sind vor allem Aufbaustoffe, um neue Zellen zu bilden und verbrauchte zu ersetzen. Sie werden im Gegensatz zu Fett und Kohlenhydraten nicht vollständig abgebaut und liefern deshalb weniger Energie. Auf dieser Tatsache bauen viele Diäten auf, die einen erhöhten Eiweißverzehr empfehlen, um die Gewichtsabnahme zu fördern. *Fette* sind Reservestoffe, Aufbaustoffe und Energielieferanten. *Kohlenhydrate* dienen als Energielieferanten und als Speicherstoffe.
Der *Grundumsatz* des Menschen ist der Umsatz, der notwendig ist, um die Lebensfunktionen aufrechtzuerhalten, d.h. die Energiemenge, die ein Mensch verbraucht, wenn er völlig ruhig liegt und nüchtern ist. Der Grundumsatz ist nicht allein vom Körpergewicht abhängig, sondern von dem Verhältnis des Gewichts zur Körperoberfläche. Ein fetter Mensch hat also einen höheren Grundumsatz als ein dünner muskulöser Mensch, obwohl beide das gleiche Gewicht haben.
Der *Leistungszuwachs* ist alles, was den Grundumsatz erhöht. Der Grundumsatz wird erhöht durch jede Muskelarbeit, durch den Wärmehaushalt, durch eine Überfunktion der Schilddrüse und durch die Nahrungsaufnahme an sich. Er sinkt mit zunehmendem Alter und ist bei Frauen etwas niedriger als beim Mann (vgl. Faller 1972, S. 112ff.; Heinzler 1968, S. 173ff.; Schütz/Rothschuh 1971, S. 218ff.).

Der gestörte Stoffwechsel

Normalerweise ist Fettsucht das Ergebnis einer positiven Energiebilanz. »Der Fettsüchtige ißt zuviel und bewegt sich zuwenig, bzw. er ißt vielleicht normal und bewegt sich viel zuwenig, bzw. er ißt vielleicht viel zuviel und bewegt sich normal« (Wallis nach Pudel 1978, S. 1). Mit dieser einfachen Erklärung haben sich die Mediziner jedoch nicht zufrieden gegeben, sondern versucht herauszufinden, ob die Ursachen für die Fettsucht vielleicht doch in Störungen des Körpers begründet sind, z. B. in einem gestörten Energiestoffwechsel. Folgende Hypothesen sind hierbei aufgestellt worden:

- Fettsucht ist abhängig vom Essen bestimmter Nahrungsstoffe wie z. B. Fett.
- Die Nahrungsenergie wird unterschiedlich verwertet, es gibt so etwas wie einen »Sparmechanismus« im Körper (guter oder schlechter Futterverwerter).
- Der Energieverbrauch ist geringer, da für die Erzeugung von Wärme und Muskelarbeit weniger Energie benötigt wird als bei Normalgewichtigen.
- Dem Fettsüchtigen fehlen Regulationsmechanismen, wie sie der Normalgewichtige hat. Diese gleichen einen Nahrungsüberschuß aus und verhindern eine laufende Gewichtszunahme.
- Treten im Bereich des Hypothalamus Störungen auf, ißt der Mensch weiter, obwohl er bereits satt ist. Der Hypothalamus, ein Teil des Zwischenhirns, ist die Schaltstelle für alle vegetativen Vorgänge. Es wird angenommen, daß dort das Zentrum ist, in dem die Hungersignale des Körpers umgesetzt werden.

So interessant diese Ansätze auch erscheinen mögen, sind sich doch alle Autoren weitestgehend darüber einig, daß keine dieser Annahmen eine Erklärung für die Entstehung der Fettsucht liefern kann. Es liegen weder physiologische noch biochemische Befunde vor, die das Vielessen begründen könnten.

Gries weist noch darauf hin, daß bei Fettsüchtigen unter bestimmten Bedingungen Veränderungen des Energiestoffwechsels vorliegen, die eine positive Energiebilanz begünsti-

gen; nicht geklärt ist bisher, ob diese Veränderungen bereits vor Ausbildung der Fettsucht vorlagen oder erst durch die Entwicklung der Fettsucht erworben wurden.
Weiterhin bleibt offen, ob es so etwas wie einen Regulator des Körpergewichts gibt. Die Tatsache, daß es körperlich gesunde, schlanke Personen gibt, die offensichtlich wesentlich mehr essen als der Bevölkerungsdurchschnitt, weist darauf hin, daß die Energiezufuhr nicht der einzige Regulator des Körpergewichts sein kann.
Eine andere weit verbreitete Meinung, daß irgendwelche »Drüsen« an der Entstehung der Fettsucht schuld sind, kann nicht bestätigt werden. Fast alle endokrinen Funktionen wie z. B. die Schilddrüsenfunktion, Hormonausschüttung, Insulinausschüttung usw. sind sorgfältig untersucht worden. Keiner dieser Befunde konnte bisher den Ursprung der Fettsucht aus endokrinen Gründen heraus beweisen (Gries u. a. 1976, S. 47; Jores 1963, S. 641).

Kann Fettsucht vererbt werden?

Da man häufig beobachten kann, daß Fettsucht bei mehreren Mitgliedern einer Familie auftritt, oder daß die ganze Verwandtschaft dick ist, liegt der Schluß nahe, daß Fettsucht erblich bedingt sei.
Einige neuere Befunde ergeben, daß das Gewicht der Kinder davon abhängig ist, ob die Eltern schlank oder fett sind. Danach werden bei zwei fettsüchtigen Elternteilen die Kinder bis zum 17. Lebensjahr ständig übergewichtiger; bei einem fettsüchtigen Elternteil, gleichgültig ob Vater oder Mutter, können bei den Kindern wesentlich dickere Hautfalten gemessen werden als bei Kindern von schlanken Eltern (Garn und Garn/Clark nach Pudel 1978, S. 12). Weitere Hinweise auf eine genetische Veranlagung bei Fettsucht finden sich in Forschungsergebnissen über Neugeborene. Sie betonen die

Wichtigkeit des angeborenen Aktivitätsgrades beim Säugling. Es wurde beobachtet, daß sich sehr dünne Säuglinge tatsächlich mehr bewegten und mehr aßen als durchschnittlich schwere, während extrem dicke Säuglinge sich weniger bewegten und weniger aßen. Die dünnen Babies wurden trotz ungewöhnlich hoher Kalorienaufnahme nicht dicker (Meyer 1978, S. 9).
Solche Forschungsergebnisse könnten natürlich für die Annahme einer genetischen Basis für Fettsucht sprechen. Sie können aber genausogut mit der Auffassung einer »sozialen Vererbbarkeit« in Zusammenhang gebracht und als Ergebnis eines Lernprozesses innerhalb der Familie verstanden werden. Bruch beschreibt, daß sie einige ihrer schwersten Fälle von Fettsucht in Familien beobachtet hatte, in denen überhaupt keine Hinweise auf Dicksein bei einem anderen Familienmitglied gefunden werden konnten. Weiterhin machte sie die Erfahrung, daß kein dicker, emotional gestörter Patient, der von ihr behandelt wurde, ein fettes Kind hatte. Die Patienten hatten gelernt, die Fehler ihrer eigenen Eltern, insbesondere die Überbetonung des Essens, zu vermeiden. Stattdessen erlaubten sie ihren Kindern, frei zu wählen, was sie essen wollten. Diese Erfahrungen bedeuten nach Meinung von Bruch aber nicht, daß Erbfaktoren überhaupt keine Rolle spielen. Das genetische Potential eines Organismus sei zwar beim Augenblick der Empfängnis festgelegt, aber inwieweit sich dieses Potential entwickle, sei abhängig von der Interaktion mit der Umwelt (Bruch 1973, S. 26).
Bei der Auseinandersetzung mit dieser Frage fällt auf, daß recht widersprüchliche Meinungen vertreten werden. Ob bei der Entstehung der Fettsucht Erbfaktoren eine Rolle spielen, ist nach dem heutigen Stand der Forschung offensichtlich noch nicht eindeutig geklärt.

Dicke Kinder – dicke Erwachsene

In den letzten Jahren konnte man immer wieder in den Zeitungen Artikel lesen, die z. B. den Titel trugen: »Dicke Kinder – dicke Erwachsene«. Diese Artikel basieren auf der Überlegung, daß Kinder, die in den ersten Lebensmonaten überfüttert und dadurch fett werden, eine größere Anzahl von Fettzellen ausbilden. Die einmal erworbene Anzahl von Fettzellen kann nicht mehr reduziert werden, sie warten nur darauf, wieder aufgefüllt zu werden. »Eine Verringerung des Körpergewichts kann bei diesen Menschen nur durch eine Verkleinerung der einzelnen Fettzellen erreicht werden, wobei die Zahl der Fettzellen konstant bleibt. Hinzu kommt, daß verkleinerte Fettzellen zunehmend empfindlicher werden ...« (Knittle/Ginsberg-Fellner 1978, S. 19). Daraus wird geschlossen, daß Maßnahmen zur Verringerung des Körpergewichts bei chronisch Fettsüchtigen wenig Aussicht auf Erfolg haben, da ständig Diät gehalten werden muß.

Dagegen vertritt Grinker die Meinung, daß die Schwierigkeiten, die solche Patienten mit dem Abnehmen haben, die seit ihrer Jugend an Fettsucht leiden, auch auf psychischen Widerständen beruhen könnten (Grinker nach Gries u. a. 1976, S. 18). Auch von anderen Autoren werden gegen die Theorie der Fettzellenbildung Einwände vorgebracht. »Es kann nicht sicher festgestellt werden, ob die Fettzellenzahl tatsächlich – wie angenommen wird – während der Kindheit festgeschrieben wird« (Gries u. a. 1976, S. 15). Außerdem ist es methodisch gesehen sehr schwierig, die Fettzellenzahl überhaupt zu bestimmen, da die Erfassung kleiner »leerer« Zellen nicht möglich ist (Pudel 1978, S. 15). Neuere schwedische Untersuchungen ergeben nur einen schwachen Zusammenhang zwischen der Gewichtszunahme im Säuglingsalter und dem Übergewicht im 7. Lebensjahr (Hammar 1978, S. 34). Nach Bruch würde die Fettzellentheorie Kinder dazu verdammen, immer dick zu bleiben. Dies trifft jedoch nur zu, wenn das Überfüttern weiter anhält und zudem eine dauerhafte gestörte

Interaktion in der Familie vorliegt (Bruch 1973, S. 68). Auch Orbach hält eine Gewichtsabnahme und eine Stabilisierung des erreichten Gewichtes bei Erwachsenen, die als Kinder überfüttert wurden, für möglich (Orbach 1979, S. 152).

Körperliche Folgeerscheinungen

Wenn auch die Überbetonung des Schlankseins in unserer Gesellschaft in Frage gestellt werden muß, so steht doch außer Zweifel, daß Übergewicht für eine Reihe von Krankheiten mit verantwortlich zu machen ist und die Lebenserwartung herabsetzt. Übergewicht begünstigt Krankheiten wie Diabetes, Gicht, Bluthochdruck, Herzinfarkt, Schlaganfall, Gallensteine und Karies. Bei Operationen und Geburten kann es durch Dicksein zu Komplikationen kommen. Auch Wirbelsäulenschäden und Gelenkleiden werden durch die Überbelastung des Skeletts gefördert. Diese Folgeerscheinungen der Fettsucht werden meist nicht sofort sichtbar. Zunächst bleibt die Leistungsfähigkeit voll erhalten, bis irgendwann die einzelnen Regulationssysteme überlastet sind und Schäden spürbar werden.

Zusammenfassend kann man sagen, daß weder physiologische, biochemische noch genetische Faktoren allein für die Entstehung von Fettsucht verantwortlich gemacht werden können. Fast alle Fettsüchtigen werden dick, weil sie zuviel essen. Warum sie zuviel essen, können die Mediziner nicht erklären. Der psychische Anteil bei der Entstehung von Fettsucht rückt zwar auch bei den Medizinern immer mehr in den Vordergrund, die Behandlung liegt jedoch weitgehend nur in ihrer Hand. Eine intensive Zusammenarbeit mit Psychologen und Psychotherapeuten wäre ein notwendiger Schritt, um der Problematik besser gerecht zu werden.

4. Psychologische Beobachtungen zur Fettsucht

Wenden wir uns nun den psychologischen Fragestellungen zu. Dazu möchten wir zunächst deutlich machen, auf welchen Personenkreis sich unsere Ausführungen eigentlich beziehen. Menschen können aus ganz unterschiedlichen Gründen dick werden. In Fachkreisen konnte man sich bisher leider nicht auf gemeinsame Begriffe einigen, so daß Übergewicht, Fettsucht, Adipositas, Fettleibigkeit, Korpulenz und Obesitas willkürlich benutzt werden. Die Mediziner unterscheiden zwischen der einfachen Adipositas, die durch eine positive Energiebilanz entsteht und organisch bedingter Fettsucht.
Wir möchten hier nicht der Frage nachgehen, wie jemand dick wird, sondern *warum jemand zu viel ißt* und dick wird.

Welche dicken Menschen sind fettsüchtig?

Zunächst läßt sich eine grobe Aufteilung in *Fettleibigkeit* und *Fettsucht* vornehmen (Bernhardt 1955, S. 3).
Fettleibigkeit kann z. B. durch eine Küchentradition entstehen, bei der gewohnheitsmäßig zu viel und zu üppig gegessen wird. Das Übergewicht hält sich meist in Grenzen und ist relativ konstant. Diese Menschen fühlen sich in ihrer Haut recht wohl und akzeptieren ihr Aussehen. Sie empfinden sich und ihren Körper als Einheit.
Weiterhin kann Fettleibigkeit durch veränderte Lebensgewohnheiten entstehen. So wurde beispielsweise ein Taxifahrer, der früher Bauarbeiter war, relativ schnell übergewichtig, weil er seine Eßgewohnheiten beibehielt, obwohl er im neuen Beruf

wesentlich weniger Energie verbrauchte. Jemand, der aus derartigen Gründen zunimmt, wird sein Übergewicht entweder akzeptieren oder aber seine Eßgewohnheiten verändern, um abzunehmen.

Eine Möglichkeit, dick zu werden, besteht auch darin, in belastenden Situationen mit übermäßigem Essen zu reagieren. Auslöser dafür können z. B. der Verlust eines nahestehenden Menschen, Liebeskummer oder ein nicht bestandenes Examen sein. Haben diese Menschen ihren Kummer überwunden, normalisiert sich auch das Bedürfnis zu essen wieder und sie sind in der Lage, ohne größere Schwierigkeiten abzunehmen.

Im Gegensatz zur Fettleibigkeit scheint die *Fettsucht* Ausdruck einer tief verwurzelten Persönlichkeitsstörung zu sein, wäre also ein neurotisches Symptom. Unsere Überlegungen beziehen sich in erster Linie auf neurotisch fettsüchtige Menschen. Bei diesen spielt das Essen eine zentrale Rolle und ist immer konfliktgeladen. Es tritt einerseits an die Stelle von notwendigen Handlungen und dient der Befriedigung verschiedenster Bedürfnisse. Andererseits scheint das Übergewicht auch eine bestimmte Funktion zu haben, die individuell herausgearbeitet werden muß.

Kennzeichnend dafür, daß eine neurotische Störung vorliegt, kann die Unfähigkeit sein, trotz aller guten Vorsätze und vieler Diätversuche abzunehmen. Ein weiteres Kriterium sind häufige Gewichtsschwankungen und Gefühle der Unzufriedenheit mit sich selbst und dem Körper, sowie ein schlechtes Körperempfinden. Auffällig ist auch die gestörte Hunger- und Sättigungswahrnehmung. Fettsüchtige essen oft, ohne es bewußt wahrzunehmen.

Um diese sehr knappe und teilweise abstrakte Darstellung plastischer zu machen, möchten wir nun ausführlicher beschreiben, wie sich Fettsucht als ein neurotisches Symptom darstellen kann.

Wie Fettsüchtige fühlen und handeln

Wie man sich leicht vorstellen kann, bringt Dicksein Probleme mit sich: es ist schwieriger, passende Kleidung zu finden, der dicke Körper erschwert sportliche Aktivitäten, zudem betrachtet die Umwelt die Dicken kritisch, die Gesundheit leidet. Die Tatsache, daß darüber hinaus jedoch noch eine Fülle von Problemen mit dem Essen und mit dem eigenen Körper bestehen, wissen häufig nur diejenigen, die selbst unter einem Eßproblem zu leiden haben.
Wir möchten nun anhand von praktischen Beispielen deutlich machen, wie das Dicksein und das gestörte Verhältnis zum Essen und zum Körper das ganze Leben beherrschen kann, und wie sehr die Betroffenen darunter leiden. Für das Ausmaß des Leidens ist hierbei nicht wichtig, ob erhebliches Übergewicht besteht, ob es nur einige Pfunde zuviel sind, oder ob derjenige sogar sein Idealgewicht hat. Wesentlich ist, daß das Verhältnis zum Essen und zum eigenen Körper in irgendeiner Weise gestört ist.

Karin:
Am Beispiel von Karin, die stark übergewichtig ist, möchten wir deutlich machen, welche Funktion das Essen übernehmen kann.

Karin kommt am Spätnachmittag von einer Vorlesung nach Hause. Am Abend möchte sie mit einer Freundin ins Theater gehen, worauf sie sich schon sehr freut. Bis sie von der Freundin abgeholt wird, muß sie jedoch noch drei Stunden warten, ein Zeitraum, mit dem Karin überhaupt nichts anfangen kann. Zwar könnte sie jetzt ihren Rock fertignähen, dafür müßte sie aber erst die Nähmaschine aufbauen. Sie fängt an, sich einsam zu fühlen; in ihr entsteht eine Leere, die sie unbedingt auffüllen muß. Karin beginnt zu essen, und nun wächst langsam Spannung in ihr. Eigentlich will sie das gar nicht, da sie schon den ganzen Tag reichlich gegessen hat, und weil sie befürchtet, daß der Rock, den sie abends anziehen möchte, zu eng sein könnte. Sie fängt an, sich Vorwürfe zu machen. Warum kann sie sich nicht beherrschen? Warum ist sie so widerlich verfressen? Warum kann sie nicht *einmal* vernünftig sein? Ihre innere Unruhe wird immer größer, und jetzt muß sie erst recht essen, da Essen ihr immer hilft, Spannungen abzubauen. Indem sie dem Drang nachgibt, wächst das Gefühl: jetzt ist auch alles egal! Sie ißt bis ihr schlecht wird.

Rita:

Für Menschen mit Eßproblemen kann das Essen eine ständige Quelle der Versuchung und der Bedrängung sein.

Rita ist etwas mollig und hat panische Angst davor, noch »dicker« zu werden. Auf dem Nachhauseweg von einem Besuch bei einer Freundin bekommt sie plötzlich ungeheueren Appetit auf Kuchen. Sofort verdrängt sie den Wunsch. Sie kommt an einer Konditorei vorbei, bleibt stehen, sieht sich die leckeren Kuchen an und wird ganz aufgeregt: soll ich, soll ich nicht? Sie kann sich nicht entscheiden, gerät regelrecht ins Schwitzen. Wenn sie schon Kuchen kauft, dann soll es auch der allerschönste sein. Lange steht sie vor dem Schaufenster, dann siegt die Vernunft und Rita geht weiter. Allerdings weiß sie, daß noch zwei weitere Bäckereien auf ihrem Weg liegen. Ob sie sich nicht doch den Kuchen kaufen sollte? Warum muß sie sich immer alles versagen? Wieder steht sie fast 10 Minuten vor der Auslage der nächsten Bäckerei und kann sich nicht entscheiden. Bei der letzten, endlich, kauft sie drei Stück Kuchen und fängt draußen sofort gierig an zu essen ohne echten Genuß und voller Schuldgefühle. Sie kann doch unmöglich drei Stück Kuchen essen! Nachdem sie anderthalb Stück verschlungen hat, wirft sie den Rest weg. Mitnehmen könnte sie den restlichen Kuchen nicht, denn er würde sie solange beunruhigen, bis sie ihn gegessen hätte, und das wäre schrecklich!

Gudrun:

Was eine Einladung zu einem Fest für einen Fettsüchtigen bedeuten und wie bedrohlich das Essen auch hierbei sein kann, zeigt das Beispiel von Gudrun.

Nachdem die erste Freude über die Einladung verflogen ist, bekommt Gudrun Angst. Angst davor, wie es auf dem Fest sein würde, und Angst davor, wie sie mit dem Essen klarkommen würde. Sie macht sich einen Plan: Sie würde nur Mineralwasser trinken und nur ganz wenig Salat essen, ganz bestimmt kein Brot oder andere »Dickmacher«. Als Gudrun sich am Nachmittag vor der Party an ihren Plan erinnert, wird die Angst, ihn nicht durchhalten zu können, immer größer. Sie gerät in Unruhe. Vielleicht könnte sie sich ihren Hunger ja auch aufheben und doch etwas von den leckeren Sachen essen? Vor lauter Angst und Spannung fängt Gudrun an zu essen. Sie beruhigt ihr schlechtes Gewissen gleich damit, daß sie nachher alles abtanzen würde. Als sie dann auf das Fest kommt, fühlt sie sich unter den vielen Menschen sehr unsicher und ganz schwach. Der sicherste Ort scheint ihr die Küche, dort hat sie durch das Essen erst einmal etwas zu tun, sie kann sich damit stärken und dann auf die anderen Leute zugehen. Beim Essen kann sie erfahrungsgemäß auch viel leichter Kontakt schließen. Gleichzeitig bekommt sie aber auch Angst, was sie machen soll, wenn sie sich nach dem Essen nicht mehr an ihrem Pappteller festhalten kann. Obwohl Gudrun gar keinen Hunger mehr hat, ißt sie, bis sie sich kaum noch rühren kann. Jetzt kann sie in ihrem Zustand natürlich auch nicht mehr auf Leute zugehen, so vollgefressen und unattraktiv, wie sie jetzt ist! Sie geht unzufrieden nach Hause, hat kaum Kontakt gehabt, fühlt sich ausgeschlossen und weit weg von allen anderen. Abends im Bett macht sie sich heftige Vorwürfe und wacht am nächsten Morgen schlechtgelaunt auf. Gudrun macht sich einen neuen Plan, wie sie ihre Sünden wiedergutmachen kann.

Anne:

Alle Beispiele veranschaulichen, wie sehr die Gedanken um das Essen und um das Dickwerden kreisen.

Bei Anne, die leicht übergewichtig ist, beanspruchen die Überlegungen, wie sie abnehmen oder ihr Gewicht halten könnte, einen großen Teil ihrer Energie. Anne, die jetzt 33 Jahre alt ist, kämpft seit ihrer Pubertät mit dem Gewicht. In diesen Jahren hat sie Dutzende von Büchern über Ernährung und Abmagerungskuren studiert und kann von fast allen Nahrungsmitteln die Kalorienzahl auswendig. Kommt ein neues Diätbuch auf den Markt, stürzt sie sich begierig darauf und verschlingt es – in der Hoffnung, endlich eine ideale Lösung für ihr Gewichtsproblem zu finden. Tagelang beschäftigt sie sich dann mit der Vorbereitung für die neue Diät, kauft dafür ein und plant alles bis ins Detail. In dieser Zeit wird ihr Bedürfnis zu essen allerdings immer größer, drohen ihr doch wieder entbehrungsreiche Tage. Sie hat aber auch angenehme Phantasien: wie sie – leicht und schlank – schicke, enge Sachen trägt, wie ihre gute Figur überall bewundert wird, wie beeindruckt ihre Umgebung über ihre Veränderung sein wird.
Die ersten Tage der neuen Diät sind wunderbar, die Angst vor dem morgendlichen Wiegen ist verschwunden, sie kann ja nicht zugenommen haben, sie fühlt sich leichter, beschwingter, hübscher und stärker. Sie hat ihr Leben voll in der Hand und sieht fast mit Verachtung auf die unbeherrschten Leute, die sich einfach vollstopfen.

Hat Anne dann aber abgenommen, wird sie von der Angst gequält, wieder zuzunehmen. Bekommt sie eine Einladung, ist ihr erster Gedanke, ob sie es schaffen wird, wenig zu essen, und ob auch einige kalorienarme Dinge angeboten werden. Jede Kaffeeinladung ist für sie mit Qualen verbunden. Entweder ißt sie den Kuchen, fühlt sich schuldig und gefährdet ihre Figur oder sie ißt ihn nicht und muß die Mißbilligungen und peinlichen Fragen der Gastgeber und der anderen Gäste ertragen. Eine weitere Möglichkeit, die Angst vor dem Dickwerden zu bekämpfen, ist für Anne der Sport. Je mehr sie sich bewegt, desto sicherer kann sie sich fühlen. Ob sie schwimmt, läuft oder radfährt, immer überschlägt sie dabei schnell den Kalorienverbrauch, je höher er ist, desto zufriedener fühlt sie sich. Dann kann sie sich ja auch leisten, ein bißchen mehr zu essen! Die Angst vor dem Dickwerden ist so tief in ihr verwurzelt, daß sie sich sogar, wenn sie nachts aufwacht, reflexartig in die Bauchfalten kneift, um zu fühlen, ob sie nicht zugenommen hat.
Irgendwann kommt allerdings immer der Zeitpunkt, wo ihr alles zuviel wird, und sie anfängt, sich zu bedauern: »Immer muß ich verzichten, nie darf ich etwas genießen«. Trotzig ißt sie dann all das in sich hinein, was sie sich die ganze Zeit versagt hat, ohne Genuß und geplagt von Schuldgefühlen und Zweifeln. Schnell nimmt sie wieder zu, und der Teufelskreis beginnt von vorne.

Heike:

Aus allen Beispielen wird deutlich, daß die Gier nach Essen immer dann stärker wird, wenn sich Fettsüchtige ständig ihr Essen verbieten und versagen. Viele versuchen sich damit zu überlisten, daß sie nur wenige kalorienarme Nahrungsmittel im Haus haben, die sie nicht in Versuchung führen können. Was diese Einschränkung für Folgen haben kann, möchten wir an folgendem Beispiel schildern.

Bisher hatte Heike ihr starkes Übergewicht damit ertragen, daß sie sich als etwas Besonderes fühlte: Sie war zumindest die Fetteste von allen! Langsam reift aber der Entschluß in ihr, doch eine Diät zu machen und abzunehmen. Um sich selbst vor Versuchungen für die Zeit ihrer Diät zu schützen, verbraucht sie alle ihre Lebensmittel, bis kaum noch etwas Genießbares in der Wohnung ist. Nach drei Tagen Diät überfällt sie nachts ein unwiderstehlicher Drang zu essen. Gierig verschlingt sie alles, was noch im Hause ist: einen Rest Magerquark, eine halbe Gurke, dann ein paar trockene Haferflocken, die sie noch in einer Ecke des Schrankes findet. Durch das Essen wird ihre Gier immer größer und für sie unerträglich. Sie zieht sich an, geht in die Kneipe nebenan und bestellt sich ½ Hähnchen. Sie muß sich sehr beherrschen, es nicht in sich hineinzuschlingen, sondern noch etwas Anstand zu wahren. Um nicht allzusehr aufzufallen, sucht Heike noch zwei weitere Kneipen auf, wo sie sich etliche Hamburger und Würstchen mit Kartoffelsalat bestellt. Jetzt, nachdem sie allmählich satt wird, empfindet sie heftige Scham über ihre Freßtour. Ganz erschöpft schleicht sie nach Hause.

Gisela:

Nicht nur das Verhältnis zum Essen ist bei Fettsüchtigen gestört und problematisch, sondern auch die Beziehung zum eigenen Körper.

Gisela ist stark übergewichtig und möchte mit ihrem Körper überhaupt nichts zu tun haben. Am besten gar nicht daran denken, meint sie. Natürlich gelingt ihr das nicht immer; wenn es ihr schlecht geht, empfindet sie ihn besonders häßlich, dick und schwer. Sie hat aber auch gute Tage, an denen sie sich wohl fühlt und ihren Körper schlank und beweglich findet. Allerdings darf sie sich dann nicht im Spiegel erblicken. Sofort steigen Ekel und Verachtung in ihr hoch, sie findet sich plump, abstoßend und beschimpft sich, weil sie immer noch nichts dagegen unternommen hat. Ihre gute Laune ist wie weggeblasen. Um sich zu schützen, hat Gisela in der Wohnung nur ganz kleine Spiegel, worin sie lediglich den Kopf sehen kann. In ihrer früheren Wohnung gab es noch einige große Spiegel vom Vormieter, die sie mit alten Tüchern zugehängt hatte. Manchmal läßt es sich jedoch nicht vermeiden, daß Gisela sich im Spiegel sieht, z. B. wenn sie sich ein neues Kleid kaufen muß. Steht sie dann in der Umkleidekabine und sieht in den großen Spiegeln, wie dick sie ist, fühlt sie sich ganz elend und möchte am liebsten weglaufen. Sie haßt es, sich etwas zum Anziehen zu kaufen.
Ihrem Körper, dem häßlichen Ding, kann Gisela überhaupt nichts Gutes tun. Sie pflegt und bewegt ihn nicht, steckt ihn in irgendwelche weiten oder zu engen Sachen, die unvorteilhaft für sie sind. Morgens steht sie so spät auf, daß keine Zeit mehr bleibt, um etwas für ihren Körper zu tun. Dafür finden sich immer Argumente: »Es ist schon zu spät, ich habe zuviel zu tun, die Wohnung ist kalt . . .«. Gisela erzählt, daß sie ihrem Körper die gleiche Verachtung auch entgegenbrachte, als sie kaum übergewichtig war. Ganz gleich, wieviel sie wiegt, das Gefühl, einen häßlichen und ungeliebten Körper zu haben, sitzt seit ihrer Kindheit tief in ihr.

Wie Fettsüchtige Hunger wahrnehmen

Wir möchten uns nun der Frage zuwenden, wie der Fettsüchtige Hunger wahrnimmt und wie er damit umgeht. Fettsüchtige haben große Schwierigkeiten, Hunger- oder Sättigungsgefühle von anderen Körperempfindungen wie z. B. Müdigkeit, Kälte, Wärme oder Umbequemlichkeit zu unterscheiden. So sitzen manche stundenlang in ihrer Wohnung, frierend und mit eiskalten Füßen und sind nicht in der Lage, die Kälte als Quelle ihres Unwohlseins zu bemerken und sich etwas anzuziehen. Andere können nicht erkennen, daß sie nach einem anstrengenden Tag eigentlich müde sind und sich etwas ausruhen müßten. Da es noch nicht ihre Schlafenszeit ist, kommen sie einfach nicht auf die Idee, daß ihr Körper jetzt schon Ruhe braucht. Alles, was sie wahrnehmen, ist ein undeutliches Gefühl, daß etwas nicht stimmt, und dieses Gefühl wird sehr häufig erst einmal als Hunger interpretiert. Die eigentlichen Ursachen ihres Unwohlseins bleiben unverändert, und so sehen sie sich gezwungen, immer weiter zu essen, oft bis ihnen schlecht wird, da das Essen in jedem Fall kurzfristige Erleichterung und Befriedigung verschafft. Der Impuls zu essen entsteht also unabhängig davon, ob ein wirkliches Bedürfnis nach Nahrung besteht.

Auch nach Bruch hat die Unfähigkeit, Hunger und andere Körperempfindungen zu erkennen, eine fundamentale Bedeutung bei der Entwicklung von schweren Eßstörungen (Bruch 1973, S. 45). Die Unfähigkeit zur differenzierten Wahrnehmung bleibt bei Fettsüchtigen jedoch nicht auf den Körper beschränkt. Auch andere Gefühle wie Wut, Ärger, Angst und Freude werden nur verschwommen wahrgenommen und häufig als Hungergefühl oder ein Bedürfnis zu essen interpretiert.

Beate konnte z. B. zwischen ihrem Eßzwang und dem Besuch des besten Freundes ihres Mannes keinen Zusammenhang sehen. Eigentlich war sie eifersüchtig, und der Besuch löste in ihr das Gefühl aus, alleingelassen zu sein, was sie mit Essen betäubte. Überhaupt hatte sie große Schwierigkeiten, insbesondere negative Gefühle wie Ärger oder Enttäuschung bewußt zu erleben oder sie gar auszusprechen. Ihr Bedürfnis zu essen war häufig dann besonders stark, wenn sie mit ihrem Mann zusammen war. Durch seine dominante Art fühlte sie sich leicht in die Ecke gedrängt und übergangen. Sie konnte sich überhaupt nicht erklären, warum sie gerade dann, wenn ihr Mann, den sie doch mochte, in der Nähe war, ein ständiges Hungergefühl spürte.

Die Unfähigkeit, eigene Gefühle, Wünsche und Bedürfnisse wahrzunehmen, kann vielfach zu einer quälenden Entscheidungslosigkeit führen. »Habe ich Lust zu telefonieren, oder will ich lieber fernsehen? Soll ich jetzt die Wohnung putzen oder lieber lesen? Soll ich es mir heute abend zu Hause gemütlich machen oder will ich lieber mit Freunden ausgehen?« Indem Fettsüchtige essen, wird ihnen die Entscheidung, was sie tun sollen oder wollen, erst einmal abgenommen. Es bedeutet für sie zunächst eine Möglichkeit, die Entscheidung für eine Weile herauszuzögern.

Differenziertes Wahrnehmen von Gefühlen ist die Voraussetzung für bewußte Handlungen und Entscheidungen, und gerade selbstbestimmtes, eigenverantwortliches Handeln fällt Fettsüchtigen besonders schwer.

Um der Frage nachzugehen, ob Fettsüchtige Hunger und Sättigung anders erleben als Normalgewichtige und von welchen Faktoren ihr Eßverhalten geprägt ist, haben Psychologen zahlreiche Experimente im Labor durchgeführt: So wurden z. B. fettsüchtige, latent fettsüchtige und normalgewichtige Probanden an einen sogenannten Food-Dispenser gesetzt, einen Apparat, aus dem sie mit Hilfe eines Schlauches flüssige Nahrung zu sich nehmen konnten. Der Apparat war so konstruiert, daß die Probanden nicht sehen konnten, wieviel Flüssigkeit sie zu sich nahmen. Jeder sollte solange trinken, bis er satt war. Die Resultate des Experimentes zeigten, daß Fettsüchtige und latent Fettsüchtige die Nahrung konstant aufnahmen, während Normalgewichtige zum Ende hin weniger

zu sich nahmen. Für die verschiedenen Gruppen ergab sich also eine andere Sättigungskurve (Pudel u. a. 1975, S. 353f.).
Wenn sich auch die Ergebnisse solcher und ähnlicher Experimente mit Fettsüchtigen zum Teil mit unseren eigenen Ansichten decken, finden wir es doch problematisch, daß diese Versuche in einer extrem isolierten Umgebung, fernab von allen sonstigen Einflüssen und Gefühlen stattfinden, und daß die unter solchen Bedingungen gewonnenen Einsichten als Grundlage genommen werden, um Aussagen über die Hungerwahrnehmung und das Eßverhalten von Fettsüchtigen zu machen. »Gerade auch im Bereich der Nahrungsaufnahme muß damit gerechnet werden, daß Einstellungen, Vorerfahrungen und Intentionen der Versuchsperson die Reaktionen beeinflussen, so daß die externe Gültigkeit des Experimentes in Frage gestellt ist« (Pudel 1978, S. 32). Da das Ziel der Untersuchungen gerade bei der Benutzung von Food-Dispensern nicht verheimlicht werden kann, müssen Einstellungen des Probanden die Befunde beeinflussen (Pudel 1978, S. 33). Weiterhin können die Befunde dadurch verfälscht werden, daß meist nur flüssige Nahrung verwendet wird und somit Rückschlüsse auf das Eßverhalten in bezug auf feste Nahrung sehr vage bleiben müssen (Pudel 1978, S. 57). Ein weiteres Problem ergibt sich dadurch, daß für die Auswahl der Probanden allein das Körpergewicht ausschlaggebend ist und dabei häufig nicht berücksichtigt wird, daß unter diesen Normalgewichtigen auch latent Fettsüchtige sein können, wodurch die Resultate zwangsläufig ungenau ausfallen müssen (Pudel 1978, S. 72).
Wir weisen auf die Problematik der Schlußfolgerungen, die aufgrund von solchen Experimenten gezogen werden, noch aus einem anderen Grund hin. Gerade die Verhaltenstherapie, die häufig bei der Behandlung von Fettsucht angewandt wird, ist stark von Hypothesen beeinflußt worden, die durch solche Experimente gewonnen wurden. Es handelt sich hierbei u. a. um die Untersuchungen und Ergebnisse von Schachter: Danach sind Übergewichtige weitaus abhängiger von Außenreizen, wie dem Aussehen, Geschmack, Geruch und der

Verfügbarkeit von Nahrungsmitteln, als von Innenreizen. Ihr Eßverhalten wird dadurch viel stärker bestimmt als das von Normalgewichtigen (Schachter nach Pudel 1978, S. 66). Andere Experimente konnten diese Behauptungen in keiner Weise bestätigen (Pudel 1978, S. 66f.). Wir möchten hier nicht die Experimente von Schachter grundsätzlich in Frage stellen, sondern daran nur deutlich machen, wie fragwürdig aus Experimenten gewonnene Erkenntnisse sein können.

Der Fettsüchtige und sein Körper

Jeder von uns hat eine bestimmte Vorstellung davon, wie sein Körper gebaut ist und wie er aussieht, hat also ein bestimmtes *Körperbild,* das im Laufe seiner Entwicklung entstanden ist. Die Wahrnehmung eines Kindes verändert und erweitert sich dabei, um immer mehr in Übereinstimmung mit seinem wirklichen Körperbau zu gelangen. Diese Entwicklung wird davon beeinflußt, welche Haltung die Umwelt des Kindes seinem Körper und bestimmten Körperteilen gegenüber einnimmt. So kann es entweder ein befriedigendes Körperbild entwickeln, oder aber seinen Körper oder Teile davon als unangenehm, häßlich, schmutzig oder abstoßend empfinden. Bei einer positiv verlaufenden Entwicklung sollte ein Kind im Idealfall seinen Körperbau realitätsgerecht einschätzen können (Übereinstimmung von Körperbau und Körperbild). Wichtig ist hierbei, daß seine Selbsteinschätzung mit der Einschätzung seiner Umwelt in Einklang steht.
Wie Fettsüchtige ihren Körper wahrnehmen, hängt meist davon ab, wann sie dick geworden sind. Diejenigen, die als Erwachsene dick geworden sind, scheinen eine realistischere Vorstellung von sich zu haben als jene, die bereits als Kind dick waren. Bei dicken Kindern hat oft auch die Mutter eine falsche Wahrnehmung, sie will einfach nicht wahrhaben, daß ihr Kind dick ist (Bruch 1973, S. 91). Viele Fettsüchtige vermeiden eine realistische Wahrnehmung ihres Körpers auch einfach da-

durch, daß sie nicht in den Spiegel schauen und sich nicht fotografieren lassen.

Eine verzerrte Wahrnehmung des eigenen Körpers kann jedoch auch bei normalgewichtigen Personen auftreten. Sie bezeichnen jede Kurve ihres Körpers als unförmig und »extrem fett«. Dies ist bei solchen der Fall, die später magersüchtig werden können, oder bei der viel größeren Gruppe der latent Fettsüchtigen. Auch nach einer Abmagerungskur haben viele Schwierigkeiten, sich selbst auch wirklich als dünner zu empfinden. In ihrem Bewußtsein tragen sie immer noch das Bild ihres dicken Körpers.

Die Schwierigkeiten, sich realistisch wahrzunehmen, sind eng verbunden mit der Unfähigkeit, Körpergefühle (z. B. Hunger, Wärme, Kälte) richtig einzuschätzen. Gleichgültig, wieviel Fettsüchtige essen, es reicht ihrem Gefühl nach nur selten aus. Ihnen ist nicht bewußt, wieviel sie wirklich essen. So kommt es dann zu Aussprüchen wie: »Ich muß ein Stück Kuchen nur anschauen und schon werde ich dick«. Andere wiederum können überhaupt nicht beurteilen, wieviel Nahrung ihr Körper wirklich braucht. Wieder andere scheinen eine Trennung zwischen ihrem Körper und ihrem Handeln zu machen, wodurch z. B. die Vorstellung entsteht, daß heimlich genaschte Nahrungsmittel nicht dick machen können.

Viele Fettsüchtige – besonders Jugendliche, die von Kindheit an dick sind – sprechen mit echter Verzweiflung über ihr schreckliches Schicksal und den Haß gegen ihren abstoßenden und verachtenswerten Körper. Man könnte nun annehmen, daß dieser Haß aufgrund des gesellschaftlichen Druckes entsteht und der Hauptgrund für die psychischen Probleme und das schwache Selbstwertgefühl der Fettsüchtigen ist. Diese Selbstverachtung ist jedoch eng verknüpft mit den Schädigungen der kindlichen Persönlichkeit. Es ist verständlich, daß jemand, der von seiner Mutter für seine gewichtige Erscheinung immer Anerkennung bekommen hat, ein anderes Selbstwertgefühl entwickeln kann als jemand, der wegen seines Dickseins ständig kritisiert und gehänselt wurde.

Eine Patientin von Bruch wurde wegen der ständigen Kritik an ihrem Aussehen so entmutigt, daß sie sich von allen Aktivitäten zurückzog und so apathisch wurde, daß sie fast den Eindruck einer Schwachsinnigen machte. Solange sie sich erinnern konnte, war sie zu fett gewesen, und ihre Mutter »hackte« ständig darauf herum. Alles wurde unternommen, um sie dünner werden zu lassen; das war für ihre Familie von enormer Bedeutung (Bruch 1973, S. 87ff.). Kein Wunder, daß sie sich selbst und ihren Körper haßte und alle dicken Leute verachtete. Die Verachtung dem Dicksein gegenüber ist aber nur das Symbol für alles, was Fettsüchtige an sich verurteilen und schlecht finden. Viele geben zu, daß die Scham darüber, daß sie in ihrem Inneren häßlich und unangenehm sind, viel größer ist. Häufig drücken sie ihr geringes Selbstwertgefühl und die Verachtung für ihren Körper auch in der Kleidung aus, die unvorteilhaft und häßlich ist.

Die Klagen von Fettsüchtigen, nicht »richtig« zu sein, stehen in engem Zusammenhang, daß sie ihren Körper nicht wirklich als etwas empfinden, das ihnen selbst gehört, sondern daß er unter dem Einfluß von anderen Leuten steht. Was die Umwelt oft als »mangelnde Willenskraft« kritisiert, drückt eher die Unfähigkeit aus, die eigenen körperlichen Bedürfnisse zu erkennen. Dicke Leute neigen dazu, über ihren Körper zu sprechen, als stehe er außerhalb ihrer selbst. Sie können sich nicht mit diesem häßlichen Ding identifizieren, das sie durch ihr Leben mitschleppen müssen. Dies drückt sich in dem Tagtraum einer Patientin von Bruch aus. Sie wollte sehr stark abnehmen, um ganz erbärmlich auszusehen. Voller Sorge würde ihr Vater sie dann bitten, doch zu essen. Der Vater hätte es nämlich verdient, sie so elend zu sehen. Bei diesen Vorstellungen machte sie sich überhaupt nicht klar, daß sie und ihr Körper hierbei mit im Spiel sind und sie selbst dabei leiden würde (Bruch 1973, S. 87ff.).

Fettsucht und Charakter

Im Laufe der letzten Jahrzehnte wurden zahlreiche Versuche unternommen, *die* charakteristische Persönlichkeitsstruktur des Fettsüchtigen zu bestimmen, also Merkmale herauszuarbeiten, die bei allen zu beobachten sind. Bisher führten diese Versuche zu keinem Ergebnis. Der Fettsüchtige hat keinen bestimmten Charakter. Ebenso können keine eindeutig definierten Bedingungen für eine neurotische Persönlichkeitsentwicklung gefunden werden.

Wenn es auch keine einheitliche Persönlichkeitsstruktur bei Fettsüchtigen gibt, so lassen sich doch die vielschichtigen möglichen Bedingungen beschreiben, unter denen sich die Fettsucht entwickeln kann. Ebenso ist es möglich, die psychischen Mechanismen aufzuzeigen, die bei der Ausbildung und Aufrechterhaltung der Fettsucht eine entscheidende Rolle spielen.

5. Kindheit und Familie des Fettsüchtigen

Unserer Ansicht nach ist die Fettsucht ein vielschichtiges Symptom, für dessen Entstehung und Aufrechterhaltung zahlreiche Faktoren mit verantwortlich sind. Eine wichtige Rolle spielt die Kindheit des Fettsüchtigen. Wir werden uns also zunächst mit der Situation des fettsüchtigen Kindes sowie der Interaktion in seiner Familie beschäftigen.

In der Familiendynamik ist ein wichtiger Faktor bei der Entstehung der Symptomatik zu sehen. »Obwohl das fettsüchtige Kind das Übergewicht allein trägt, muß daran erinnert werden, daß es dieses Übermaß als Mitglied einer Familie erworben hat. Eine solche Erkenntnis ist notwendig, um seinen Zustand richtig verstehen zu können« (Bruch 1978, S. 101). Ohne ein Verständnis der Rolle jedes einzelnen Familienmitgliedes und der Funktion, die seine Art für die anderen hat, ist keine neurotische Erscheinung zu verstehen.

Fettsüchtige Kinder sind in einem Teufelskreis gefangen: zum einen lassen emotionale Störungen dieses Symptom entstehen, zum anderen erzeugt Fettsucht wiederum emotionale Störungen. Die Situation dieser Kinder ist bedrückend – fast überall lenken sie die Blicke auf sich und werden aufgrund ihrer Unbeweglichkeit und ihres Aussehens verspottet. Sie wirken auf die anderen langsam, ungeschickt, plump, und ihre Trägheit steht oft in krassem Gegensatz zu den lebhaften, normalgewichtigen Spielkameraden. Es besteht wohl kein Zweifel, daß die Fettsucht ein großes Handikap im Leben eines Kindes darstellt. Wenn die Adipositas auch im Prinzip mit anderen psychosomatischen Erkrankungen vergleichbar ist, ist doch kaum ein anderes Symptom für jedermann so deutlich sichtbar – und das in einer Welt, in der das Aussehen einen außerordentlichen Stellenwert hat. »Der Fettsucht fehlt die Würde

anderer Krankheiten, und sie wird sogar von Erwachsenen oft nicht ernst genommen« (Bruch 1978, S. 100). Dicke Kinder werden leicht zur Zielscheibe des Spottes ihrer Altersgenossen und bekommen täglich eine ganze Reihe von diskriminierenden Bezeichnungen zu hören. Gemessen an »Fettsack«, »dickes Schwein« und »Fettsau« erscheint ihnen »Dicki«, »Pummel«, »Röllchen« und »Moppel« schon fast liebevoll. Obwohl sie oft kräftiger erscheinen als Gleichaltrige, sind sie meist außerstande, sich gegen die Herabsetzungen zu wehren und können dadurch in Isolation geraten. Die Scheinlösung, sich von den täglichen Demütigungen zurückzuziehen, ist nur allzu gut nachvollziehbar.
Ein weiterer Problembereich ist die physische Beeinträchtigung. Dicke Kinder geraten bei körperlicher Betätigung schnell außer Atem, auch orthopädische Beschwerden sind möglich. Bei besonders ausgeprägten Formen können Schlafsucht und Atemnot auftreten. All diese Beschwerden führen nicht selten zu Passivität, die wiederum weitere Verfettung nach sich zieht. Wie kommt es aber überhaupt dazu, daß ein Kind dick wird?

Das Säuglingsalter

Ein Säugling ist in den ersten Lebensmonaten bei der Befriedigung seiner Bedürfnisse völlig auf seine Umgebung, meist auf die Mutter, angewiesen. Nach psychoanalytischer Theorie ist diese erste Phase menschlicher Entwicklung, die »orale Phase«, hauptsächlich von der Nahrungsaufnahme geprägt. Der Säugling nimmt aber nicht nur Nahrung auf, sondern empfängt von seinen Bezugspersonen auch Zärtlichkeit, Zuwendung und Geborgenheit. Oralität bedeutet also mehr als bloße Nahrungsaufnahme. Das Geben der Mutter bedeutet auch, dem Kind Anregungen zu geben und es mitmenschlich anzusprechen. Die Art, in der Mutter und Kind beim Füttern und auch sonst miteinander umgehen, also die Beziehung zwischen beiden, ist von besonderer Bedeutung. Die Nahrungsaufnahme ist »... die Tätigkeit, um die herum sich die ersten persönlichen Beziehungen entwickeln und in deren Bereich sie auch zuerst zusammenbrechen können – mit den gefährlichsten und weitreichendsten Folgen« (Bettelheim 1971, S. 181). Daran erinnert auch eine Legende, nach der Friedrich II. die Ursprache des Menschen herausfinden wollte. Er versuchte dies, indem er Kinder isoliert aufwachsen ließ. Obwohl sie genügend Nahrung bekamen, starben die Kinder, weil ihnen Zuwendung und zwischenmenschliche Ansprache fehlte.

In unserer konsumorientierten Zeit wird Geben leider viel zu häufig mit Überfütterung verwechselt, was für das sich entwikkelnde Kind verheerende Folgen haben kann. Die Statistiken deuten dies an: »25 Prozent der Säuglinge und Kleinkinder wiegen zuviel. 63 Prozent dieser Kinder entwickeln ihr Übergewicht im ersten Lebensjahr« (Natreen Informationsdienst).

Ein Säugling ist zwar hilflos, einige Fähigkeiten besitzt er jedoch bereits, er kann z.B. sehen, riechen, schmecken, Schmerz empfinden, saugen, schlucken, erbrechen und schreien. Das Schreien ist wohl eines seiner wichtigsten Instrumente, um seine Wünsche nach Wärme, Zuwendung oder Nahrung deutlich zu machen. Im Idealfall wird eine Mutter das Schreien ihres Kindes richtig interpretieren, sie legt es trocken oder nimmt es auf den Arm oder gibt ihm etwas zu essen oder zu trinken. Eine unsichere oder ängstliche Mutter dagegen wird die Signale ihres Kindes nicht richtig deuten können; so kann es passieren, daß sie ihm die Flasche gibt, obwohl ihm eigentlich zu heiß ist, oder sie gibt ihm nichts zu essen, obwohl es vor Hunger schreit. Sie kann die wirklichen Empfindungen des Kindes nicht erfassen. Für die gesunde Entwicklung eines Kindes ist es aber notwendig, daß die Mutter auf seine biologischen, intellektuellen und emotionalen Bedürfnisse in angemessener Weise reagiert. Wenn eine Mutter

z. B. auf das Hungersignal einmal mit Essen, ein anderes Mal jedoch mit Herumtragen oder überhaupt nicht reagiert, entsteht für das Kind eine große Verwirrung. Wenn es älter wird, kann es nicht zwischen Hunger und anderen Bedürfnissen bzw. Zuständen seines Körpers unterscheiden. Wurde auf seine Signale häufig mit Essen reagiert, wird es später auch die meisten seiner Gefühle als »Hunger« interpretieren. Es sind also angemessene Reaktionen auf die Bedürfnisse des Kindes notwendig, damit es in seiner Selbstwahrnehmung gestärkt und in seiner Ich-Entwicklung gefördert wird.
Wir möchten unsere Ausführungen an dem Beispiel eines extrem fetten und trägen Jungen verdeutlichen, der im Alter von 14 Jahren von Bruch behandelt wurde:

Saul wuchs als jüngstes Kind einer jüdisch-orthodoxen Familie auf. Vater und Großvater wünschten sich nach der Geburt von zwei Mädchen noch einen Jungen. Die Mutter willigte nur zögernd ein, weil sie eigentlich kein Kind mehr wollte. Saul war zunächst ein sehr schlechter Esser, so daß das Füttern oft stundenlang dauerte. Als er ca. vier Monate alt war, bekam die Mutter ein Rückenleiden, so daß sie nicht mehr in der Lage war, sich über sein Bettchen zu beugen oder ihn herauszuheben. Auch als er schon in seinem hohen Kinderstuhl sitzen konnte, war die Mutter immer noch nicht fähig, ihn zu tragen. So saß Saul oft lange Zeit in seinem Stuhl, wurde unruhig und weinte. Die Mutter entdeckte, daß sie ihn mit einem Keks beruhigen konnte, jedoch nur für eine kurze Weile, was sie dazu veranlaßte, die Anzahl der Kekse zu erhöhen. Seit dem Alter von zehn Monaten wurde Saul dann schon von seiner Familie als unersättlicher Esser bezeichnet, und mit zwei Jahren war er so fett, daß er auf Anraten der Ärzte auf Diät gesetzt wurde. Nun befürchtete die Familie jedoch, daß er zu schwach werde und gab ihm wieder mehr zu essen. War er zu Besuch bei seinem Großvater, kochte dieser den ganzen Tag für ihn.

An dem Fallbeispiel wird eine völlig unangemessene Reaktion auf die echten Bedürfnisse des Kindes deutlich. Zu einer Zeit, als Saul anfing zu differenzieren und den Wunsch entwickelte, seine Umgebung zu erforschen, konnte die Mutter aufgrund ihrer eigenen Überforderung diesen Wünschen nicht entsprechen und Saul nicht dazu ermutigen. Sein Bedürfnis nach

körperlicher Aktivität, Eigeninitiative und Selbständigkeit wurde mißachtet und unterdrückt. Stattdessen wurde ihm ständig Essen angeboten (Bruch 1973, S. 60f.).
Noch verwirrender für ein Kind sind die Handlungen einer Mutter, die ständig mit sich selbst beschäftigt ist. Alles, was das Kind tut, wird von der Mutter dahingehend interpretiert, daß es etwas über sie aussagt. In einer solchen Umgebung kann Nichtessen als Kritik an der Mutter und Essen als Ausdruck von Glücklichsein und Liebe für sie gedeutet werden (Bruch 1973, S. 56).
Manche Mütter geraten in einen starken Konflikt in bezug auf die Ernährung ihres Kindes. Auf der einen Seite soll eine Mutter darauf achten, daß ihr Säugling nicht zu dick wird, auf der anderen Seite wird die Gesundheit eines Kindes in unserem Kulturkreis oft mit einer gewissen Prallheit gleichgesetzt. Sieht ihr Kind zu mager aus, läuft sie Gefahr, daß die Mitmenschen es für kränklich halten, was wiederum auf die Mutter zurückfällt. Somit kann die Ernährung des Säuglings für die Mutter zu einer Art »Gratwanderung« werden, die u.U. viel Ich-Stärke verlangt, wenn sie sich vielleicht den gängigen Vorstellungen von Gesundheit in ihrer Umgebung widersetzen will.

Die überfürsorgliche Mutter

Betrachtet man die Kindheit fettsüchtiger Menschen, finden sich nur selten Hinweise auf grobe Vernachlässigungen oder einen offensichtlichen Mangel an Liebe und Zärtlichkeit. Die einfache Schlußfolgerung, die man oft hören kann, daß Essen als Ersatz für fehlende Liebe dienen muß, kann in den seltensten Fällen gezogen werden. Stattdessen wird viel häufiger beobachtet, daß Fettsüchtige als Kind zu sehr umsorgt wurden. Die Liebe und Fürsorge der Eltern kennt oft keine Grenzen. Die Tatsache, daß eine Mutter sich um ihr Kind in übertriebener Weise kümmert, kann verschiedene Ursachen haben und ist in der Persönlichkeit der Mutter selbst begründet.

Da ist einmal die *Ich-schwache-Mutter;* ängstlich und unsicher im Umgang mit Menschen überhaupt, versucht sie, ihre Unsicherheit durch übereifrige Bemühungen auszugleichen. Dabei steht für sie nicht im Vordergrund, was das Kind wirklich braucht, sondern das, von dem *sie* glaubt, es sei für das Kind richtig. Ich-schwache Mütter sind nicht in der Lage, zu ihrem Kind eine echte Beziehung herzustellen. Eine wirkliche Beziehung beinhaltet nämlich auch, daß eine Mutter sich in ihr Kind einfühlen kann, es zu verstehen versucht und daß sie dabei seine Gefühle und Bedürfnisse ernst nimmt und achtet. Gerade dazu ist eine Ich-schwache Mutter nicht in der Lage. So deutet sie schnell Unlustäußerungen des Kindes als Hunger und gibt dem Kind etwas zu essen. Die Versorgung mit Nahrung steht meist im Vordergrund, während andere Bedürfnisse des Kindes weniger beachtet werden.

Das Kind wird durch diese Haltung auf der einen Seite verunsichert und hilflos, auf der anderen Seite entwickelt sich eine starke Anspruchshaltung. Taucht ein Unbehagen auf, soll ein anderer, z. B. die Mutter, etwas dagegen unternehmen; eine Haltung, die sich auch nicht sprachlich, z. B. in Mimik und Gestik ausdrückt. Hat es damit keinen Erfolg, versucht es, das Unbehagen durch Essen zu beseitigen. Die unsichere und ängstliche Mutter kann dem kaum etwas entgegensetzen, sie wird sich nur noch stärker verunsichert fühlen und versuchen, den Anforderungen nachzukommen, um ihre Ruhe zu haben. Zum Widerstand fehlt ihr die Kraft. Ist die Mutter nicht mehr greifbar, wirkt die Haltung auch bei anderen Menschen – zumindest kurzfristig. Vielfach finden sich auch Menschen, welche die Rolle der Mutter ganz übernehmen, z. B. Ehepartner.

Ebenso beziehungsgestört wie die Ich-schwache ist die *dominierende Mutter;* sie mißdeutet nicht nur die Signale ihres Kindes, sondern ignoriert auch deutlicher geäußerte Bedürfnisse. Sie ist nicht in der Lage, ihr Kind als ein eigenständiges

Wesen zu betrachten, das es zu respektieren gilt. Stattdessen zwingt sie es zu den Handlungen, die *sie* für richtig hält. Durch ihr ständiges Bevormunden erdrückt sie jeden aufkeimenden Impuls des Kindes, lähmt seine Vitalität und läßt ein Wachsen seines Ichs nicht zu. Dabei fällt kaum ein böses Wort – sein Lebensmut wird unter dem Mantel der »natürlichen Mutterliebe« erstickt. Manche Mütter beschreiben, daß sie die Wünsche ihres Kindes immer vorausgeahnt haben und ihm nie erlaubten, hungrig zu sein (Bruch 1973, S. 62).

Auf die Empfindungen und Erfahrungen des Kindes wird wenig Rücksicht genommen. Stimmt das Verhalten des Kindes nicht mit den Vorstellungen der Mutter überein, werden seine Gefühle uminterpretiert. So reagierte zum Beispiel eine Mutter auf die Nörgeleien ihres Sohnes, der ärgerlich auf sie war, in der Art, daß sie ihn zum Essen aufforderte. Zu einer konstruktiven Auseinandersetzung über den Konflikt kam es nicht, ein Kind, das solch »abnormes« Verhalten zeigt, *muß* – nach der Interpretation dieser Mutter – hungrig sein. Dem Kind blieb nichts anderes übrig, als zu essen, wenn es keine Verschlimmerung der Situation heraufbeschwören wollte, seine Gefühle wurden von der dominanten Mutter direkt uminterpretiert.

Das Gefühl des Unglücklichseins ist dem Kind überhaupt nicht erlaubt, denn das würde die Überlegenheit der elterlichen Autorität eventuell in Frage stellen. Sie – die allmächtige Mutter – sollte auf einmal nicht mehr in der Lage sein, sein Verhalten richtig einzuordnen, ja eine Lösung für sein Unbehagen bereit zu haben? Das kann sie nicht zulassen, also muß das kindliche, noch formbare Gefühl entsprechend angepaßt werden.

Menschen mit einer derartigen Kindheit kennen kaum das Gefühl, daß sie über ihr eigenes Verhalten bestimmen können. Sie trauen ihren Gefühlen nicht, haben nicht das Empfinden, ihren Körper zu besitzen und darin »zu Hause zu sein« – sie tragen ihren Schwerpunkt außerhalb ihrer selbst. Entsprechend fühlen sie sich unter dem Einfluß und den Anweisungen äußerer Kräfte. Sie handeln so, als ob ihr Körper oder ihr

Verhalten nicht ihnen selbst gehört, sondern das Produkt anderer Mächte ist (Bruch 1973, S. 55). Genau genommen war es ja auch so – ihre eigenen Impulse wurden nicht respektiert und nicht ernstgenommen, sondern willkürlich uminterpretiert. Wie sollen sie jetzt auf einmal wissen, was sie selbst wollen oder nicht wollen, wenn sie nicht lernen konnten, daß ihre Gefühle wertvoll und zu respektieren sind?

Schon bei der dominanten Mutter fällt es oft schwer, ihre unterdrückende Art unter dem Mantel der guten, umsorgenden Mutter zu erkennen. Bei einer weiteren Form überfürsorglichen Verhaltens sind hinter der Fürsorglichkeit Ablehnung und Aggression verborgen. Es ist sehr schwer, die wirklichen Gefühle einer solchen Mutter herauszufinden, da ihr Verhalten in krassem Widerspruch zu ihren manchmal feindseligen Gefühlen steht. Sie empfindet ihrem Kind gegenüber eine starke *gefühlsmäßige Ambivalenz.* Auf der einen Seite mag sie es, auf der anderen Seite lehnt sie es aber auch stark ab. Mit diesen ablehnenden Gefühlen kommt sie überhaupt nicht zurecht. Um jeden Preis möchte sie diese Strebungen beseitigen, weil sie sich so wenig mit den ihr vertrauten Vorstellungen von der »treu sorgenden Mutter« vereinbaren lassen. Zu groß ist auch die Befürchtung, von der Umwelt nicht akzeptiert zu werden, wenn sie ihre ablehnenden Gefühle offen zeigen würde.

Sigmund Freud hat als erster ausführlich auf den psychischen Mechanismus hingewiesen, den auch diese Mütter zum Ausgleich ihrer ablehnenden und feindseligen Gefühle unbewußt anwenden: Unter dem Begriff »Reaktionsbildung« ging dieses ausgleichende Verhalten in die Fachsprache ein. Damit ist gemeint, daß die Mutter ihre ablehnende Grundhaltung dem Kind gegenüber durch besondere Fürsorglichkeit ausgleicht. Bei dem Ambivalenzkonflikt »... wird die eine der beiden miteinander ringenden Regungen, in der Regel die zärtliche, enorm verstärkt, die andere verschwindet. Nur das Übermaß und das Zwangsmäßige der Zärtlichkeit verrät uns, daß diese Einstellung nicht die einzig vorhandene ist, und läßt uns einen

Hergang konstruieren, den wir als Verdrängung durch *Reaktionsbildung* (im Ich) beschreiben« (Freud 1926, S. 247). Für den von uns bearbeiteten Problembereich bedeutet es, daß sich die Reaktionsbildung u. a. in exzessivem Füttern ausdrücken kann. So bekommt das Essen für das Kind einen unangemessenen Stellenwert – es steht dann als Ersatz für echte Liebe, Sicherheit und Befriedigung.

Diese ausgleichenden Bemühungen nehmen teilweise groteske Formen an. Man kann eine Verzärtelung beobachten, die so weit geht, daß dem Kind jegliche Initiative genommen wird. Es wird trotz stetiger körperlicher Entwicklung auf dem Säuglingsniveau gehalten, indem es z. B. gewaschen, gekämmt und teilweise noch gefüttert wird, während andere, gleichaltrige Kinder dies längst allein tun und bereits die ersten Erfahrungen im sozialen Umgang mit anderen Menschen machen. Zugleich drückt das Überfüttern auch die aggressiven Strebungen der Mutter aus: Sie bevormundet mit ihrer Überfürsorglichkeit das Kind, indem sie – ähnlich wie die dominante Mutter – dessen Signale überhört. Sie stülpt dem Kind ihre Vorstellungen über, anstatt auf die des Kindes zu achten. Der aggressive Einschlag bei der Überfürsorge wird an folgendem Beispiel besonders deutlich: »So hat eine Mutter ihre fette Tochter häufig in der Nacht geweckt mit der Begründung, daß das Mädchen nicht genug während des Tages gegessen hätte und deshalb jetzt gefüttert werden müßte« (Tolstrup 1963, S. 596). Das unter diesen Bedingungen aufgewachsene fettsüchtige Kind wird auch in späteren Jahren versuchen, seinen Hunger nach Geborgenheit, Liebe und zwischenmenschlichem Kontakt, ja sein Bedürfnis nach Zufriedenheit im weitesten Sinne, durch Essen zu befriedigen, natürlich ohne Erfolg. Die traurige Folge ist eine immer stärkere Adipositas mit all ihren psychischen und physischen Begleiterscheinungen.

Im letzten Abschnitt haben wir uns mit dem ambivalenten Verhalten der Mutter beschäftigt und aufgezeigt, wie sie mit ihren unliebsamen aggressiven Gefühlsanteilen umgeht. Darüber hinaus ist es natürlich auch möglich, daß eine Mutter insgesamt wenig positive Gefühle für ihr Kind aufbringen kann, daß sie es also *ablehnt,* ja sogar *haßt.* In diesem Fall kann nun der gleiche subtile psychische Mechanismus zum Tragen kommen, den wir bereits beschrieben haben: Die Mutter kann ihre aggressiven Gefühle weder vor sich selbst noch vor anderen Menschen zugeben. Nicht zuletzt aus Angst vor unangenehmen Konsequenzen für sich selbst überdeckt sie unbewußt ihre ablehnenden Gefühle dem Kind gegenüber. Da dies aber nicht auf Dauer durchzuhalten ist, tritt das aggressive Verhalten in übertriebener Fürsorglichkeit ans Tageslicht. Es ist sehr schwer, einen derart gut funktionierenden Mechanismus auf Anhieb zu durchschauen. Offensichtlich ist eigentlich nur, daß sich die Mutter für ihr scheinbar geliebtes Kind aufopfert, nichts ist ihr zuviel – dem Kind soll es an nichts fehlen. Nur die Fettsucht ihres Kindes spricht dafür, daß etwas nicht in Ordnung ist.

Verwöhnende Erziehung

Bei der Beschreibung der überfürsorglichen Mutter stand ein Aspekt im Vordergrund: die Verwöhnung. Alfred Adler war der erste, der auf die außerordentlich schädigende Wirkung eines verwöhnenden Erziehungsstils hinwies. Er sah darin sogar das größte Übel für ein Kind. Betrachten wir die verwöhnende Erziehung und ihre Auswirkungen auf die Entwicklung eines Kindes etwas genauer.

Die Erziehungspersonen, in erster Linie die Mütter, haben die Aufgabe, den zunächst hilflosen Säugling mit Nahrung zu versorgen, ihn anzusprechen und ihm Liebe und Geborgenheit zu geben. Wenn das Kind größer wird, muß es damit vertraut gemacht werden, daß es nicht nur empfangen, sondern seinen Kräften entsprechend auch etwas geben muß. Ist die Entwicklung bis dahin normal verlaufen, wird das Kind von sich aus ein Bedürfnis danach haben mitzumachen und zu lernen, was die

Mutter längst kann. Es hat Freude an Aufgaben, steckt sich immer neue Ziele und lernt auch an jedem Mißerfolg. Im Idealfall nehmen die Erwachsenen die Rolle eines liebevollen Helfers ein, der bei Bedarf in Erscheinung tritt, ermutigt und nur so viel hilft, wie nötig ist, damit das Kind allein weitermachen kann. Wer als Kind die Erfahrung macht, daß er mit seiner eigenen Kraft etwas bewirken kann, daß Schwierigkeiten zu überwinden Freude bereiten kann, wer seine Leistungsfähigkeit spürt, der wird auch im späteren Leben vor Aufgaben nicht so schnell zurückschrecken; im Gegenteil, er wird nach ihm angemessenen Aufgaben Ausschau halten und diese zu bewältigen suchen.

Aber dies ist wohl eher die Ausnahme in unserer Kultur, vielmehr treffen wir meist Menschen an, die mit den Lebensaufgaben Arbeit, Liebe und Gemeinschaft – wie Adler sie formuliert hat – nicht fertig werden. Diese Menschen sind als Kind nicht zur Selbständigkeit erzogen worden, sondern wurden in vielfacher Hinsicht bevormundet. Ihre Erzieher nahmen ihnen vieles ab, das sie schon längst hätten erlernen können und das sie unabhängiger gemacht hätte. Man kann beobachten, daß verwöhnende Mütter ihre Kinder noch im Schulalter an- und ausziehen, oder ihnen zumindest dabei helfen. Bruch schildert beispielsweise eine Situation aus dem Büro einer Klinik für fettsüchtige Kinder: Dort saß ein extrem unreifer fetter Junge während des Aufnahmegespräches auf dem einzigen Stuhl, während die Mutter daneben stand und alle Fragen für das Kind beantwortete. Obwohl man ihr den Stuhl angeboten hatte, bestand sie darauf, daß das Kind den Stuhl behielt (Bruch 1973, S. 66).

Nicht immer ist die Verwöhnung so deutlich zu erkennen, vielmehr drückt sie sich in der gesamten Haltung der Erzieher aus, in ihrer unbewußten Einstellung zu anderen Menschen und somit auch zum Kind. Wie oft kann man hören: »Mein Kind soll es einmal besser haben als ich. Es soll eine glückliche Kindheit genießen, und ich tue alles, um ihm die Schwierigkeiten aus dem Weg zu räumen«. Anstatt zu kooperieren lernt das

Kind eher zu nehmen und sieht es als ganz natürlich an, daß andere etwas für es tun – ohne eigene Leistung seinerseits. Wenn seine Umgebung einmal nicht wie gewohnt reagiert, wird der verwöhnte Mensch protestieren, er fühlt sich betrogen und versucht, z. B. mit Wutausbrüchen oder Schmollen, sich sein vermeintliches Recht zu holen. Andere Menschen haben für ihn nur die Funktion, seine Bedürfnisse zu befriedigen; dies läßt ihn mit seinen Mitmenschen zusammenstoßen.

Auch in der Liebe ist der Verwöhnte nicht imstande, auf den anderen einzugehen, sondern ist krampfhaft bemüht, selbst geliebt zu werden, anstatt zu lieben. Das alles bedeutet jedoch nicht, daß er überhaupt nicht in der Lage ist, sich um andere Menschen zu bemühen, mitunter ist er sogar außerordentlich engagiert und charmant. Solch eine Phase dauert jedoch meist nur kurze Zeit, schnell ist er wieder ganz der alte, bequem und riesige Ansprüche stellend. Denn was er hat, ist nichts mehr wert, gilt nichts in seinem Gefühl, weil es eigentlich selbstverständlich und normal ist. Er kann die Zuwendung, die kaum groß genug sein kann, nicht wertschätzen, weil er in dem Gefühl lebt, daß sie ihm sowieso »gewohnheitsmäßig« zusteht.

Die Tatsache, daß ein ehemals verwöhnter Mensch seine Fähigkeiten nicht entwickeln konnte, führt dazu, daß er sich seiner selbst nicht sicher sein kann. Neues kann ihn leicht ängstigen, weil er ungewohnten Situationen selten angemessen begegnen kann. Auch die starken und schnell auftretenden Gefühle der Resignation sind leicht nachvollziehbar, denn er mußte sich ja nie anstrengen. Stattdessen wurde ihm bei den ersten Zeichen von Unmut sofort geholfen. Zwar hatte er nun das gewünschte Ziel erreicht, aber er konnte es weder selbst ansteuern, noch konnte er spüren, wieviele Versuche notwendig sind, um es zu erreichen. Im Erwachsenenalter soll er nun alles können und fühlt sich ständig überfordert, empfindet jede ungewohnte Anforderung als Zumutung. Dazu kommt ein starkes Minderwertigkeitsgefühl, weil er sich immer mit einem falschen Maßstab mißt. Normale Lernschritte gehen ihm zu langsam, wenn er nicht sogar alles ohne einen Lernprozeß können will. Er empfindet das soziale Leben als schwierig, die Welt als gefährlich, da sie Anforderungen mit sich bringt, er fühlt sich wie im »Feindesland«. Lieber zieht er sich in seine kleine Privatwelt zurück, in der er sich von einigen Vertrauten weiter verwöhnen lassen kann. Einen Ausgleich für sein nicht gelebtes Leben stellt dann die Phantasie dar. Ehemals verwöhnte Menschen sind in ihren Gedanken ganz groß; alles, was ihnen im alltäglichen Leben nicht gelingt, meistern sie hier brillant und mühelos. In der Phantasie bestimmen sie, wer der Größte und Beste ist.

In den vorangegangenen Abschnitten haben wir verschiedene »Muttertypen« sowie »das verwöhnte Kind« beschrieben. Wir möchten jedoch darauf hinweisen, daß es so etwas wie *die* überfürsorgliche Mutter oder *das* verwöhnte Kind eigentlich gar nicht gibt. Jeder, der sich mit diesem Problem beschäftigt, wird immer den Einzelfall genau betrachten müssen; schließlich findet jede Person individuell ihren Lebensstil und ist unverwechselbar. Unser Anliegen ist es, lediglich Gemeinsamkeiten und Strukturen aufzuzeigen. Ebensowenig wie man generelle Aussagen über Mütter machen sollte, können wir auch nicht *den* typischen Vater fettsüchtiger Menschen beschreiben. Wir möchten uns darauf beschränken, auf einige Aspekte hinzuweisen.

Manche Väter interessieren sich in fast groteskem Maße für die Figuren ihrer Kinder, mit Besorgnis nehmen sie jede Gewichtszunahme zur Kenntnis und sind erst wieder zufrieden, wenn die Kinder abnehmen. Diese Väter sind häufig in der Modebranche oder im Filmgeschäft tätig und haben dadurch viel mit Menschen zu tun, deren beruflicher Erfolg in engem Zusammenhang mit ihrem Äußeren steht. Diese Werte übertragen sie meist auch auf ihre Familie und terrorisieren ihre Angehörigen mit überhöhten Ansprüchen, die sich z. B. in ständigen Kontrollen zeigen können. Vielfach sind sie im Beruf recht erfolgreich und dominieren zu Hause ebenso wie in anderen Bereichen. Selbst bei kleineren Kindern ist ein leichter Fettansatz unerwünscht – Dicksein wird dann schon als

Katastrophe empfunden. Solche Väter sind außerordentlich verärgert, wenn sich ihr »Besitz« nicht ihren Erwartungen entsprechend entwickelt – wenn der Sohn z. B. nicht die Träume des Vaters erfüllt und ein Star-Athlet wird, oder wenn sich die Tochter mit ihrem Fett dagegen wehrt, sein schönes Schaustück zu werden, das seinen sozialen Status und seinen Erfolg repräsentieren soll. Auffallend ist, wie krampfhaft die Beschäftigung mit dem Äußeren besonders bei gutsituierten Leuten sein kann.
Wenn der Vater aus bestimmten Gründen die Position der Mutter einnimmt, z. B. als alleinstehender Vater, kann natürlich auch vieles von den Aussagen über Mütter auf ihn zutreffen. Nicht das Geschlecht ist entscheidend, sondern die Funktion oder Rolle, die ein Mensch einnimmt. Das bedeutet, daß grundsätzlich der Einzelfall genau untersucht werden muß.

Ein Beispiel aus der Literatur

Der russische Dichter Iwan Aleksandrowitsch Gontscharow hat in seinem Roman »Oblomow« der tiefenpsychologischen Forschung vieles vorweggenommen. Abgesehen von seiner humorvollen Kritik an der damaligen weitverbreiteten trägen Lebensführung der russischen Oberschicht beschreibt Gontscharow eine Figur, die für unsere Thematik von besonderer Bedeutung ist. Sein hervorragend charakterisierter Anti-Held Oblomow ist ein verwöhnter Mensch, der an den Folgen seiner Fettsucht stirbt.

Ilja Iljitsch wächst als einziges Kind einer wohlhabenden Gutsbesitzerfamilie in totaler Verwöhnung auf. Zunächst ist er noch recht lebhaft und am Leben interessiert, bis sich die Einflüsse der Erziehung bemerkbar machen. Jede Anstrengung wird von ihm ferngehalten, jede Gefahrenquelle – und sei sie auch noch so gering – wird gemieden. Das arme Kind könnte beispielsweise in der Sonne einen Sonnenstich bekommen und durch die Folgen, wie Kopfschmerzen und Übelkeit, mit dem Essen aufhören! Im Grunde genommen gibt es kaum eine ungefährliche Witterung, denn wenn es etwas kühler oder gar regnerisch ist, könnte sich das Kind erkälten. So wächst Ilja Iljitsch in einer Atmosphäre auf, in der es darauf ankommt, sich um jeden Preis zu schützen und zu schonen. Anstrengungen und Aufgaben werden ihrer Gefahren wegen gemieden.

Seine Eltern erziehen – wie alle Eltern – nicht nur mit Worten, sondern auch mit ihrer unbewußten Lebenseinstellung. Auch sie meiden die Härten des Lebens, gehen jeder Auseinandersetzung aus dem Weg. In einer Umwelt, in der ein zu schreibender Brief eine riesige Aufgabe ist, auf die man sich längere Zeit vorbereiten muß, kann Ilja Iljitsch nicht lernen, das Leben als eine Aufgabe anzusehen, die es anzupacken gilt. Stattdessen wird er täglich von Kleinmut und Ängstlichkeit infiziert; er lernt den Lebensaufgaben auszuweichen.

Das Personal setzt das Werk der Eltern fort. Aus Angst, daß dem Kind etwas zustoßen könnte – wofür man es verantwortlich machen würde – übertreibt es das an sich kaum noch zu überbietende Maß an Fürsorge der Eltern.

Der kleine Kerl wächst also wie in einem Brutkasten auf, völlig weltfremd wird er umhätschelt und umsorgt, man zieht ihn noch mit sieben Jahren an und nimmt ihm jegliche Möglichkeit, sich selbst zu bewähren. In späteren Jahren zeigt sich dann der Mangel gravierend; weil er nie seine eigenen Kräfte kennenlernen konnte, braucht er immer Menschen, die ihm die Beschwerlichkeiten des Lebens abnehmen – er bleibt zeitlebens Kind, immer pflegebedürftig und ist somit ständig von anderen Menschen abhängig. Er hat gelernt zu empfangen – Anweisungen, Liebe, Essen usw.; für ihn ist es selbstverständlich, geliebt zu werden, aber von sich aus Liebe geben kann er nicht, ein Umstand, der ihn auch später in den Beziehungen zu Frauen scheitern läßt. Hören wir Gontscharow, der in brillanter Form eine frühmorgentliche Situation schildert: »Die ganze Suite des Hauses Oblomow bemächtigte sich der Reihe nach des kleinen Ilja Iljitsch und überschüttete ihn mit Liebkosungen und Lobsprüchen; er wurde kaum damit fertig, die Spuren der unerbetenen Küsse abzuwischen.

Darauf begann man ihn mit Semmeln, Zwieback und Sahne zu füttern. Dann ließ ihn die Mutter, nachdem sie ihn noch einmal gestreichelt hatte, im Garten, auf dem Hof oder auch auf der Wiese spazierengehen, wobei sie der Kinderfrau aufs strengste untersagte, das Kind allein zu lassen, es zu nahe an die Pferde, die Hunde und den Ziegenbock heranzuführen, sich mit ihm allzuweit vom Hause zu entfernen...« (Gontscharow 1970, S. 136f.).

Im Hause Oblomow spielt das Essen eine zentrale Rolle. Ist die Familie auch noch so passiv, zu den Mahlzeiten entwickelt sie eine enorme Aktivität.

Die Sorge um das Essen war die erste Lebensfrage. Scharfsinnige Überlegungen, viele Sorgen und Mühen galten z. B. der Wartung der Kälber, die zu den alljährlichen Feiertagen gemästet wurden.
In einer Welt, in der die Genüsse »Essen«, »Trinken« und »Schlafen« im Mittelpunkt stehen, macht das Kind die elementare Erfahrung, daß es am wichtigsten ist, keine leiblichen Entbehrungen zu erleiden.

Durch diese Ausführungen dürfte die enge Verbindung zwischen Verwöhnung und Fettsucht deutlich geworden sein. Zwar wird nicht jeder, der eine verzärtelnde Erziehung hatte, auch fettsüchtig; wenn aber ein Kind von klein auf überfüttert wird, wenn eine derartige Fixierung auf das Essen stattfindet und jegliche Eigeninitiative verhindert wird, dann wächst die Wahrscheinlichkeit, daß es fettsüchtig wird, erheblich. Rattner, der eine feinsinnige Analyse über Oblomow geschrieben hat, faßt seine Auffassung wie folgt zusammen: »Wichtiger jedoch ist das dynamische Moment der *unbewußten Lebenseinstellung:* der Fettsuchtpatient ist ein schwer gehemmter, antriebsgestörter Mensch, der seinen ganzen existenziellen Expansionsdrang in die Nahrungszufuhr einmünden läßt, weil diese Triebbefriedigung sozusagen am einfachsten zu erhalten und am sichersten zu gewährleisten ist. So wird die Ernährung zur *Ersatzbefriedigung,* sie springt nicht selten für die weit schwierigere Triebbefriedigung der Sexualität ein. Aber es geht hier nicht nur um eine Kompensation für das ungelebte Erotische: die ganze Lebensaktivität kommt in der Fettsucht zum Erliegen, das Essen wird zum hauptsächlichen Mittel der Angstvermeidung und der Wunschstillung. Im Falle von Ilja Iljitsch ist der Ursprung dieser Mentalität aus der Küchentradition und dem ganzen Lebensstil des Hauses Oblomow ableitbar: der Rückzug (Regression) ins ›einfache Leben‹ geht in die Kinderwelt des allzeit gedeckten Tisches, des sorglos eingenommenen, reichlichen Mahles« (Rattner 1968, S. 75f.).

Selbstverwöhnung – der Wunsch nach Verwöhnung

Bisher haben wir die Verwöhnung und ihre Folgen beschrieben. In diesem Kapitel werden wir ein Phänomen aufgreifen, das mit dem vorangegangenen Gemeinsamkeiten hat und hier der Vollständigkeit halber erwähnt werden soll. Man findet einen verwöhnten Lebensstil nicht nur bei Menschen, die in ihrer Kindheit enorm verwöhnt und behütet wurden, sondern auch bei Personen, die eine gegenteilige Erziehung hatten. Die Antwort des Individuums auf erzieherische Härte kann auch der *Wunsch nach Verwöhnung* sein – sozusagen als Ausgleich für eine zu lieblose Behandlung. Welche Formen dieser Wunsch nach Verwöhnung oder die als Reaktion mögliche Selbstverwöhnung hat, ist von vielen Umständen abhängig. Greifen wir die Kindheitsgeschichte einer jungen fettsüchtigen Frau auf, um dies zu verdeutlichen:

Hannelore wuchs als ältestes von vier Kindern bei ihren Eltern auf. Ihre Kindheit verlebte sie in einem abgelegenen Haus auf dem Lande, wodurch Kontakte zu anderen Kindern schwer möglich waren. Ihr kam die Aufgabe zu, auf ihre jüngeren Geschwister aufzupassen. Hatten diese dann etwas ausgefressen oder passierte etwas Verbotenes, mußte Hannelore dafür geradestehen. Ihr strenger und sehr autoritärer Vater verhängte dann als Strafe, daß sie ohne Abendessen ins Bett gehen mußte. Besonders demütigend und quälend war dabei, daß sie am gedeckten Abendbrottisch sitzen und zusehen mußte, wie die anderen aßen. Dadurch hat sie sich verständlicherweise sehr benachteiligt und ungerecht behandelt gefühlt. Als Ausgleich begann sie damit, in den Zeiten, in denen sie essen durfte, mehr zu sich zu nehmen, als eigentlich nötig gewesen wäre; bis sie später kaum noch Gelegenheiten ausließ, Unmengen Nahrung in sich hineinzustopfen. Hannelore versuchte auch, zwischen den Mahlzeiten an Naschereien und Lebensmittel zu kommen, was ihr verboten war und auch immer wieder zu Ärger führte. Hannelore hat sich mit dem »auf-Vorschuß-essen« etwas Gutes antun wollen, sozusagen als Ausgleich für die so stark empfundene Ungerechtigkeit. Einen weiteren Kompensationsmechanismus konnten wir in den Therapiegesprächen herausarbeiten: Gerade in dieser Zeit erwachte in ihr ein starkes Interesse an der Religion. Diese »versprach« für die besonderen Leiden auf Erden ein schönes, sorgenfreies Leben im Himmel. Mit Hilfe ihrer Religiosität konnte sie ihr geringes Selbstwertgefühl aufwerten. Allerdings litt sie auch darunter, daß sich ihre »Fressereien«, wie sie es nannte, theoretisch nicht mit ihrem Glauben vereinbaren ließen.

Fettsüchtige Kinder – Opfer ihrer Erziehung?

Aus dem bisher Dargelegten könnte leicht der Eindruck entstehen, daß das Kind einfach vom Verhalten seiner Erzieher geprägt wurde, also nur ein Opfer seiner Umgebung ist. Auf der Suche nach einem Schuldigen trifft man dann schnell auf die Mutter, der vielfach die alleinige Schuld für das Symptom des Kindes zugeschrieben wird. Weder die Mutter noch der Vater legen es aber bewußt darauf an, ihr Kind zu schädigen, es z. B. fett zu machen. Sie leiden ihrerseits an großen inneren Konflikten, die sie oft unbewußt mit Hilfe ihrer Kinder zu lösen versuchen. Der Charakter und somit auch die Neurose eines Kindes entwickelt sich immer dialektisch, d. h. in Wechselwirkung mit den Erziehungspersonen und Mitmenschen. Das Kind ist also nicht nur der reagierende Teil, sondern ist mit eigenen bewußten und unbewußten Motiven in die Eltern-Kind-Beziehung verstrickt. Adler meint, daß das Kind die Bedingungen seiner Kindheit aufgreift und schöpferisch eine Antwort darauf bildet, diese läßt sich dann sowohl im gesunden als auch im krankhaften Verhalten erkennen.

Sicher hat die Mutter in unserem Kulturkreis dem Kind gegenüber eine besonder Rolle. Schon deshalb, weil sie meist nicht berufstätig ist und sich ganz auf die Fürsorge des Kindes konzentriert. Die Kinderpflege und der Haushalt allein genügt vielen Frauen aber nicht als Lebensinhalt. Finden sie dann nicht den Weg zu anderen Aufgabenbereichen – ohne dabei das Kind zu vernachlässigen –, besteht leicht die Gefahr, daß sie sich zu stark auf das Kind einstellen, sich darauf fixieren. Durch eine solche Verklammerung ist das Kind dann in besonderer Weise den neurotisierenden Faktoren ausgesetzt, und es bildet sich in der Auseinandersetzung mit diesen Gegebenheiten einen eigenen Lebensstil. Wenn die Mutter mit ihrem Verhalten nun keinen sonderlich guten oder sogar einen schädigenden Einfluß auf das Kind ausübt, dann tut sie dies natürlich nicht aus Boshaftigkeit, sondern sie verhält sich nach ihren Möglichkeiten. Denn jeder kann nur das weitergeben, was er selbst erlernen konnte.

Interessant ist auch die Frage, warum es für viele Menschen so wichtig ist herauszubekommen, wer schuld an ihrer jetzigen Lage hat. In der Psychotherapie wird das Bemühen des Therapeuten, auch die Kindheit und die Beziehungen zu den Eltern zu beleuchten, vom Analysanden häufig dahingehend mißverstanden, daß nach dem Schuldigen gesucht wird; stattdessen geht es um ein *Verstehen.* Von der Aufgabe, sich mit seiner jetzigen Lage auseinanderzusetzen und sich selbst zu verändern, kann niemand befreit werden, auch wenn schwierige Bedingungen in der Kindheit vorhanden waren. Solange jemand noch seinen Erziehern grollt und nach dem Motto lebt: »Du hast mich krankgemacht, nun bin ich kaputt, mach Du mich wieder gesund, denn Du hast es ja schließlich verschuldet«, solange ist sein Weg zu Selbstverantwortung und Selbstbestimmung versperrt. Er ist somit immer noch in einer engen gefühlsmäßigen Beziehung mit den Eltern und lebt noch immer im »neurotischen Clinch«, obwohl er vielleicht schon längst keinen Kontakt mehr zu ihnen hat. Stellvertretend richtet er dann den Wunsch, daß er von einem anderen Menschen »repariert« werden möchte, an den Therapeuten.

Das Verhältnis des fettsüchtigen Kindes zur Aktivität

Unbestritten ist, daß ein Zusammenhang zwischen körperlicher Aktivität, Gewicht und körperlicher Verfassung besteht. Bei der Erforschung der Lebensgewohnheiten fettsüchtiger Kinder fällt auf, daß sie meist unfähig sind, etwas für sich selbst zu tun. Sie bevorzugen sitzende Tätigkeiten, sind sehr inaktiv und vermeiden gern jegliche körperliche Betätigung, worunter natürlich auch der Sport fällt. Vergleicht man Normalgewichtige mit Übergewichtigen, so stellt man fest, daß sich zu dicke Menschen wesentlich weniger bewegen (Bruch 1973, S. 67 und Collipp 1978, S. 72). »Nach der Schule verbrauchten sie ihre Energie hauptsächlich auf der Rundwanderung von der Couch, die vor dem Fernsehgerät steht, zur Speisekammer oder zum Kühlschrank. Nur der Weg zum Abendbrottisch durchbrach dieses Verhaltensmuster. Durchweg wurde eine Gewohnheit fortwährenden Knabberns festgestellt. Die am meisten verbreitete Knabbernahrung besteht in der Hauptsache aus Kohlehydraten: Salzgebäck, Kartoffelchips, Pommes frites, Kekse, Säfte, Limonade u. ä.« (Sidbury jr./Schwartz 1978, S. 91). Dicke und passive Kinder wiederholen oft die Beteuerungen ihrer Mütter, daß sie fast von Luft so dick geworden sind. Ihre Trägheit legt sich allerdings sofort, wenn man mit ihnen übers Essen oder – noch besser – über ihre Lieblingsgerichte spricht. Dabei können sie sehr lebendig werden und starkes Interesse zeigen (Bruch 1973, S. 137).

Körperliche Inaktivität muß als ein Faktor bei der Erhaltung der Fettsucht angesehen werden. Ein tieferliegender Grund für diese alles durchdringende Passivität ist u. a. ein starkes Gefühl der Unsicherheit, das sich in vielen zwischenmenschlichen Bereichen zeigt. Körperliche Aktivitäten und soziale Kontakte bedeuten Gefahr und Unsicherheit – dies führt nicht nur zu einer starken Inaktivität, sondern auch zu einer erheblichen Einschränkung zwischenmenschlicher Beziehungen (Bruch 1973, S. 69). Wenn ein Kind in diesem Bereich zu wenig Übung hat, kann es nicht lernen, sich mit Gleichaltrigen angemessen auseinanderzusetzen, seine sozialen Fertigkeiten bleiben ebenso wie seine Gefühlswelt unterentwickelt. Zwar ist es schlecht möglich, Prognosen zu stellen, jedoch können große Passivität, verbunden mit sozialer Isolation und erheblichen Rückzugstendenzen, zu einer schweren, fortschreitenden Fettsucht führen. Bruch weist darauf hin, daß ähnliche Bedingun-

gen bei Kindern vorlagen, die geisteskrank geworden sind (Bruch 1973, S. 146).
Mütter fettsüchtiger Kinder haben ein hypochondrisches Interesse an deren Gesundheit, ständig sind sie damit beschäftigt, in irgendeiner Weise für ihre körperliche Sicherheit zu sorgen. Der Kontakt zu anderen Kindern wird dementsprechend als unerwünscht und gefährlich angesehen, weil ja vielleicht beim Spiel etwas Unvorhergesehenes eintreten könnte. Über allen Aktivitäten, die nicht unter der direkten Kontrolle der Mütter stehen, liegt ein Moment der Gefahr und der Drohung (Bruch 1973, S. 69). Sie halten also ihre Kinder eng bei sich: das Ergebnis ist eine Lähmung fast jeglicher Aktivität.

Warum unter den Fettsüchtigen so viele Einzelkinder und Jüngste sind

Sowohl unsere eigenen Erfahrungen als auch die Beobachtungen anderer zeigen, daß fettsüchtige Menschen häufig als Einzelkinder oder als Jüngste aufwuchsen. Von 225 fettsüchtigen Kindern, die in der Zeit von 1937 bis 1940 untersucht wurden, waren 35 Prozent Einzelkinder und 35 Prozent Jüngste; 70 Prozent der Kinder hatten also eine gewisse Sonderstellung in der Familie inne (Bruch 1973, S. 69). Deshalb wollen wir diese beiden Kindheitssituationen näher betrachten.
Dem *Einzelkind* kommt eine gewisse Sonderstellung zu; es lebt mit seinen Eltern allein und ist oft deren ganzer Stolz. Somit hat es von Anfang an eine Mittelpunktstellung, die es als völlig normal empfindet. Es lernt schon sehr früh, die Aufmerksamkeit der Mitmenschen, speziell die der Eltern, mit allerlei Mitteln auf sich zu lenken, wenn es einmal nicht automatisch das Zentrum des Geschehens ist. Genau wie sich die Mutter ganz auf das Kind konzentriert, will das Kind die Mutter am liebsten auch ganz für sich allein haben. Dabei kann es leicht zu

einer Rivalität zwischen den gleichgeschlechtlichen Familienmitgliedern kommen. Ein allein aufwachsender Junge empfindet dann beispielsweise, daß ihm der Vater etwas von der Liebe und Zuneigung der Mutter nimmt. Ebenso lebt das Einzelkind häufig in der Angst, ein nachfolgendes Kind könnte seine bisher unumstrittene Vormachtsstellung antasten. Eine derartige »Entthronung« kann von Kindern, die lange Mittelpunkt waren, sehr schmerzlich empfunden werden und eine gestörte Weiterentwicklung fördern.

Verwöhnung kann in der Zwei- bzw. Dreisamkeit besonders gut gedeihen, das Kind bekommt die gesamte erzieherische Fürsorge allein ab, wie schon am Beispiel »Oblomow«, der auch Einzelkind war, beschrieben wurde. Betrachtet man Familien, in denen nur ein Kind anzutreffen ist, so bemerkt man häufig eine gewisse Ängstlichkeit, Zwanghaftigkeit und auch Pessimismus. In dieser Atmosphäre wird sehr auf das Wohl des Einzigen geachtet, der dadurch die Welt als etwas Bedrohliches erleben lernt. Auf diese Art können Minderwertigkeitsgefühle entstehen, aber auch dadurch, daß sich das Kind ständig am Erwachsenen mißt. Ihm fehlen die Geschwister, mit denen es wetteifern kann. Anstatt sich mit Kindern auseinanderzusetzen und sozialen Umgang zu erlernen, werden Einzelkinder leider oft »Stubenhocker« und können durch den häufigen Umgang mit Erwachsenen leicht einen frühreifen und altklugen Zug annehmen, was die Kluft zu Gleichaltrigen noch größer werden läßt. Oft als »Wunderkinder« bestaunt, halten sie aber selten, was sie versprechen. Ihre Schulleistungen lassen zu wünschen übrig, und auch im späteren Leben mangelt es ihnen an Selbständigkeit, Durchhaltevermögen und Ich-Stärke. Kleinheits- und Einsamkeitsgefühle werden wiederum mit Essen unterdrückt und beschwichtigt.

Sowohl in therapeutischen Gesprächen als auch im täglichen Leben hören wir immer wieder: »Aber der Charakter muß doch irgendetwas mit Vererbung zu tun haben, es wachsen doch alle Geschwister in der gleichen Umgebung, in der gleichen Familie auf, und doch sind sie meist grundverschieden«. Nun ist es aber so, daß aufgrund der Geschwisterreihe jedes einzelne Kind eine ganz andere psychologische Situation vorfindet. Während beispielsweise das älteste ein problematisches »Entthronungserlebnis« hatte, braucht das *jüngste Kind* zwar keine Angst zu haben, von einem nachfolgenden Geschwister überrundet zu werden, muß jedoch ständig kämpfen, von den älteren anerkannt zu werden, ein Problem, das das älteste nicht kennt. Eine Vielzahl von Märchen, Legenden und biblischen Geschichten deutet darauf hin, daß die Menschen schon seit geraumer Zeit die besondere Rolle des jüngsten Kindes erkannt haben.

Greifen wir zwei häufig zu beobachtende Formen heraus: den Jüngsten, der in der Art eines Schnelläufers seine Geschwister überflügelt und danach das gescheiterte jüngste Kind.

Für die Eltern ist das jüngste Kind etwas Besonderes. Weil kein anderes Kind nachfolgt, kann sich die Liebe, Pflege und Aufmerksamkeit der Eltern auf es konzentrieren, insbesondere dann, wenn die Geschwister bereits selbständiger oder schon erwachsen sind. Da es außerdem mit keinem nachfolgenden Kind konkurrieren muß, kann es in einer angstfreieren und wärmeren Atmosphäre aufwachsen. Andererseits fühlt sich das Jüngste auch oft dadurch angestachelt, daß es nicht so recht ernst genommen wird. Da es kaum etwas zu verlieren hat, »stürmt« es mitunter in origineller Weise nach vorne, um sich zu profilieren und um zu beweisen, daß es auch etwas kann. Sein Gefühl, im wahrsten Sinne des Wortes der »Letzte« zu sein, erzeugt in ihm ein starkes Bedürfnis nach Macht und Einfluß. Sofern die Geschwister nicht unerreichbar sind, nehmen sie für das Jüngste die Funktion von Schrittmachern ein, die es dann, vom Ehrgeiz getrieben, nach und nach einholt, um sie später eventuell sogar alle zu überrunden.

So weit der Weg des erfolgreichen »Schnelläufers« – wenden wir uns nun den Jüngsten zu, die auf irgendeine Art und Weise gescheitert sind. Nach Adlers Beobachtungen sind zwei Drittel der schwererziehbaren Kinder Jüngste gewesen (Ansbacher 1972, S. 352). Auch sie haben ein ausgeprägtes Bedürfnis, nach vorne zu kommen, besser als die anderen zu sein, denn sie haben ja ebenso darunter gelitten, nicht für voll genommen zu werden. Aber sie können aus verschiedenen Gründen nicht die Kraft aufbringen, sich einen der ersten Plätze zu erobern. Dabei spielt die Verwöhnung, welche die Jüngsten oft erleben, eine wichtige Rolle. Gerade diesen Kindern fehlt es an der nötigen Eigeninitiative und dem Elan, da sie eher dazu neigen, andere handeln zu lassen, als selbst aktiv zu werden. Eine weitere Möglichkeit zu scheitern liegt darin, daß sie ihre Geschwister überholen wollen, diese aber zu stark und unantastbar sind, oder daß das Jüngste in seinem Bemühen auf Hindernisse stößt, die es nicht bewältigen kann.

Rivalität unter Geschwistern

Wer Familien mit mehreren Kindern kennt, der weiß, wie unterschiedlich die Rollen verteilt sein können, und wie hart oft um eine führende Position gekämpft wird. So findet der eine durch besondere Schlagfertigkeit und Witz seinen Platz, während das nächst jüngere Kind vielleicht mit häufigen Krankheiten (z. B. auch einer Eßstörung) Beachtung findet. Kinder suchen unbewußt eine Stellung im Familienverband, in der sie etwas gelten und beachtet werden. Oft beobachtet man in Familien das Gegensatzpaar »brav – böse« und wieder fragt man sich, wie kann das in der gleichen Familie entstanden sein? Betrachten wir die Situation genauer, so können wir sehen, daß beide Kinder u. U. in einen erbitterten Kampf verstrickt sind, in dem es jedem darum geht, überlegen, d. h. anerkannt und beachtet zu sein. Das ältere Kind hat herausgefunden, daß es durch untadeliges Verhalten von den Eltern geliebt wird. In diesem Punkt ist es von dem nachfolgenden kaum noch einzuholen, der Platz ist besetzt, und somit stellt sich für dieses Kind die Frage, wie es zu einer ähnlich beachteten Position gelangen kann. Dabei gibt es nach Adler zwei grundsätzliche Möglichkeiten: einen Weg auf der »nützlichen« oder der

»unülichen Seite des Lebens« einzuschlagen (Adler 1976, S. 80). In seinem starken Verlangen nach Geltung kann das Kind dann leicht in die Rolle des »Unartigen« gelangen, was dann auch noch durch ungeschickte Erzieher begünstigt werden kann, wenn diese ihm das brave Kind, den Liebling der Familie, als leuchtendes Beispiel vorhalten. Die Rivalität der beiden Geschwister drängt sie dazu, ihren einmal eingeschlagenen Weg immer weiter auszubauen, so daß der Brave immer braver, der Aufsässige immer unausstehlicher wird – sie werden zu erbitterten Feinden.

Um die Rivalitäten unter Geschwistern anschaulicher zu machen, ein Beispiel:

Zwei Schwestern tragen ihren Rivalitätskampf u. a. beim Essen aus. *Eveline* ist die Brave, während *Barbara* das ganze Gegenteil verkörpert. So unterschiedlich ihre Charaktere sind, so unterscheidet sich auch ihre äußere Erscheinung: Eveline ist fett, während Barbara sehr schlank ist. Die Mutter legt großen Wert auf gutes und reichhaltiges Essen, wofür sie auch von der Familie anerkannt sein möchte. Gerade dies verweigert ihr Barbara konsequent, indem sie sich nur wenig auf den Teller nimmt, gelangweilt darin herumstochert und nicht einmal alles aufißt. Die Mutter ist erbost, fühlt sich abgelehnt und schimpft auf die »Kostverächterin«. In diesen Situationen kann Eveline sich hervortun. Sie hat – zur Freude der Mutter – inzwischen zwei große Portionen verdrückt und bietet sich an, auch noch den Teller ihrer Schwester leer zu essen. Voll Genugtuung hört sie die Mutter zu Barbara sagen: »Daß du nicht einmal normal essen kannst, kein Wunder, daß du so dünn bist...«. Als Eveline demonstrativ-genüßlich den Teller leert, ist ihr bewußt, daß dies Barbara bis zur Weißglut bringen muß. Doch das gehört zu ihrem Kampf. Nur zu gut hat sie noch in Erinnerung, wie Barbara sie vor neuen Freunden mit den Worten: »Die dicke Nudel da ist meine Schwester« vorstellte.

Zur Dynamik in der Familie

Wenn jemand ein neurotisches Symptom entwickelt, dann ist dies den Angehörigen, Feunden und Bekannten oft völlig unverständlich. Es tritt für sie wie aus heiterem Himmel auf, der Betroffene erscheint ihnen wie von einem Virus befallen; manchmal werden dafür die jetzt scheinbar durchbrechenden Erbanlagen verantwortlich gemacht. Andere, die zwar psychische Faktoren mit einbeziehen, können es dennoch nicht verstehen, warum in einer an sich völlig »normalen« und »gesunden« Familie plötzlich jemand z. B. fettsüchtig wird. Zur Erklärung suchen sie nach hervorstechenden Merkmalen, wie z. B. einer besonders lieblosen oder harten Erziehung. Diese Bemühungen bleiben jedoch häufig unbefriedigend, weil das Ergebnis nicht markant genug ist. Eine Lösung des Problems bietet sich erst an, wenn auch die Interaktion innerhalb der Familie analysiert wird.

Die letzten zwei Jahrzehnte haben uns eine Fülle von Einsichten über die Interaktion in Gruppen und Familien gebracht. Autoren wie Horst Eberhard Richter, Theodore Lidz und Helm Stierlin waren daran maßgeblich beteiligt. Eine Analyse der Umgangs- und Beziehungsformen innerhalb der Familie ist am ehesten dazu geeignet, das jeweilige Symptom zu verstehen. Dabei darf man natürlich keinesfalls nur auf der Bewußtseinsebene stehen bleiben; besonderes Augenmerk verdienen vielmehr die unbewußten Bestrebungen der einzelnen Familienmitglieder und die Reaktionen, die darauf folgen.

Menschen treten nicht nur über die Sprache miteinander in Kontakt, sondern auch durch unterschiedliche nichtsprachliche Formen. Dabei werden dem Gegenüber nicht nur bewußte, sondern auch unbewußte Wünsche, Vorstellungen und Absichten mitgeteilt. Jeder Mensch wirkt mit seinem Unbewußten auf das Unbewußte des anderen, der ebenso darauf reagiert. Bedeutsam ist dabei, daß beispielsweise in der Erziehung die unbewußte Haltung wirksamer ist, als das ausgesprochene Wort. Die Erziehung findet demzufolge von unbewußt zu unbewußt statt. So beklagt sich eine ängstliche Mutter über ihr zurückgezogenes und schüchternes Kind. Zwar fordert sie es immer auf, mit den anderen Kindern zu spielen und zu toben, aber sie kann das nicht glaubhaft vermitteln, weil ihr eigenes Leben dem nicht entspricht. Nonverbal hat sie vielmehr mitgeteilt: das Leben ist gefährlich – vor den anderen Menschen muß man sich in acht nehmen – am besten ist es, wenn du zu Hause bleibst – hier ist es doch am sichersten, und ich brauche mir dann keine Sorgen um dich zu machen.

In jeder Familie trifft man nicht nur den unbewußten Dialog an, sondern findet ein außerordentlich vielfältiges Beziehungssystem vor, in dem jedes Individuum eine bestimmte Rolle einnimmt, die jedoch nicht immer konstant bleiben muß. Erziehen wird leider häufig so verstanden, daß die Erwachsenen das Kind in eine bestimmte Richtung drängen. Bei diesem »Manöver« bedienen sie sich unbewußt aller Mittel, die ihnen in ihrer Hilflosigkeit zur Verfügung stehen. Der schizophrene Dichter Alexander März drückte diese Bevormundung und Einengung so aus: »Lange vor unserer Geburt haben die Eltern beschlossen, wer wir sein sollen« (März 1979, S. 24). In ihren unbewußten Erwartungsphantasien zielen sie nicht darauf ab, das Kind zur freien Entfaltung seiner Persönlichkeit zu führen, sondern sind darauf ausgerichtet, es in eine Bahn zu lenken, die ihren eigenen Interessen entspricht. Doch das Kind ist nicht so einfach wie Wachs zu formen, es setzt sich mit den Anforderungen der Eltern auf seine Art auseinander und entwickelt eine eigene Lebensstrategie. Diese kann sowohl Trotz gegen die Bevormundungen der Eltern sein als auch der Wunsch, sich ganz konform zu verhalten, um nur keinen Ärger zu provozieren und immer geliebt zu werden. Eine derartige Strategie mag dem unbeteiligten Beobachter manchmal ungeeignet erscheinen, weil damit zu viele Nachteile verbunden sein können; das Kind sieht jedoch keinen anderen Weg und empfindet, daß sein Vorgehen für es am günstigsten ist. Trotz und Bravheit sind aber nur zwei mögliche Ergebnisse dieser unbewußten Auseinandersetzung.

Betrachten wir im folgenden einige Formen dieser Dynamik zwischen den Familienmitgliedern. Manche Eltern haben ihren Kindern gegenüber positive Erwartungen, andere negative. Meist tritt beides in gemischter Form auf. Schädlich wird diese Erwartungshaltung erst im Übermaß. Bei der weiteren Darstellung unserer Beobachtungen aus der Praxis greifen wir Teile der Konzeption von H. E. Richter auf, die uns dazu besonders geeignet erscheinen (vgl. Richter 1969 und 1972).

Das Kind soll die überhöhten Ansprüche der Eltern erfüllen

Eltern setzen oft große Hoffnungen in ihr Kind, manchmal steht schon bei der Geburt fest, daß der kleine Stammhalter in jedem Falle studieren und einmal als tüchtiger Arzt seinen Mann stehen soll. Die stolzen Eltern sind sich darüber einig, daß er es nicht so schwer haben soll wie sie selbst. Den sozialen Aufstieg, der ihnen nicht – wie gewünscht – gelungen ist, wird er schaffen; dahin wollen sie ihn erziehen. Ihr Kind soll also einmal so werden, wie sie selbst gern geworden wären. Schafft der Sohn dies, so könnten sie davon in starkem Maße profitieren. Ihr Prestige würde größer werden, wenn sie erzählen könnten: »Unser Sohn hat gestern promoviert – er hat vor, bald eine Praxis zu eröffnen; wir haben dazu ja auch etwas von dem nötigen ›Kleingeld‹ beigesteuert« – oder: »Er macht eine Forschungsreise nach Amerika und baut sich bald ein Haus…«. Sie setzen also alles auf ihn – er soll nicht etwa das verwirklichen lernen, was ihm Spaß macht und wofür er sich interessiert, sondern er soll ihre Idealvorstellungen verwirklichen. Wenn sie ihm zu viel Freiraum lassen würden, bestünde natürlich die Gefahr, daß er sich in einer für ihre Bedürfnisse völlig ungeeigneten Weise entwickeln würde (Richter 1978, S. 57f.).

Eine derartige Erziehung ruft in den Kindern und Heranwachsenden das Gefühl hervor, daß sie etwas ganz Besonderes, besser und gescheiter sind als andere. Unter ihnen finden wir auch viele fettsüchtige Kinder; sie spüren, was von ihnen erwartet wird, und genügen doch nicht dem, was sie glauben leisten zu müssen. Da sie ja von sich annehmen, etwas

Besonderes zu sein, ziehen sie nicht in Betracht, daß auch sie Leistungen nur durch ständiges Bemühen erzielen können. Aufgrund ihrer vermeintlichen Besonderheit nehmen sie an, daß sich ihre Begabung und ihr Können im Laufe der Zeit von allein entwickeln müßten, und sie ergehen sich in allerlei Träumereien von Erfolg und Anerkennung. Diese bleiben jedoch aus, was sie zutiefst kränkt. Die Kluft zwischen dem, was sie erreichen sollten, und dem Erreichten ist zu groß, als daß sie so einfach damit fertig werden könnten.

Es ist zum einen denkbar, daß fettsüchtige Kinder irgendwann aus Enttäuschung über die ständigen Mißerfolge angefangen haben, mehr zu essen. Das Übergewicht bietet zum anderen einen hervorragenden Schutz gegen die überhöhten Anforderungen der Eltern. Obwohl das Übergewicht an sich unerwünscht ist und auch als schädigend empfunden wird, bekommt es doch eine wichtige schützende Funktion. Die Erfüllung der in unserem Beispiel beschriebenen elterlichen Anforderungen hängt in unserer Gesellschaft auch von dem Erscheinungsbild eines Menschen ab (gute Kleidung, schlanker, gepflegter Körper usw.). Durch seine Fettsucht ist das Kind von einer Überprüfung seiner Fähigkeiten teilweise befreit. Seine unbewußte Lebenseinstellung könnte etwa so lauten: »Ich würde ja der erfolgreichste Arzt werden, wenn mich das Schicksal doch nur nicht so dick gemacht hätte«.

Ein Kind trägt die Problematik der anderen Familienmitglieder

Probleme zu haben ist den meisten Menschen unangenehm, seine Schwächen zu zeigen erst recht. Deshalb haben sie ein vielfältiges Repertoire entwickelt, mit Schwächesituationen umzugehen. Unangenehme Eigenschaften werden z. B. abgewehrt, indem sie einfach verdrängt bzw. geleugnet, auf andere übertragen und an anderen bekämpft werden. Was sich allgemein unter Menschen abspielt, findet man oft in Familien in konzentrierter Form: Ein Familienmitglied wird problematisch, auffällig, wird zum »Fall«, indem es beispielsweise psychisch oder physisch krank, verwahrlost oder kriminell wird. Einige, eventuell auch alle anderen, haben davon den Nutzen, daß sie ihre eigene Problematik nicht spüren. Dazu ein Beispiel:

Eine unsichere und ängstliche Mutter, die große Angst vor einem dringenden Behördenbesuch hat, sagt, daß sie sich mit ihrem fetten Kind ja kaum irgendwo sehen lassen könne. Da es auch so entsetzlich unselbständig sei und Angst habe, allein zu sein, sei sie ans Haus gebunden. Dadurch, daß sie unbewußt ihre Ängste dem Kind zuschiebt und es dafür verantwortlich macht, daß der Behördenbesuch nicht zustande kommen kann, nimmt sie ihre eigenen Schwierigkeiten nicht wahr. Das Kind wirkt also entlastend, indem es die Schwächen der Mutter auf sich nimmt, es wird nach Richter zum »Symptomträger« (Richter 1972, S. 58ff.).

Ist das schwächste Familienmitglied zum »Fall« geworden, so konzentriert sich alles auf den Erkrankten, und keiner braucht sich mit seinen eigenen Schwierigkeiten auseinanderzusetzen; alle anderen sind ja »gesund« – ganz im Gegensatz zu ihm. Mit Richters Worten: »Das ›Opfer‹ wird zu einem Leistungsversager unter Tüchtigen, zu einem Pechvogel unter Erfolgreichen, zu einem Kranken unter Gesunden, zu einem Mutlosen unter Zuversichtlichen organisiert. Die übrigen Familienmitglieder nutzen den wenig widerstandsfähigen Partner als Projektionsfläche für die jeweiligen eigenen verleugneten Defekte aus, aber sie halten ihn in dieser Funktion in der Familie fest. Die übrige Familie fühlt sich insgesamt ›anders‹ als das von ihr isolierte Opfer. Man fühlt sich besser, stärker, gesünder – nämlich weil man die eigenen verleugneten Schuldvorstellungen, Ohnmachts- und Insuffizienzgefühle bei dem abgegrenzten Mitglied deponiert hat« (Richter 1972, S. 60f.).

Durch diesen Mechanismus kann ein Teil der Familie einem Krankheitsausbruch entgehen. Ein Indiz dafür ist die Reaktion der »Gesunden« auf eine Veränderung des erkrankten Mitgliedes. Bessert sich seine Symptomatik, so kann man bei einem oder mehreren Familienmitgliedern beobachten, daß sich vorhandene Symptome verschlimmern, oder daß sogar neue Symptome ausbrechen. Mit einer Gesundung des »Symptomträgers« bricht also das Gleichgewicht der einst scheinbar so Gesunden in sich zusammen, und sie sind mit der eigenen Problematik unmittelbar konfrontiert.

Wenn auch oft die ganze Familie darum bemüht ist, dem »Unglücklichen« zu helfen, indem sie ihn zum Arzt, Facharzt, Heilpraktiker und vielleicht auch zum Psychotherapeuten schickt, so hat das doch bestimmte Grenzen. Ein Fachmann wird nur so lange anerkannt, als sich nichts Grundlegendes verändert. Bleibt der Erkrankte für die Familie als Abladeplatz und Ventil erhalten, so ist für sie die »Welt noch in Ordnung«. Das kann sich allerdings dann ändern, wenn sich der Betroffene entwickelt. In der therapeutischen Praxis kann man gewissermaßen die Entrüstung und Verunsicherung der Familienmitglieder als Maßstab für seinen Fortschritt nehmen. Tut sich in der Familie nichts, dann kann sich demzufolge auch noch nicht viel beim Analysanden entwickelt haben. Für den Therapeuten besteht bei solcher Konstellation immer die Gefahr, zum »Erfüllungsgehilfen« des Familienverbandes zu werden, wenn er diese Dynamik nicht durchschaut.

Abgesehen von dem Widerstand eines Kindes, sein Symptom aufzugeben, stehen bei einer Therapie oft die Eltern im Wege. »Häufig widersetzen sich Eltern jeder Einschränkung, oder sie reagieren so, als ob sie ihr Kind verhungern lassen sollen, wenn es sich eigentlich nur um eine ganz normale Diät handelt« (Bruch 1960, S. 102). Daraus können wir erkennen, daß nach Möglichkeit die ganze Familie in den therapeutischen Prozeß mit einbezogen werden muß. Selbst wenn es dem fettsüchtigen »Symptomträger« wider Erwarten gelingt, aus seiner Rolle auszusteigen, so ist die Situation in der Familie noch längst nicht gebessert.

Ein Kind kann auch dadurch eine entlastende Wirkung haben,

daß es zum »Sündenbock« gemacht wird. Das fettsüchtige Kind ist dann dem Spott und der Erniedrigung der ganzen Familie ausgeliefert. Es muß vielfältige Beschimpfungen über sich ergehen lassen, wird als plumpestes, häßlichstes und fettestes Kind hingestellt, an dem nichts liebenswert ist. Je mehr negative Eigenschaften dem Kind zugeschrieben werden, um so besser können sich die anderen fühlen, denn sie sind ja unvergleichlich besser. Das Kind wird immer mehr traktiert und ins Abseits gedrängt, manchmal sogar aus der Familie ausgestoßen.

Familie als Einheit

Im Gegensatz zu der eben beschriebenen Form können auch Familien beobachtet werden, in denen man eine problematische Person nicht ausschließt, sondern sich gewissermaßen an deren Symptomatik beteiligt. Es erfolgt keine Trennung zwischen »gesund« und »krank«, stattdessen formiert sich die Familie »... allmählich zu einem Ensemble von bemerkenswerter Einigkeit« (Richter 1972, S. 61). Selbst wenn sich die Symptomatik des Betroffenen verschlimmert, kehrt sich die Familie nicht von ihm ab, im Gegenteil, die Solidarität wird eher größer. Die Familie ordnet sich gewissermaßen einem gemeinsamen Leitmotiv unter. Diese Gemeinsamkeit kann z.B. darin bestehen, die ganze übrige Welt als feindlich zu sehen, was die Familie zum stärkeren Zusammenhalt bewegt. Richter nennt diesen Familientyp »Familie als Festung«, hierfür ein Beispiel.

Friederike ist seit der Pubertät eßsüchtig, sie wuchs als Einzelkind in einer Familie auf, die besonders stark zusammenhielt. An anderen Menschen fanden die Eltern immer etwas auszusetzen, Besuch hatten sie so gut wie nie. Auch Friederikes Freundin, die als einzige die Zensur überstanden hatte, war bei ihr zu Hause unerwünscht. Die wenigen Freunde der Eltern wurden etwa ein- bis zweimal im Jahr

besucht, oder sie trafen sich mit ihnen in einem Restaurant. Die ganze Welt war in gut und böse eingeteilt, Zwischentöne gab es nicht. Der geringe Freundeskreis zählte – wie sie selbst – zu den guten Menschen, die ohne Makel waren. Durch die geringen Berührungspunkte mit ihren Freunden konnte daran auch kaum ein Zweifel aufkommen. Friederike war wegen der starken Verwöhnung sehr unselbständig und brachte immer schlechtere Schulnoten nach Hause. Diese wurden von ihren Eltern zwar zur Kenntnis genommen, aber entschuldigt. Ihr Kind konnte einfach nicht an den ungenügenden Leistungen schuld sein, es mußte an den Lehrern liegen. So ging die Mutter oft in die Schule, um sich über die falsche Beurteilung ihrer Tochter zu beschweren. Als sich die Lehrer jedoch wehrten und auf die schlechten Leistungen Friederikes hinwiesen, warf sie ihnen vor, daß sie pädagogisch unfähig seien. Daran sei kein Zweifel möglich, weil es einfach nicht an ihrem Kind liegen könne. Selbst als die Volksschule beendet war und die Entscheidung anstand, welche Schule Friederike weiter besuchen sollte, ignorierten die Eltern ihre schlechten Leistungen und schickten sie gegen den Rat der Lehrer auf das Gymnasium. Dort mußte sie dann aber nach kurzer Zeit abgehen.
Friederike kann heute kaum einen Fehler zugeben, gegen Erkenntnisse in der Therapie wehrt sie sich mit aller Kraft. Um Mißerfolgen aus dem Weg zu gehen, hat sie ein umfangreiches Sicherungssystem aufgebaut. Wenn sie z. B. in ihrem Beruf auf einen Fehler hingewiesen wird, hört sie nicht richtig hin und denkt an etwas ganz anderes, während die Kollegin redet. Für einen Augenblick ist sie dadurch zwar nicht mit ihrer Unzulänglichkeit konfrontiert, braucht dem Fehler nicht ins Auge zu sehen. Langfristig ist Friederike aber dazu gezwungen, immer wieder den gleichen Fehler zu machen. Auch dafür hat sie eine gute Erklärung: ihre Eßsucht. Wenn andere Erklärungen nicht mehr ausreichen, funktioniert diese immer; denn wie kann sie sich mit den täglichen Anforderungen auseinandersetzen, wenn sie ständig von ihrem Symptom gequält wird, wenn sie sich dem Essen gegenüber machtlos fühlt, ihm nicht widerstehen kann?

In Familien wie der Friederikes wird jedes Kind systematisch in die interne Sichtweise von der Beschaffenheit der Welt und wie man in ihr am besten leben kann, eingeführt. Ein Abweichen wird nicht geduldet; sollte es ihnen jedoch trotz massivsten Druckes nicht gelingen, ein Familienmitglied einzugliedern, so gerät das Gleichgewicht ins Wanken. Dies führt meist dazu, daß die »Verratenen« mit neuen Symptomen reagieren.

Die unvollständige Familie – das Kind als Partnerersatz

Wir sind bereits darauf eingegangen, daß viele fettsüchtige Kinder aus Familien kommen, in denen sie insofern eine Sonderstellung haben, als sie Einzelkinder oder Jüngste sind. Bolte und Gleiss bestätigen diese Beobachtung und fügen noch zwei weitere Faktoren hinzu, die bei adipösen Kindern überzufällig oft gefunden wurden: unvollständige Familien und Berufstätigkeit der Mutter (Bolte/Gleiss nach Pudel 1978, S. 117). Im folgenden untersuchen wir die Frage, warum gerade in derartigen Familientypen so viele fettsüchtige Kinder angetroffen werden.

Häufig ist zu beobachten, daß alleinstehende Mütter und Väter mehr oder weniger unter Schuldgefühlen leiden, weil sie ihren Kindern keine vollständige, also »intakte« Familie bieten können. Nicht selten haben sie außerdem das Gefühl, an dem Scheitern der Ehe schuld gewesen zu sein, oder empfinden sich unfähig, einen neuen Partner zu bekommen. Den Mangel wollen sie dann mit übertriebener Fürsorglichkeit ausgleichen, die sich in sehr vielfältigen Formen, wie z. B. der Überernährung und Überbehütung, äußern kann. Den gleichen Mechanismus trifft man auch bei berufstätigen Müttern in vollständigen Familien an, die ebenfalls Schuldgefühle entwickeln, wenn sie ihr Kind zu vernachlässigen glauben.

Seelisch unreife Väter und Mütter, die sich nicht in der Lage fühlen, angemessene partnerschaftliche Beziehungen aufzubauen und zu pflegen, neigen mitunter dazu, das Kind als Gatten-Ersatz zu mißbrauchen. Immer entwickelt sich in einer derartigen Beziehung eine sehr enge Bindung zwischen dem Elternteil und dem Kind, bei der auch sexuelle Impulse mit im Spiel sein können. Dadurch wird es ans Elternhaus gebunden, was zur Folge hat, daß Außenkontakte verkümmern und ihm die Chance entgeht, rechtzeitig ausreichende Erfahrungen im sozialen Miteinander zu machen. In vielen Fällen wird das Kind stark verwöhnt und überbehütet – auf die außerordentlich schädigende Wirkung einer derartigen Behandlung und ihrer

Bedeutung für die Fettsucht ist bereits hingewiesen worden. Geht der alleinstehende Elternteil irgendwann eine neue partnerschaftliche Beziehung ein, fühlt sich das Kind betrogen und reagiert mit Eifersucht. Sein neurotischer Protest kann sich z. B. in der Ausbildung einer Fettsucht-Symptomatik zeigen, wenn sie nicht eventuell schon aufgrund der Verhätschelung entstanden ist. Aber dann ist immerhin noch eine Verstärkung des Symptoms möglich, mit der das Kind unbewußt die Aufmerksamkeit der Mutter zurückerringen möchte.

Familie als Vermittler oder Verursacher neurotischer Störungen?

Es könnte nun der Eindruck entstanden sein, daß die Familie die alleinige »Brutstätte« von neurotischen Störungen ist, und daß nur individuelle Probleme der einzelnen Familienmitglieder zu einer gestörten Interaktion führen. Psychische Deformationen können jedoch nur dann verstanden werden, wenn man die Familie auf dem Hintergrund der jeweiligen Gesellschaft betrachtet. Drastisch ausgedrückt könnte man sagen: jede Gesellschaft bringt die »Kranken« hervor, die sie verdient. Horkheimer bezeichnet die Familie als »Agent der Gesellschaft«, in der die menschlichen Charaktere entstehen, die das gesellschaftliche Leben erfordert und in der die Fähigkeiten zu einem Verhalten entwickelt werden, das den Bestand der bürgerlichen Ordnung gewährleistet (Horkheimer u. a. 1936, S. 49f.). Eine genaue Analyse der Frage, welche gesellschaftlichen Bedingungen die Familienstrukturen prägen und wie durch sie neurotische Störungen mitbedingt werden, wäre zwar sehr interessant und lohnenswert, würde jedoch den Rahmen dieses Buches sprengen.

6. Jugendzeit des Fettsüchtigen

Für die Persönlichkeitsentwicklung ist neben der Kindheit, der eine entscheidende Bedeutung zukommt, auch der Verlauf der Jugendzeit sehr wichtig. Statistiken sagen aus, daß beispielsweise 25 Prozent der Schüler und 26 Prozent der Schülerinnen übergewichtig sind (Catering Journal 4/5 1977, S. 10). Allerdings verschweigen diese Zahlen, daß es für Mädchen eher ein Problem ist, zu dick zu sein, als für Jungen. Im folgenden wollen wir beschreiben, welche möglichen Konflikte die Pubertät für den Fettsüchtigen mit sich bringt, und wie unterschiedlich dieser Lebensabschnitt durchlebt werden kann.

Die Pubertät ist eine Zeit, die durch körperliche wie auch emotionale Veränderungen und Belastungen gekennzeichnet ist. Der Jugendliche muß sich mit seiner Geschlechtsrolle auseinandersetzen und wächst immer mehr in die Welt der Erwachsenen hinein, in der er sich bewähren soll; ebenso muß er sich für einen Beruf entscheiden, was nicht nur in der heutigen Zeit schwierig ist.

Im Hinblick auf die Fettsuchtproblematik ist es ein Unterschied, ob z. B. ein bereits fettes Kind in die Pubertät kommt, oder ob sich erst während der Belastungen dieser Reifungsphase eine Eßstörung entwickelt. Konzentrieren wir uns zunächst auf das schon vor der Pubertät fettsüchtig gewordene Kind.

Ein fettsüchtiges Kind kommt in die Pubertät

Wir haben bereits auf das Los des übergewichtigen Kindes hingewiesen – es gibt kaum eine Situation in seinem täglichen Leben, in dem es nicht in irgendeiner Form auf sein Problem

stößt. Während normalgewichtige Jugendliche nach und nach die ersten Erfahrungen im Umgang mit dem anderen Geschlecht sammeln, geraten die dicken leicht ins Abseits.
Selten zuvor haben sie so deutlich zu spüren bekommen, daß sie nicht gefragt sind, daß ihnen ein Makel anhaftet, daß sie als minderwertig eingeschätzt werden. Diese Erfahrung ist an sich schon schmerzhaft genug, dem übergewichtigen Pubertierenden kann sie aber zum Verhängnis werden, trifft es ihn doch gerade in einer Zeit, in der sein ohnehin nicht besonders ausgeprägtes Selbstwertgefühl extrem geschwächt ist.
Falls der dicke Jugendliche die außerordentlich wichtigen Lernerfahrungen im Verhältnis zum anderen Geschlecht nicht sammeln kann, können sich als Folge dieses Mangels verschiedenartige sekundäre Schädigungen seiner Persönlichkeit entwickeln. Wenn auch seine freundschaftlichen Kontakte zu gleichaltrigen Kindern sicher nicht unproblematisch und manchmal schmerzhaft waren, so konnte er sich eventuell doch durch den ständigen Umgang im sozialen Miteinander üben und war dadurch nicht allzusehr ausgeschlossen. Nun stimmen aber die Interessen nicht mehr überein, seine ehemaligen Spielkameraden setzen sich inzwischen mit ganz anderen Problemen auseinander. Da ihm die nötige eigene Erfahrung fehlt, wird er auch selten als vollwertiger Gesprächspartner akzeptiert.
Zu diesem Problembereich ein Beispiel:

Regina war schon immer ein »stämmiges« Kind, seit der Schulzeit nahm sie stetig zu, so daß sie bereits übergewichtig war, als sie ziemlich spät in die Pubertät kam. Fast zur gleichen Zeit begann ihre zwei Jahre jüngere Schwester Karin ebenfalls zu pubertieren. Regina fühlte sich nicht nur ihrer schlanken Schwester, sondern auch den meisten Freunden unterlegen. Um dieses Gefühl auszugleichen, legte sie sich ein besonders spontanes Verhalten zu, womit es ihr gelang, sich einen Platz im Kreise ihrer Freunde und Bekannten zu erobern. Karin war längst nicht so kontaktbeflissen, sondern eher ein wenig schüchtern. Beide bildeten in diesem Zeitraum ein scheinbar gut funktionierendes Gespann: beim Kennenlernen von Jungen spielte Regina »die erste Geige«, was sie ihre Schwester auch deutlich spüren ließ. Regina

entwickelte sich zu einer regelrechten Betriebsnudel, der es immer häufiger gelang, Kontakte herzustellen. Doch die Jungen wollten von ihr als Mädchen nichts wissen, sondern interessierten sich nur für die Schwester. Obwohl Regina dadurch sehr verletzt war, machte sie »gute Miene zum bösen Spiel«. Je unglücklicher sie war, desto stärker drehte sie auf, was den Freunden dann immer weniger gefiel und dazu führte, daß sie weggestoßen wurde. In Reginas »Repertoire« gab es jetzt nur noch eine Möglichkeit, damit fertig zu werden – mehr zu essen als je zuvor.
Dies diente ihr zunächst als direkter Ausgleich, als Trost für die Zurücksetzungen, hatte aber darüber hinaus noch einen schützenden Effekt. Je dicker sie wurde, um so mehr konnte sie sich selbst vormachen, daß es nur ihre Figur sei, welche die Jungen abstieß. Sie sagte sich im stillen: »Als Person bin ich eigentlich recht in Ordnung, nur schade, daß die Mitmenschen so sehr auf Äußerlichkeiten fixiert sind«. Das Übergewicht hatte nämlich von ihrem Gefühl her nicht so recht mit ihrer Persönlichkeit zu tun, sie empfand es mehr als eine Erkrankung, wie z. B. Gelbsucht, für die man selbst nichts kann.

Ohne Zweifel ist es schwer auszumachen, welcher Faktor sich besonders negativ auf die Entstehung von Fettsucht auswirkt, und wir wollen auch nicht die Probleme herunterspielen, die im zwischenmenschlichen, vor allem im sexuellen Bereich durch Dicksein entstehen. Doch muß allein die Tatsache, daß ein Jugendlicher übergewichtig ist, nicht unbedingt zu schwerwiegenden Problemen führen. Wir schließen uns Hilde Bruch an, die meint, daß Übergewicht zwar in unserer Gesellschaft ein Störfaktor ist, daß es jedoch auch die eigene Einstellung dem Gewicht bzw. sich selbst gegenüber ist, welche die zwischenmenschlichen Beziehungen stört (Bruch 1973, S. 157). In unserem Beispiel ist deutlich erkennbar, daß gerade der Versuch, ihr Kleinheitsgefühl übermäßig auszugleichen, dazu führte, daß sie abgelehnt wurde. Im übrigen ist es nicht ungewöhnlich, daß auch dicke Mädchen ein ungehemmtes Sexualleben haben. Andere Jugendliche, die sich unattraktiv fühlen, nehmen ab und werden sexuell aktiv. Es ist dann zu beobachten, daß sie förmlich das Essen mit der Sexualität austauschen (Bruch 1973, S. 157). So sehr dicke Jugendliche auch über ihr Los klagen und darunter leiden, in ihrem

Seelenhaushalt kann dieses Symptom noch eine weitere Funktion haben: der große Körper vermittelt ihnen u. U. auch ein Gefühl von Geborgenheit, Stärke und Macht.

Wenn man die Entwicklung Pubertierender beobachtet, wird deutlich, wie wichtig die Erfahrungen dieser Zeit für das weitere Leben sind. Eine Voraussetzung dafür, mit ihrem Gewicht umzugehen, wäre, daß sie sich als eigenständig handelnde Persönlichkeiten erleben und ein Gefühl von Identität entwickeln können. Dazu würde die schrittweise Loslösung vom Elternhaus und eine stärkere Ausrichtung auf Gleichaltrige gehören. Auch müßten die Jugendlichen lernen, ihre sexuellen Bedürfnisse wahrzunehmen und nach geeigneten Befriedigungsformen zu suchen. Bei dieser Selbstwerdung brauchen sie wohlwollende Unterstützung ihrer Umgebung, die ihnen leider nur selten zuteil wird. Mißlingt dieser Selbstfindungsprozeß, können sie die Probleme der Pubertät nicht bewältigen. Als Folge ziehen sie sich häufig von sozialen Kontakten zurück, werden zunehmend passiver und suchen Trost im Essen (Bruch 1973, S. 153f.).

Ziehen sich Jugendliche aufgrund ihrer schlechten Erfahrungen zurück und brechen den Kontakt zu Gleichaltrigen immer mehr ab, kann man davon ausgehen, daß sie sich eine Phantasiewelt aufbauen. Hinter ihrer oft gleichgültigen Fassade begehen sie in ihren Gedanken gewaltige Taten und unternehmen all das, was ihnen im täglichen Leben mißlingt. In diesen Phantasien schlüpfen sie meist in Körper von einzigartiger Schönheit, worin ihnen nahezu alles möglich wird.

Geht es nun für den entmutigten Jugendlichen darum, sich für einen Beruf zu entscheiden, so fühlt er sich leicht außerstande, eine Wahl zu treffen; zum einen kennt er sich und seine Möglichkeiten nicht richtig, zum anderen sind die Berufe, die er sich in seinem Kleinmut gerade noch zutraut, oft nicht verlockend. Auch befürchtet er, benachteiligt und diskriminiert zu werden. Auf diese Form der Enttäuschung reagiert er dann wiederum mit Rückzug und Essen.

Eine amerikanische Untersuchung zeigt in eindrücklicher

Weise, wie stark sich die gesellschaftliche Diskrimierung des Übergewichtes auf die Psyche fettsüchtiger Mädchen auswirkt. »Bei den Fettsüchtigen zeigten sich auffallend ähnliche Charakterzüge, wie sie von Anthropologen als typisch bei Minderheiten gefunden wurden, die starker Diskriminierung ausgesetzt sind: Passivität, übertriebene Sorgen über das Selbstbild, das Erwarten, abgelehnt zu werden und zunehmendes Sichzurückziehen. Mit diesem psychologischen Syndrom beginnt ein Circulus vitiosus, der über folgende Stadien zu stärkerer Adipositas führt: Die Erwartung, abgelehnt zu werden, Ungeschicklichkeit, soziale Isolierung, wirkliche Ablehnung von außen, weniger Möglichkeit zu körperlicher Betätigung außerhalb der häuslichen Umgebung und zunehmende Gelegenheit zur Nahrungsaufnahme ...« (Meyer 1978, S. 11).

Pubertätskrise als Auslöser von Fettsucht

Unter welchen Umständen ist es möglich, daß ein bisher normalgewichtiges Kind während der Pubertät fettsüchtig wird?
Keine Altersgruppe ist so intensiv mit ihrem Aussehen beschäftigt wie die Pubertierenden. Dies trifft besonders für Mädchen zu; in tausendfacher Form wird ihnen die Formel vermittelt: Frausein = Schönsein. In der Krisenzeit der Pubertät stellen sich für den Jugendlichen ständig neue Fragen: »Bin ich so wie ich bin richtig? Werde ich je einen Partner bekommen? Kann ich den Freund oder die Freundin meiner Wahl auch für mich gewinnen? Werde ich mich im beruflichen Leben bewähren? Wer bin ich überhaupt?« Sie machen sich Gedanken über ihr Größe, die Beschaffenheit ihrer Haut, vergleichen sich mit anderen, ob sie sexuell altersgemäß entwickelt sind und ob sie genügend Attraktivität besitzen. Insbesondere für Mädchen beginnt in dieser Zeit vielfach das »Kreisen« um ihr Gewicht; von Eltern, Spielkameraden,

Verwandten, Massenmedien, kurz, von allen Seiten wurde ihnen der Maßstab dafür vermittelt. Wenn sie als Frau akzeptiert und bewundert werden wollen, gibt es für viele nur einen Weg: dünn zu sein oder zu werden. So stehen sie unter dem Druck, schlanker sein zu wollen, als ihnen eventuell körperlich angemessen ist. Selbst geringes Abweichen von dieser Norm wird in vielen Kreisen schon als unerwünscht und häßlich angesehen. Die Angst der pubertierenden Mädchen vor ein paar überflüssigen Pfunden spiegelt den »Schlankheitswahn« unserer Gesellschaft deutlich wider. Statistische Angaben zeigen, daß Jungen seit dem Jahre 1900 größer und schwerer geworden sind, während Mädchen im Alter von 17–18 Jahren zwar auch größer, aber nicht schwerer, sondern sogar leichter wurden (Bruch 1973, S. 151). Dies zeigt deutlich, daß Mädchen gelernt haben, ihr Gewicht zu kontrollieren und niedriger zu halten als vorangegangene Generationen. Außerdem bestätigt es, daß das Idealgewicht, welches vielen Frauen zum Orientierungspunkt wurde, allein von den Schönheitsvorstellungen der Gesellschaft abhängt. Natürlich unterliegen auch Männer diesen Idealen, doch die Gesellschaft mißt noch häufig mit zweierlei Maß – ist eine Frau zu dick, dann verliert sie leichter an Wert, während das Übergewicht eines Mannes eher akzeptiert wird. Er hat dann Format und ist eben ein stattlicher Herr. Die Entwicklung der letzten Jahre zeigt allerdings deutlich, daß Schlanksein für Männer immer mehr zum Wert wird.

Selbst Töchter aus Familien, in denen nicht nur auf Äußerlichkeiten Wert gelegt wurde, beschäftigen sich während der Pubertät nicht selten ausschließlich mit ihrer Figur. Empfinden sie irgendwo einen Mangel, dann nützt kein Zureden oder Überzeugenwollen, daß sie doch in Wirklichkeit eine sehr gute Figur haben. Hundert wohlwollende und anerkennende Worte wiegen eine spitze Bemerkung nicht auf. Sie bestätigt ihr Gefühl, daß es notwendig ist, gegen den Körper anzukämpfen. Natürlich müssen es keineswegs allein die Pfunde sein, an denen sie ihr Leid festmachen.

Bernd litt beispielsweise darunter, daß sein erigierter Penis nicht gerade war, sondern nach links zeigte: unwissend nahm er an, daß er durch diesen »gravierenden« Mangel keinen Akt ausführen könne. Als er im Laufe seiner Reifung erfuhr, daß die überwiegende Anzahl der Männer genau wie er beschaffen ist und damit voll funktionsfähig, verlagerte sich sein Minderwertigkeitsgefühl auf den Bauch. Obwohl auch daran nichts auszusetzen war, fühlte sich Bernd damit sehr häßlich – und so wurde ein Körperteil nach dem anderen von seiner Verachtung getroffen.

Bereits im Zusammenhang mit der Familiendynamik haben wir beschrieben, wie manche Eltern an ihre Kinder die Erwartung herantragen, die eigenen Enttäuschungen und unerfüllten Wünsche auszugleichen. Gerade in der Pubertät spitzen sich die Konflikte besonders zu. Die Heranwachsenden haben leicht das Gefühl, versagt zu haben, wenn es ihnen nicht gelingt, den elterlichen Wünschen nachzukommen. Da sie annehmen, schon durch die Geburt zu etwas Besonderem bestimmt zu sein, kommen sie nicht auf die Idee, wie alle anderen zu üben und zu trainieren; stattdessen warten sie darauf, daß sich, wie von den Eltern prophezeit, auf einmal ihr Genie entfalten würde (Bruch 1973, S. 169). Steigen dann die Anforderungen und kommt eine Krisenzeit – z.B. die Pubertät –, dann retten sie sich mitunter durch ein neurotisches Symptom, wie es die Fettsucht ist. Dieses bietet ihnen nun den nötigen Schutz gegen die eigenen und die Erwartungen der Eltern.
Abschließend möchten wir noch darauf hinweisen, daß natürlich nicht jedes in der Pubertät auftretende Übergewicht neurotischen Ursprungs sein muß. Von der einfachen Adipositas abgesehen kann sich im vorpubertären Wachstumsschub ein Übergewicht entwickeln, das häufig zu beobachten ist. Hierbei handelt es sich aber nur um eine vorübergehende Ansammlung von Körperfett, die sich im Laufe der Zeit von alleine wieder abbaut (Meyer 1978, S. 13).

Dicksein – ein unbewußtes Kampfmittel

Das Übergewicht kann manchmal als Kampfmittel mit hohen persönlichen Kosten angesehen werden. Es gibt vieles, wogegen sich Jugendliche auflehnen können. Sie setzen sich z. B. gegen die Bevormundungen, Einengungen und Vollkommenheitsansprüche ihrer Eltern zur Wehr.
Dazu ein Beispiel:

»Rea war ein Einzelkind. Ihre Eltern hatten hohe Erwartungen an sie, u. a. sollte sie eine akademische Laufbahn einschlagen, gesellschaftlich Erfolg haben und eine Schönheit werden. Sie fühlte sich durch diese Anforderungen, das perfekte und immer glückliche Kind ihrer Eltern zu sein, sehr unter Druck gesetzt, und ihr blieb nicht viel Raum für eine eigenständige Entwicklung... Sie fühlte sich den Anforderungen ihrer Eltern nicht gewachsen und kam sich immer unfähiger vor. Ihr Fett war sowohl ein Ausdruck ihrer Abwehr gegen den Vollkommenheitsanspruch als auch des Bestrebens, das Böse in sich zu verstecken und unter Kontrolle zu halten. Sie hatte Angst vor dem Schlanksein, denn dann würde sie ja den Erwartungen ihrer Eltern entsprechen; sie wäre ihr Geschöpf und hätte kein eigenes Ich mehr« (Orbach 1979, S. 52).

Wie in dem Fall Rea wehren sich viele Jugendliche durch ihr Fett gegen die Ansprüche der Eltern. Sie sehen keine andere Möglichkeit, nicht zur Vorzeigepuppe zu werden. Ihr Mittel ist unbewußt gut gewählt, denn es erreicht sein Ziel: Mit so einem häßlichen Kind können sich stark auf Äußerlichkeiten bedachte Eltern nicht blicken lassen.
Darüber hinaus kann das Dicksein der heranwachsenden Mädchen auch als eine symbolische Abwehr gegen die gesellschaftlichen Einschränkungen verstanden werden, die sich durch das Übernehmen der herkömmlichen Frauenrolle ergeben.
»Dicksein bedeutet Angriff auf die westlichen Ideale von weiblicher Schönheit, und durch jede ›übergewichtige‹ Frau werden die Möglichkeiten der Medien unterlaufen, uns zu reinen Objekten zu machen. Fettleibigkeit ist auch der Ausdruck der Spannungen in der Mutter-Tochter-Beziehung,

der Beziehung, die zur Feminisierung der Mädchen dienen soll. Diese Beziehung muß sich in einer patriarchalischen Gesellschaft als schwierig erweisen, denn sie fordert von den Müttern, die sowieso unterdrückt sind, daß sie als Lehrerinnen, Wegbereiterinnen und Erfüllungsgehilfinnen der Unterdrückung dienen, der ihre Töchter durch die Gesellschaft ausgesetzt sein werden« (Orbach 1979, S. 28).

Gleichgültig, wogegen mit Dicksein gekämpft wird, und wie gerechtfertigt dies auch sein mag, langfristig betrachtet ist das Übergewicht als Kampfmittel gänzlich untauglich. Diese Form des Kampfes kann zwar z. B. in der konkreten Beziehung zu den Eltern wirksam sein, verfehlt aber als Lebensstrategie ihr Ziel. Der Fettsüchtige sieht offensichtlich keine andere Möglichkeit, seine Individualität zu entwickeln, sich durchzusetzen. Sein Ich ist so klein, daß er unbewußt seinen eigenen Körper verunstaltet, anstatt sich aktiv gegen Einengungen zu wehren. Wir haben bei allen Personen, die in irgendeiner Form Gewichtsprobleme hatten, eine mehr oder weniger starke Ich-Schwäche und ein zu geringes Selbstwertgefühl beobachten können.

Der Kampf zwischen Eltern und ihrem Kind erstreckt sich nicht nur auf die Kindheit und Jugendzeit, sondern er kann sich bis ins hohe Alter fortsetzen. Selbst wenn die Eltern weit entfernt wohnen oder längst tot sind, kann man verfolgen, daß Fettsüchtige unbewußt die Gesellschaft von Menschen zu suchen scheinen, mit denen sie die bekannte familiäre Beziehungsform fortsetzen können. Das Essen bleibt als Medium des Kampfes erhalten.

Dazu ein Beispiel:

Johanna kam mit 43 Jahren in die Therapie, war damals verheiratet und hatte vier Kinder, von denen zwei schon selbständig lebten. Johannas Mutter wohnte aus bestimmten Gründen für einige Wochen mit in ihrer geräumigen Wohnung, bis deren eigene bezugsfertig wurde. Die beiden Frauen waren vom Äußeren her gegensätzlich, Johanna stark übergewichtig, ihre Mutter nahezu untergewichtig. Beide fochten einen sehr subtilen Kampf miteinander aus. Die Mutter bevormundete Johanna ständig – wie früher – und wollte, daß sie ihre doch so gut gemeinten Ratschläge und Hinweise auch berücksichtigte. Johanna war jedoch der Meinung, daß sie nun inzwischen alt genug sei, selbst über sich zu bestimmen. Dies entwickelte sich zu einem fast unlösbaren Konflikt, den sie jedoch nicht offen austrugen, sondern auf den Nahrungssektor verlagerten. Beide überzogen ihr eigenes Eßverhalten, um der anderen zu demonstrieren, wie sie es richtig machen sollte. Indem Johanna besondere Leckerbissen auftischte und davon auch in aller Genüßlichkeit besonders viel aß, gab sie der Mutter zu verstehen: »Sieh her, ich mache es so, wie ich will, und nicht so, wie du es dir wünschst – und im übrigen ist meine Art zu leben die bessere, denn ich bejahe im Gegensatz zu dir das Leben«. Der kämpferische Anteil der Mutter bestand darin, Johanna durch besondere Enthaltsamkeit beim Essen vorzuleben, wie einfach es sein könnte, abzunehmen, was in ihren Augen das einzig Richtige war. Außerdem verweigerte sie Johanna jegliche Anerkennung für das Essen, ein Mittel, mit dem sie ihre Tochter auch wirklich traf. Es ging also gar nicht hauptsächlich um das Essen, der eigentliche Konflikt wurde nur auf dieser Ebene ausgetragen. Der Konflikt bestand darin, daß jeder beabsichtigte, den anderen dazu zu bewegen, das zu tun, was er selbst wollte. Beide wehrten sich gegen Bevormundungen. Für Johanna war es ein erneuter Versuch, auf eigenen Füßen zu stehen, sich von der Mutter zu lösen und Eigenständigkeit zu demonstrieren.

In unserem Beispiel wurde das Übergewicht zum Kampfmittel, es kann aber auch andere Funktionen haben, die wir an dieser Stelle nur kurz andeuten wollen. In Form einer Botschaft teilt es beispielsweise einer Mutter mit:

- »Siehst du nicht, daß ich mit meinem Leben nicht zurecht komme, ich brauche dringend deine Hilfe!«
- »Ich bin groß und stark, ich will endlich in die Welt hinaus, hör auf, mir ständig Vorschriften zu machen und mich an dich zu ketten – Du müßtest eigentlich sehen, daß ich gut geschützt bin, ich kann alleine und brauche keine Hilfe mehr.«
- »Wenn ich ins bedrohliche Leben hinausgehen muß, möchte ich Dich am liebsten immer bei mir haben, damit du mich schützen kannst. Weil das nicht geht, dient mir das Fett als ein Teil von dir dazu. So habe ich dich immer als Schutz bei mir.« (Siehe auch Orbach 1979, S. 27)

7. Erwachsenenalter des Fettsüchtigen

Nachdem wir uns mit der Entwicklung der Persönlichkeit beschäftigt haben, wollen wir nun einige Aspekte des Verhaltens und der Gefühlswelt des fettsüchtigen Erwachsenen in verschiedenen Lebensbereichen betrachten. Dazu wollen wir uns zunächst mit den Hintergründen des Symptoms Dicksein auseinandersetzen.

Vor- und Nachteile des Symptoms – die unbewußte Angst vor dem Schlanksein

In den bisherigen Ausführungen haben wir schon des öfteren deutlich gemacht, daß man eine neurotische Erkrankung, wie z. B. die Fettsucht, nicht allein durch die Betrachtung der Entwicklung der Persönlichkeit begreifen kann, sondern auch die besondere Beteiligung der betreffenden Person berücksichtigen muß. Will man neurotische Menschen wirklich verstehen, muß man deren unbewußte Zielsetzung erfassen und den Gewinn, den ihnen ihr Symptom bringt, berücksichtigen. Hört man Eßsüchtige über ihr Gewicht sprechen, so klagen sie in allen Variationen darüber, wie sehr sie durch ihr Symptom gequält sind, und wie gerne sie es doch los sein würden. Häufig bekommen sie dann zur Antwort, daß sie einfach mal eine Diät machen oder sich ein wenig zusammenreißen sollten. Gerade dazu sind sie aber nicht in der Lage. Gelingt es ihnen doch, weniger zu essen als ihr Körper verbraucht, nehmen sie in der Regel auch ab. Allerdings ist das meist nur ein oberflächlicher Erfolg, und der vorherige Zustand ist bald wieder hergestellt. Oft ist dann zu beobachten, daß diese Menschen eine Diät nach der anderen machen – nichts bleibt unversucht, und nach jeder

Kur kehren sie innerhalb kürzester Zeit wieder zu ihrem alten Gewicht zurück. So entwickeln sie sich zu wahren Experten von Schlankheitskuren, aber ihre Probleme haben sie trotzdem nicht gelöst. Dies trifft auch für viele Personen zu, die es schaffen, ihr Gewicht zu senken. Genau wie vorher kämpfen sie ständig mit ihrer Figur; sie sind dann zwar schlank, aber ihr Eßproblem bleibt bestehen. (Auf das Phänomen der latenten Fettsucht kommen wir noch zu sprechen). Als Ursache, daß jemand nicht abnehmen und das Gewicht langfristig halten kann, wird dann oft mangelndes Durchhaltevermögen oder auch ein gestörter Stoffwechsel angeführt. Für uns stellt sich die zentrale Frage, was einer Gewichtsabnahme wirklich im Wege steht. So paradox die Antwort auch klingen mag, der Fettsüchtige möchte vielleicht gar nicht dünn werden!

Zunächst scheint die These absurd zu sein, daß jemand, der übergewichtig ist und ständig abnehmen möchte, eigentlich Angst davor hat, schlank zu werden. Fragt man fettsüchtige Menschen am Beginn ihrer Therapie, warum sie abnehmen wollen, dann zählen sie im Nu eine lange Liste von Nachteilen des Dickseins auf:

- »Ich vergleiche mich ständig mit anderen, schneide dabei schlecht ab und fühle mich unterlegen.«
- »Ich habe Angst vor den Blicken in der Badeanstalt, auf Festen und überhaupt davor, daß man mich mustert.«
- »Ich hasse die Bemerkungen der Fahrgäste über meinen Umfang in einer überfüllten U-Bahn.«
- »Ich fürchte mich vor dem Gefühl, nicht sicher zu sein, ob ich auf einen freigewordenen Platz im Bus passe.«
- »Ich gehe ungern Kleider kaufen, weil ich das Grinsen der attraktiven schlanken Verkäuferin nicht ertrage, wenn ich meine Kleidergröße nenne.«
- »Oft sage ich Einladungen ab, weil ich Angst vor einer Blamage habe.«
- »Ich fühle mich so entsetzlich minderwertig und inkonsequent, weil ich es nicht schaffe, meine Diät einzuhalten.«

Diese Aufzählung könnte noch weiter fortgeführt werden und würde dann sicher fast alle Bereiche des Lebens erfassen.

Ein Nachfragen fördert dann auch leicht die mit dem Schlanksein assoziierten Vorteile zutage, von denen wir hier nur einige aufführen wollen:

- »Wenn ich schlank wäre, könnte ich unbefangen und mutiger um einen Partner werben, wäre bei anderen Menschen anerkannt und beliebt, auch meine sexuellen Hemmungen würden wegfallen.«
- »Ich könnte mich besser durchsetzen, müßte mir nicht mehr so viel gefallen lassen und wäre insgesamt kräftiger und stärker.«
- »Wie schön wäre es, wenn man mich nicht bei jeder Gelegenheit auf mein Gewicht ansprechen würde, wenn ich nicht jeden Bissen, den ich in der Öffentlichkeit zu mir nehme, rechtfertigen müßte, wenn ich bei einem Vergleich nicht von vornherein der Unterlegene wäre.«

Erfahrungsgemäß fällt es Übergewichtigen relativ leicht, über die Schattenseiten des Dickseins und die Vorteile des Schlankseins zu sprechen. Sie sind dem Bewußtsein meist zugänglich, und es liegt im Ermessen eines jeden selbst, ob er etwas davon mitteilt oder nicht. Doch jedes neurotische Symptom, so auch die Fettsucht, hat nicht nur Nachteile, sondern auch positive Aspekte, die jedoch weitgehend unbewußt sind und erst erarbeitet werden müssen. Solange das Übergewicht noch eine wichtige Funktion im Seelenleben eines Menschen hat und die Aufrechterhaltung ihm auch Vorteile einbringt, wird er das Symptom nicht aufgeben. Für jeden Fettsüchtigen hat sein Dicksein einen individuellen Sinn, den es zu verstehen gilt. Obwohl sich viele Gemeinsamkeiten mit anderen Personen finden lassen, muß diese Arbeit doch in jedem Einzelfall geleistet werden.
Um zu verdeutlichen, warum manche Menschen unbewußt an ihrem Übergewicht festhalten, wollen wir zunächst ein ganz offensichtliches Beispiel anführen: Wenn ein extrem fettsüchtiger Mann mit seinem Übergewicht Geld verdient, indem er im Zirkus auftritt, dann kann er sich dagegen wehren abzunehmen, weil dadurch seine Existenzgrundlage gefährdet wäre. Solange keine andere Berufsperspektive für ihn in Sicht ist, wird er weiterhin einen Gewinn aus seinem Symptom ziehen,

selbst wenn es ihm im privaten Bereich erhebliche Nachteile einbringt.

Bei der Eßsucht ist immer wieder folgender Ablauf, mit verschiedenen Variationen, zu beobachten: Der Fettsüchtige grübelt über seine Erscheinung nach und kommt in der Regel zu dem Schluß, häßlich zu sein. Dieses erdrückende Gefühl versucht er dann mit Unmengen Essen zu betäuben. Ein Ausweg bietet sich an: die Diät. Jetzt kreisen seine Gedanken ständig darum, was er essen darf und was nicht, wodurch er stark absorbiert ist und den Anforderungen des Alltags nicht mehr gerecht werden kann. Stopft er sich dann in einem Eßanfall mit Unmengen Essen voll oder hungert er gerade, so ist er in jedem Fall in seiner Handlungsfähigkeit reduziert. Wer kann schon völlig »überfressen« oder mit knurrendem Magen z. B. ein Referat für die Universität schreiben? Dieses ständige Kreisen ums Essen kann also die Funktion haben, jemandem als Begründung dafür zu dienen, daß er handlungsunfähig ist. Die unbewußte Logik lautet etwa so: »Wenn ich so stark von meinem Symptom gequält bin, daß ich praktisch immer daran denken muß, so kann man auch keine Leistungen von mir erwarten«.

Das Fett kann also dazu dienen, »mildernde Umstände« (Adler) zu bekommen. »Wenn ich nur nicht so dick wäre und dieses Eßproblem nicht hätte, dann könnte ich euch allen zeigen, wie gut ich eigentlich bin. Aber so muß ich andauernd ans Essen denken und komme zu nichts anderem. Außerdem sind dicke Menschen in unserer Gesellschaft sowieso stark benachteiligt. Bei all den Hindernissen, die sich mir in den Weg stellen, leiste ich eigentlich sogar viel mehr als andere Menschen, die durch nichts aufgehalten sind!« Mit diesem »Taschenspielertrick« versucht der Fettsüchtige, sein Kleinheitsgefühl loszuwerden. In Anbetracht der Leistungen, die er *trotz* seiner besonderen Behinderung noch zustande bringt, ist er eine »wahre Größe«; wie groß wäre er erst ohne sie? So gesehen ist er ja viel besser als die anderen, fast unschlagbar. Das Fett hat also den Sinn, den wirklichen Schwächen nicht ins

Auge sehen zu müssen; dieser Kunstgriff zielt darauf ab, das Persönlichkeitsgefühl zu erhöhen.
Bei einer Studie über dicke Kinder erkannte man, daß ihr Übergewicht nicht nur die Folge einer positiven Energiebilanz war, sondern daß es dem *Wunsch* der Kinder entsprach, so zu sein (Bruch 1973, S. 93). Ihr Gewicht vermittelte ihnen ein gewisses Gefühl der Sicherheit und Stärke. Hinter ihrer Fettschicht, die für sie wie eine Wand wirkte, fühlten sie sich geborgen und vor der bedrängenden Außenwelt geschützt. Viele Kinder haben Angst davor, klein und dünn zu sein, obwohl sie über ihr Dicksein unglücklich sind. Auch bei Erwachsenen findet man diese Angst, sie wird jedoch nur selten eingestanden, äußert sich aber indirekt, z. B. während einer Diät in unerträglichen Spannungsgefühlen, Schwächezuständen und depressiven Verstimmungen.
Verbreitet ist auch das Gefühl, durch das Übergewicht im übertragenen Sinne gewichtig zu werden. Wer sich klein, unterlegen und benachteiligt fühlt, kann auf symbolischer Ebene durch seine Erscheinung versuchen, an Gewicht zu gewinnen. Frauen leiden häufig unter den vielfältigen Diskriminierungen in unserer Gesellschaft. Obwohl auf dem Papier längst eine Gleichberechtigung erreicht ist, muß sie allerdings noch in mühevoller Kleinarbeit, oft gegen den Widerstand der Männer, in die tägliche Praxis umgesetzt werden. »Wir wollen wichtig aussehen und wichtig sein. Wir wollen mehr Gewicht haben, als die Gesellschaft uns zugesteht. Wir wollen genausoviel Platz einnehmen wie das andere Geschlecht. ›Wenn ich soviel wiege wie ein Mann, werde ich vielleicht auch so ernst genommen wie ein Mann‹.« (Orbach 1979, S. 20f.). Diese Aussage darf nun nicht dahingehend mißverstanden werden, daß die Autorin annimmt, mit dem Symptom Fettsucht die Misere der Frau in unserer Gesellschaft beheben zu können. Vielmehr möchte sie die unbewußte Bedeutung des Fettes für manche Frauen verdeutlichen. Auf dieser symbolischen Ebene liegt auch »... die Obesitas des Herrn Generaldirektor, dessen Unbewußtes das Fettpolster als Machtinstrument betrachtet.

Die Welt lebt im Schatten seines Leibes. Er ist ein Kapitalist, der Reserven besitzt. In Verwaltungssitzungen hat sein Wort Gewicht, und seine Meinung überwiegt diejenige seiner Kollegen« (Rossier 1949/50, S. 23). Welchen Grund hätte er abzunehmen?
Alfred Adler verstand es gut, diese unbewußten Zielsetzungen zu erkennen. Er war auch der erste Psychologe, der nicht nur berücksichtigte, *woher* bestimmte Erscheinungen im Seelischen kommen und *warum* sich diese entwickelten, sondern der danach fragte, *wohin* ein Verhalten zielt, worauf es gerichtet ist und *wozu* es dient. Adler berücksichtigte zwar auch den Einfluß von bestimmten Lebensumständen, meinte jedoch, daß das Individuum diesen nicht hilflos ausgeliefert ist, sondern daß es in Auseinandersetzung mit diesen Bedingungen eine Antwort darauf bildet, die sich in seinem Lebensstil ausdrückt. »Eine eingehende Betrachtung der Bestimmungsfaktoren der menschlichen Persönlichkeit zeigt auf der einen Seite die äußeren Einflüsse wie Milieu und eigene biologische Beschaffenheit, auf der anderen Seite die auf eben diese äußeren Einflüsse in ichhaft-schöpferischer Art reagierende, antwortgebende, zielgerichtete Kraft, den Subjektcharakter des Menschen. Erziehungsstil, Klassenzugehörigkeit, Stellung in der Geschwisterreihe, eigene Organbeschaffenheit, das Verhältnis zu Vater und Mutter u. a. m. schaffen zwar den äußeren Rahmen, sind aber nach Adler bei der Ausgestaltung der persönlichen Individualität von sekundärer Bedeutung. Mit einem gewissen Maß an Freiheit ›wählt‹ das Individuum im Rahmen des ihm zur Verfügung stehenden seine Einstellung zur Umwelt« (Köppe 1977, S. 66). Die Persönlichkeit eines Menschen ist dadurch gekennzeichnet, wie er seine Lebensbedingungen verwertet. Die Art und Weise, in welcher er z. B. versucht, aus einer Situation der Unterlegenheit in eine Überlegenheitsposition zu gelangen, nennt Adler den Lebensstil. Dieser Stil ist stets in Verbindung mit einem bestimmten, meist unbewußten Ziel zu sehen.
Wir gehen davon aus, daß sowohl Körper und Seele als auch die

einzelnen Lebensäußerungen eines Menschen eine unteilbare Einheit darstellen. Wie jedes andere neurotische Symptom kann auch eine Eßstörung nicht isoliert von der Gesamtpersönlichkeit verstanden werden. Sie ist Teil des ganzen Menschen, ist Ausdruck seiner Persönlichkeit. In jedem Symptom äußert sich sein Lebensstil und damit verbunden seine unbewußte Zielsetzung, also auf welche Weise er den Anforderungen des Lebens begegnet. Ein insgesamt völlig intakter Mensch wird nicht plötzlich ein Symptom bekommen, so als ob er, der Gesunde, wie von einem Virus befallen ist. »Die Polyphagie, die Obesitas* sind, meines Erachtens, Störungen der ganzen Persönlichkeit. Der Mensch drückt sich nicht allein aus durch sein Verhalten im Leben, durch seine Handschrift, durch seinen Gang, durch diese Tausende von Kleinigkeiten oder Nicht-Kleinigkeiten, die ihm einen besonderen Stempel aufdrücken. Er zeigt auch seine ganze Persönlichkeit in der Krankheit und *dank* der Krankheit. Die meisten Menschen leiden eines Tages an *der* Krankheit, die in Übereinstimmung mit ihrem Unbewußten steht. Die Krankheit ist meistens kein Zufall, sie bietet einfach eine neue, zwar oft höchst unangenehme Ausdrucksmöglichkeit der ganzen Persönlichkeit« (Rossier 1949/50, S. 23).

Ganzheitlich zu betrachten bedeutet, nicht einzelne Faktoren für eine seelische Störung verantwortlich zu machen. Denn jedes einzelne Teil wirkt auf alle anderen Teile – sie bedingen sich gegenseitig (Rattner 1977, S. 107). Eine bestimmte Haltung zieht sich im Leben wie ein roter Faden durch alle Lebensbereiche. Jemand, der Angst davor hat, sich hinzugeben, sich auf etwas einzulassen, wird also nicht nur in einer einzigen Situation so fühlen. Meist begleitet ihn diese Angst durch das ganze Leben: Seine Arbeitsstörungen entpuppen sich als Beziehungsstörungen – er kann zu den Büchern, die er für sein Examen lesen müßte, keinen rechten Zugang finden,

* Polyphagie = krankhafte Gefräßigkeit, Obesitas = Fettleibigkeit infolge zu reichlicher Ernährung.

weil er sich nicht hingeben kann. Dem Autor die Führung zu überlassen, sich leiten zu lassen, empfindet er als unerträglich. In der Liebe begleitet ihn die gleiche Angst, ständig ist er bemüht, aufkommende Nähe zu zerstören, indem er z. B. zu streiten beginnt. Auf vielfältige Art versucht er, sexuellen Kontakten auszuweichen, oder geht nur völlig unverbindliche Beziehungen ein. Auch im Umgang mit Freunden und Bekannten treffen wir dieses Verhalten an. Wenn er vielleicht auch viele Kontakte hat, so bleiben sie doch meist auf einem oberflächlichen Niveau, weil er Angst davor hat, vereinnahmt zu werden. Diese durchgehenden Züge sind jedoch selten für jedermann in der ganzen Tragweite erkennbar, weil sie vielfach in entstellter Form sichtbar werden und oft nur dem geschulten Beobachter zugänglich sind.

Drei zentrale Lebensbereiche: Arbeit, Liebe und Gemeinschaft

Im folgenden wollen wir beschreiben, wie sich fettsüchtige Menschen in elementaren Lebensbereichen verhalten. Dabei greifen wir wieder auf Adler zurück, der die *Arbeit,* die *Liebe* und die *Gemeinschaft* als zentrale Lebensaufgaben ansah. In der Haltung des Menschen gegenüber diesen drei Bereichen offenbart sich seine unbewußte Einstellung dem Leben gegenüber. Handelt er als Mitglied und im Sinne der Gemeinschaft, oder versucht er, sie zu beherrschen? Sucht er den persönlichen Triumph oder kooperiert er mit anderen? Bemüht er sich darum, dem anderen Geschlecht nahe zu kommen, oder meidet er einen intensiveren Kontakt? Hat er dem Leben gegenüber eine zupackende Haltung, oder geht er Schwierigkeiten aus dem Weg? Das sind einige der Fragen, die wir an jeden Menschen stellen müssen, um ein Bild von ihm zu bekommen. Wenn wir sehen, wie jemand zum Leben Stellung bezieht, wie er es bewältigt, wie seine Gegenwart ist, dann sind wir auch in

der Lage, mit einigem Geschick seine mehr oder weniger unbewußte Zielsetzung zu erfassen.
Gewisse Überschneidungen sind hier unvermeidlich, da sich bestimmte Charakterzüge wie ein roter Faden durch alle Lebensbereiche ziehen. So werden wir nicht verwundert sein, wenn sich jemand nicht nur seinem Liebespartner gegenüber schlecht durchsetzen kann, sondern auch Probleme damit hat, seinem Chef, Kollegen oder Freunden die Meinung zu sagen.

Der Arbeitsbereich

Vielfach sind fettsüchtige Menschen im Arbeitsleben benachteiligt. Berufe, in denen großer Wert auf Figur und Aussehen gelegt wird, kommen für sie von vornherein nicht in Frage, wodurch sich ihre Möglichkeiten erheblich reduzieren – ihr meist geringes Selbstwertgefühl trägt auch nicht zu größeren Chancen bei. Diskriminierungen, denen sie ausgesetzt sind, treten oft in sehr feiner Form auf. Der Betreffende merkt es dann daran, daß z. B. ein weniger qualifizierter Kollege befördert wird.
Ein stark fettsüchtiger Angestellter berichtet z. B. davon, daß sich seine Kollegen untereinander über ihn lustig machten, was er durch Zufall aufschnappte. Ständig fühlte er sich unter Druck, um ihnen zu beweisen, daß auch er etwas leisten kann. So bemühte er sich darum, sich besonders schnell zu bewegen, damit keiner sagen konnte: »Seht mal den dicken Faulpelz an ...«.
Doch die hier aufgeführten Benachteiligungen zeigen nur eine Seite, die andere besteht darin, daß fettsüchtige Menschen auch einen Nutzen aus ihrem Symptom ziehen. Oft haben sie völlig unrealistische Idealvorstellungen davon, was sie alles im Beruf erreichen würden, wenn sie nicht so dick wären. »Bei vielen jungen Leuten steht ihre Fettsucht als unüberwindliches Hindernis auf dem Wege zu dem erstrebten beruflichen Erfolg. Diese Erklärung erlaubt ihnen, die tieferliegenden Minderwer-

tigkeitsgefühle zu verdecken und in Wachträumen davon zu phantasieren, was sie alles erreicht hätten, wenn sie ein grausames Schicksal nicht so dick hätte werden lassen« (Bruch 1960, S. 298). So können sie berufliche Mißerfolge jederzeit auf ihre Korpulenz schieben und das Gefühl erhalten, daß sie selbst als Person damit gar nichts zu tun haben. Das Fett »enthält« also alle negativen Aspekte ihrer Persönlichkeit – und viele Dicke haben das Gefühl, daß gerade dieses Fett nicht zu ihnen gehört. So können sich Fettsüchtige immer ausmalen, wie gut sie mit schlanker Figur wären, ohne daß sie dies je beweisen müßten – jedenfalls nicht, solange sie ihr Gewicht beibehalten.

Während das Dicksein dem einen als Entschuldigung dient, kann es dem anderen auch dazu verhelfen, dem beruflichen Erfolg aus dem Weg zu gehen. Insbesondere Frauen haben häufig Angst davor, aus ihrem häuslichen Bereich auszubrechen und sich im Beruf zu verwirklichen (Orbach 1979, S. 39), weil sie damit die traditionellen Bahnen, welche ihnen die Gesellschaft vorschreibt, verlassen würden.

Für Männer und Frauen gibt es aber auch Bereiche in ihrem beruflichen Leben, die ihnen, von ihrem Gefühl her, im dicken Zustand besser gelingen. Viele Fettsüchtige beschreiben, daß sie sich kaum vorstellen können, die Anforderungen der Arbeit auch als schlanke Person zu bewältigen; dann könnte man sie ja einfach »wegpusten«, sie würden Auseinandersetzungen noch weniger standhalten. Auch bietet die Fettschicht einen gewissen Schutz, ohne den sie sich ausgeliefert und sehr verletzlich fühlen würden. »Vielen Frauen kommt das Modell der schüchternen, zurückhaltenden Blume, die sittsam lächelnd den Blick senkt, zu zerbrechlich und substanzlos vor, als daß sie die täglichen Aufgaben erfüllen könnten, für die sie verantwortlich sind« (Orbach 1979, S. 37). Das Dicksein kann ihnen symbolisch »Ge-Wichtigkeit«, Substanz und Stärke verleihen. Den vom Geschlecht unabhängigen Mechanismus, sich in bedrohlich empfundenen Situationen größer zu machen als man ist, findet man in ähnlicher Form auch in der Tierwelt:

Jeder hat sicher schon einmal gesehen, daß sich Katzen in Kampfsituationen vergrößern, indem sie ihr Fell aufrichten und einen Buckel bilden, um ihren Gegner zu beeindrucken. Unbekannter ist das Verhalten des kleinen, harmlosen Kofferfisches. Er bläst sich bei Gefahr auf, um größer zu erscheinen und den Angreifer zu verjagen. Über andere, aktive Mittel zu seiner Verteidigung verfügt er nicht, er täuscht sozusagen nur Stärke vor und verhält sich passiv. So treffend dieser Vergleich auch sein mag, wollen wir auf einen gravierenden Unterschied zum Menschen hinweisen. Während der Kofferfisch über keine anderen Verteidigungsmittel verfügt und sie auch nicht erlernen kann, ist es im Prinzip jedem Fettsüchtigen möglich, sein Schutzsystem in Frage zu stellen und sich mit therapeutischer Hilfe neue Formen zu erarbeiten. Jedes neurotische Symptom ist zwar auf der einen Seite sehr nützlich, hat aber andererseits auch enorme Nachteile. Der Mensch trägt ja sein Übergewicht ständig mit sich herum, und es hindert ihn auch in anderen Lebenslagen, in denen er ohne diesen Ballast viel besser zurecht käme. Die Fettsucht ist also ein sehr unflexibler Schutzmechanismus.
Für viele berufstätige Frauen stellt sich das Problem, von ihren männlichen Kollegen mitunter nicht so recht als vollwertige Arbeitskraft, sondern mehr als Sexualobjekt angesehen zu werden. Haben sie sich eine gute Position erarbeitet, so hört man gar nicht selten entwertende Bemerkungen wie diese: »Die hat ihre Stelle auch nur wegen ihrer schönen Beine bekommen – Die Schneider'n muß den Chef ja ganz schön eingewickelt haben, wahrscheinlich war sie auch mit ihm im Bett.« Viele Frauen möchten, genau wie Männer, als Mensch und für ihre Leistung anerkannt sein und nicht nur als Frauchen, das im Betrieb eher dekorative Funktionen hat.
Dicke Frauen werden anders behandelt, da ihr Symptom sie davor schützt, Sexualobjekt zu sein. Viele Männer sehen stark übergewichtige Frauen eher als geschlechtlich neutral an – werden sie von ihnen überhaupt als Frauen wahrgenommen, dann fällt die Liebeswerbung doch im allgemeinen wesentlich

geringer aus als um die schlanken Kolleginnen. Dadurch entsteht bei ihnen das Gefühl, als Mensch anerkannt zu sein. »Wenn Frauen schlank sind, werden sie anzüglich behandelt: schlank=sexy=unfähig im Beruf« (Orbach 1979, S. 21). Nehmen fettsüchtige Frauen dann ab, so können sie selten mit ihrer neuen Lebenssituation umgehen, weil ihnen die nötigen sozialen Fertigkeiten fehlen, um sich z. B. zur Wehr zu setzen. Ein »guter Grund«, wieder mehr zu essen und zuzunehmen. »Es ist schwierig, dem einen gesellschaftlich erwünschten Bild (schlank) zu entsprechen, ohne auch das damit einhergehende Bild (sexuell aufreizende Frau) auszufüllen. ›Wenn ich dick bin, habe ich das Gefühl von Selbständigkeit. Immer, wenn ich schlank bin, fühle ich mich wie eine Puppe behandelt, die nicht bis drei zählen kann.‹« (Orbach 1979, S. 21). Eine Therapie, die sich auf das Abnehmen beschränkt, greift deshalb zu kurz, weil die Probleme und Mängel, die dem Symptom zugrunde liegen, nicht behoben werden.

Betrachten wir noch einmal einen Aspekt, den wir schon öfter kurz angesprochen haben und der in allen Lebensbereichen anzutreffen ist. Fettsüchtige Menschen schaffen sich in ihrer Phantasiewelt einen Ausgleich für ihre zum Teil harte Wirklichkeit. Sie fühlen sich auf vielfältige Weise minderwertig; je stärker dieses Gefühl ausgeprägt ist, um so größer muß der Ausgleich phantasiert werden. In ihren Wachträumen nehmen sie eine Position ein, die sie in ihrem realen Leben nicht bekommen konnten. Die Phantasiewelt eröffnet ihnen die Möglichkeit, aus ihrer verhaßten dicken Hülle zu schlüpfen, eine makellose Erscheinung zu werden und alle Aufgaben des täglichen Lebens spielend zu lösen. Von aller Welt bewundert und beachtet, vollbringen sie in der Phantasie große Leistungen; auch Auseinandersetzungen, zu denen sie sonst kaum in der Lage sind, bereiten ihnen keine Schwierigkeiten. Diese Größenvorstellungen und die zugrundeliegenden Kleinheitsgefühle gehören zusammen, sie stellen eine Einheit dar.

Hilde Bruch schildert ein Beispiel, das für uns den Bezug zum Berufsleben wieder herstellen soll:

Als sie einen 16jährigen, fettsüchtigen Jungen fragte, was er an beruflichen Zielen für erstrebenswert halten würde, sagte er »... mit einem leidenschaftlichen Ausbruch, der mit seiner bisherigen Passivität in krassem Widerspruch stand: ›Welchen Sinn hat überhaupt das übliche Werkeln? Weshalb soll sich der Mensch um irgendetwas bemühen? Nur um dann zum ›Durchschnitt‹ zu gehören? Um eben gerade gut zu sein; um das gleiche zu tun, wie jeder andere? Es ist doch sinnlos, deshalb zu leben! Und selbst wenn ich weiter studiere ..., wer garantiert mir, daß man von mir noch nach 500 Jahren wissen wird? Warum soll ich mich anstrengen? Um dann ein Durchschnittsrechtsanwalt, ein Durchschnittsarzt oder ein Durchschnittskaufmann zu werden?! Ich kann in all diesen Dingen keinen Sinn sehen!‹ Dann hatte Peter auch ganz phantastische Vorstellungen von einem ›großen, perfekten Verbrechen‹, das ihm zu großem Reichtum verhelfen sollte, oder durch das er Rache nehmen wollte an allen Feinden, die ihn wegen seiner Fettleibigkeit gedemütigt hätten...« (Bruch 1960, S. 297).

Gemessen an derartig hohen Ansprüchen lohnt es sich wirklich nicht, auch nur einen Finger krumm zu machen. Niederlagen sind angesichts dieser unrealistischen und unerfüllbaren Wunschvorstellungen genauso unvermeidlich, wie die Angst vor Fehlschlägen und Enttäuschungen. In diesem Dilemma scheinbar ausweglos gefangen sucht der Fettsüchtige Trost im Essen, was eine weitere Gewichtszunahme zur Folge hat. Der Teufelskreis ist geschlossen: Mit zunehmendem Kleinheitsgefühl steigen auch die Größenvorstellungen, und die Kluft zwischen Phantasie und Realität wird immer größer; ein Umstand, dem nur mit weiterer Nahrungsaufnahme begegnet werden kann.

Liebe und Sexualität

Nach den bisherigen Ausführungen ist nicht zu erwarten, daß Liebe und Sexualität für den Fettsüchtigen völlig problemlos sind. Da es ihm schwer fällt, für sich Verantwortung zu übernehmen und sich mit Konflikten auseinanderzusetzen, ist es für ihn wichtig, eine schützende Distanz zwischen sich und den Mitmenschen zu errichten und aufrecht zu erhalten. In Liebes- und sexuellen Beziehungen, wo es gerade darauf ankommt, sich dem anderen zu nähern, wirkt sich diese Distanz besonders nachteilig aus. Andererseits bringt sie dem Fettsüchtigen den Vorteil, nicht mit seinem sexuellen Unvermögen konfrontiert zu sein. Aus den meisten Beobachtungen über fettsüchtige Menschen geht recht einheitlich hervor, daß sie kein gutes Verhältnis zu ihrem Körper und Schwierigkeiten im sexuellen Bereich haben. Besonders auffallend ist, daß zu diesem Thema in der Literatur zwar einiges über Frauen geschrieben wird, wir aber kaum etwas über Männer finden konnten.

Häufig ist zu hören, daß fettsüchtige Frauen sexuell unempfindsam – frigide – sein sollen. Freyberger und Strube meinen sogar, bei allen fettsüchtigen Frauen Frigidität festgestellt zu haben (Freyberger/Strube 1963, S. 643). Stauder stellt bei vielen weiblichen Fettsüchtigen Frigidität fest und gibt dafür folgendes Beispiel: Während der Mann abwesend war, hatten sie oft ein starkes Verlangen nach ihm und entwickelten eine verstärkte Gier nach dem Essen. Als er aber kam, konnten sie sich nicht hingeben. Aus Verzweiflung darüber, daß sie ihrer Frauenrolle nicht gerecht wurden, gerieten sie in Erregungszustände und Schlaflosigkeit oder in Apathie; durch Nahrungsaufnahme versuchten sie, diese Zustände in den Griff zu bekommen (Stauder 1959, S. 645).

Wenn auch die Beobachtungen sicher richtig sind, finden wir doch den Begriff Frigidität an sich problematisch. Im allgemeinen Sprachgebrauch wird Frigidität mit »Gefühlskälte« gleichgesetzt, was aber nur einen einzelnen Punkt beleuchtet, vielfach hat es sogar überhaupt nichts mit Gefühlskälte zu tun. Abgesehen davon, daß die Untersuchungsmethoden, mit denen man Frigidität festzustellen versucht, recht fragwürdig sind, stellen sich auch weitere Probleme: Was ist z. B. sexuelle Befriedigung, wie kann hier ein Maßstab aussehen? Betrachtet man manche Statistiken, so muß man annehmen, daß nahezu alle Frauen (90 Prozent) frigide sind, während andere Untersuchungen nur 30 Prozent ausfindig machten (Kronberg 1976, S. 19ff.). Für den Rahmen dieser Arbeit scheint es uns am günstigsten zu sein, den in vieler Hinsicht negativ vorbelasteten Begriff Frigidität ganz wegzulassen. Eine Wiedergabe von Beobachtungen und die Beschreibung ihrer gefühlsmäßigen Hintergründe wird sicher mehr zum Verständnis des Problems beitragen.

Dicksein als Ausweg aus unerwünschten Konkurrenzgefühlen

Im allgemeinen befinden sich Männer untereinander in Konkurrenz, indem sie versuchen, einen besseren Beruf zu ergreifen als andere, indem sie mehr Geld verdienen wollen, um ihren sozialen Status auch materiell ausdrücken zu können (Auto, Haus, Reisen etc.), und nicht zuletzt konkurrieren sie um Frauen, deren Attraktivität ihre gesellschaftliche Position unterstreichen soll. Verallgemeinernd kann man sagen, daß Frauen wohl wesentlich seltener mit Männern in Konkurrenz treten als untereinander. Sie konkurrieren um Männer, die ihnen erst richtig ermöglichen, ihren sozialen Status zu festigen. Ihre gesellschaftliche Position bemißt sich mehr an dem beruflichen und sozialen Rang des Mannes als an ihren eigenen Fähigkeiten.

Während man von Männern das Konkurrieren erwartet, ist es bei Frauen meist unerwünscht. Da natürlich auch Frauen eine Fülle von Konkurrenzgefühlen in sich tragen, geraten sie in Gegensatz zu den gängigen Normen, was sie mitunter in starke Konflikte bringt. Nach dem Motto, daß nicht sein kann, was nicht sein darf, versuchen sie, diese unerwünschten Empfindungen vor sich und anderen zu verbergen.

Eine Möglichkeit, aus diesem Konkurrenzsystem auszusteigen, scheint z. B. darin zu bestehen, dick zu werden (Orbach 1979,

S. 42); sowohl Männer als auch Frauen können ihre beruflichen Chancen dadurch mindern. Geraten sie außer Konkurrenz, steigt oft ihre Beliebtheit im Kollegenkreis.
Bei den verschiedensten gesellschaftlichen Anlässen, im Theater, auf Geburtstagsfeiern oder auf Parties kann man das gegenseitige Mustern und Abschätzen beobachten: Ein großer, sportlicher Mann erscheint mit seiner aparten, schlanken Begleiterin, beide modisch gekleidet, braungebrannt und sicher im Umgang mit anderen – das Vergleichen beginnt: wie schneide ich ab?

Heinz findet ihn arrogant, aufgeputzt und nur auf Äußerlichkeiten bedacht; er selbst ist zwar dick und unattraktiv, sagt sich aber, daß er dafür »innere Werte« hat. Außerdem mögen ihn ja auch einige Freunde, was jener vielleicht nicht von sich behaupten kann. »Daß ausgerechnet dieser Fatzke so eine interessante Frau hat – na, wahrscheinlich taugt sie nicht viel«. *Petra* »erkennt« auf den ersten Blick, daß die nur auf Männerfang aus ist, sicher hat sie nichts anderes im Kopf, als sich um ihr Aussehen zu kümmern. Sie selbst fühlt sich wegen ihrer Figur unterlegen – wenn sie jetzt in dieser Situation so schlank wäre wie vor einem halben Jahr, dann könnte sie für die Modepuppe eine echte Gefahr sein. Aber ihre Freundinnen würden ihr dann nicht mehr so viel anvertrauen, Jochen würde sie dann auch wieder als Frau wahrnehmen, und Eva würde vor Eifersucht fast platzen. Dann müßte sie auch wieder Männer zurückweisen, was sie beim besten Willen nicht kann – nein, dem will sie sich in der nächsten Zeit nicht aussetzen!

Ein beliebter »Trick«, sich selbst unattraktiv zu fühlen, ist, vor oder während bestimmter angstbesetzter Anlässe (Feiern etc.) sehr viel zu essen. Die Folge ist, daß der Betreffende sich schlecht fühlt und an ein Konkurrieren überhaupt nicht zu denken ist. Er hat seine Konkurrenzgefühle regelrecht betäubt, was ihn entlastet, so daß er sich freier und unbeschwerter fühlen kann. Als ein degradierendes Beispiel für die Konkurrenz unter Frauen können wir noch die Misswahlen anführen (Orbach 1979, S. 71). Hier vergleichen sie sich aufgrund von Äußerlichkeiten und stabilisieren das Konkurrenzdenken, das für beide Geschlechter in Frage gestellt werden muß.

Manche Menschen wirken so, als hätten sie das Rennen um die ersten Plätze längst aufgegeben. Bei differenzierter Betrachtung kann man jedoch feststellen, daß sie keineswegs mit ihrem vielleicht mittelmäßigen Rang zufrieden sind. Wenn sie schon nicht der Größte, der Beste, der Gescheiteste sein können, dann wollen einige eben der Armseligste, der schwierigste Fall, der mit dem kompliziertesten Leiden sein. Immerhin haben sie so eine besondere Stellung, kein Fachmann kann ihnen helfen, da sie ja so geschädigt sind. Solche »Expertenknacker« werden sich unbewußt stark dagegen wehren, gesund, also mittelmäßig zu werden, zu stark denken und fühlen sie in Superlativen. In vielen Krankenhäusern kann man dies beobachten: Patienten konkurrieren darum, auf ihrer Station der schwierigste Fall zu sein.

Kommen wir in diesem Zusammenhang noch einmal konkret auf den Fettsüchtigen zurück: Eine junge, stark übergewichtige Frau berichtete, auf das Konkurrieren angesprochen, daß sie diese Gefühle in sehr starkem Maße bei sich empfindet. Auf einem großen Studentenfest in der Universität verglich sie sich beispielsweise ständig mit anderen dicken Frauen; sie wollte die dickste von allen sein, und wurde ungehalten, wenn ihr jemand diesen Platz streitig zu machen drohte. Ihre innere Logik lautete etwa so: »Ich bin hier die fetteste und originellste Person, ich pfeife am meisten und am konsequentesten auf eure Normen, also bin ich euch überlegen, bin besser als ihr!«

Probleme von Fettsüchtigen, Zweierbeziehungen einzugehen

Viele fettsüchtige Menschen gehen erst gar keine Liebesbeziehung ein, weil sie davor zu große Angst haben. Sowohl für Männer als auch für Frauen kann das Übergewicht die Funktion haben, dem anderen Geschlecht auszuweichen. Typischerweise sind sie nicht in der Lage, anderen Menschen gegenüber Grenzen zu ziehen und sich zu behaupten. Sie haben

große Angst davor, jemanden abzuweisen, weil sie für sich selbst Nachteile befürchten; z. B. nicht von allen geliebt zu werden. Ihr Übergewicht sichert ihnen eine dauernde Distanz zum anderen Geschlecht, ohne daß sie jemanden aktiv zurückweisen müßten. Zudem sind sie ständig davor geschützt, ihre eigenen sexuellen Hemmungen zu spüren. Dieser Weg ist nicht gerade leicht, aber offensichtlich erscheint er vielen einfacher zu sein als eine offene Auseinandersetzung mit anderen Menschen und den eigenen Schwächen.
Viele Fettsüchtige beschreiben, daß sie sich insgesamt recht unsicher fühlen und daß sie dann, wenn sie gerade schlank sind, nicht genau wissen, ob sie auch wirklich als Person gemeint sind, oder nur ihr Körper geliebt wird. Diesem Unsicherheitsfaktor meinen sie unbewußt begegnen zu können, indem sie ihr Äußeres entstellen. Das Fett wirkt nun wie eine Dornenhecke, durch die sich der mögliche Partner durcharbeiten muß. Hat er dies geschafft, so vermittelt es dem »Dornröschen« zumindest kurzfristig ein Gefühl von Sicherheit, das Gefühl, daß die Bemühungen nicht allein dem Körper, sondern der ganzen Persönlichkeit gelten.
Eine der größten Klippen am Anfang einer Liebesbeziehung können für viele fettsüchtige Personen intensivere Zärtlichkeiten sein. Dabei müssen sie nämlich zulassen, daß ihr Gegenüber auch ihren Körper genauer kennenlernt, der bis dahin noch durch günstige Kleidung relativ vorteilhaft erschien. Dies kann als eine extreme Schwächesituation empfunden werden, und sie werden sich dem häufig nur dann aussetzen, wenn sie den Betreffenden vielleicht nie wieder sehen, oder wenn sie sehr viel Vertrauen aufbauen konnten.

Dynamik in Partnerschaft und Ehe

Wenn zwei Menschen eine intensive Liebesbeziehung eingehen, dann kommt es zwangsläufig früher oder später auch zu Konflikten, an denen selten nur einer, sondern meist beide in bestimmter Weise beteiligt sind. Wir möchten einige Beobachtungen aus der alltäglichen Praxis schildern und versuchen, Hintergründe dieses Zusammenspiels transparent zu machen. Übergewichtige spüren, wenn sie mit Hilfe einer Diät gerade mal wieder schlanker geworden sind, oft sehr deutlich, wie sich ihre Chancen beim anderen Geschlecht verbessern. Auf der einen Seite ist das sehr angenehm, auf der anderen Seite kommen damit aber auch Konflikte auf: Der Partner könnte z. B. eifersüchtig werden und verletzt reagieren. Symptomatisch für einen anderen Mechanismus, der ebenfalls Eifersucht aufkommen läßt, ist die Aussage eines jungen Mannes: »Wenn ich merke, daß ich auch für andere Frauen attraktiv bin, dann wird mir deutlicher als zuvor, daß auch meine Freundin für andere attraktiv sein kann; das macht mich eifersüchtig und verunsichert mich. Eigentlich fühle ich mich sicherer, wenn ich dick bin, obwohl das auch viele Unsicherheiten mit sich bringt. An diese habe ich mich aber schon gewöhnt und kann ganz gut damit umgehen.« Manche Menschen bekämpfen ihre Eifersuchtsgefühle, indem sie ihren Partner bewußt oder unbewußt systematisch dick und damit unattraktiv machen. Durch diese »Mastkur« mindern sie seine Chancen in zwischenmenschlicher und beruflicher Hinsicht und schaffen die Basis dafür, ihn stärker an sich zu binden. Ist jemand sehr eifersüchtig, hat er in der Regel ein sehr geringes Selbstwertgefühl und wenig intensive Kontakte zu anderen Menschen. Der Versuch, seinen Partner dick zu machen, ist also darauf gerichtet, eigene Schwäche- und Kleinheitsgefühle auszugleichen. Es gibt unzählige Möglichkeiten, Gründe für sein Unterlegenheitsgefühl zu finden, sei es, daß man sich ungebildet, zu dick, zu unscheinbar oder auch zu alt fühlt. Führen wir uns dies an Beispielen vor Augen:

Sylvia ist eine gut proportionierte und ansehnliche junge Frau, die im beruflichen Bereich unter starken Minderwertigkeitsgefühlen leidet, obwohl sie ihre Ausbildung zum Bankkaufmann gut bewältigt hat und im Beruf Anerkennung findet. Ihrem Mann gegenüber, der eine ebenbürtige Stellung bekleidet, fühlt sie sich nicht nur auf der geistigen Ebene, sondern auch im körperlichen Bereich unterlegen, denn sie hat an sich immer etwas auszusetzen. Im Laufe ihrer Ehe wird sie immer häuslicher, läßt freundschaftliche Beziehungen verebben, entwickelt starke Eifersuchtsgefühle und eine enorme Energie, ihren Mann zu umhegen und zu bekochen. Nimmt er ihrer Meinung nach nicht genug zu sich, nötigt sie ihn, doch ein wenig mehr zu essen, schließlich habe sie sich doch so viel Mühe gegeben – manchmal wird sie auch ein wenig böse. Dabei schätzt sie seine Grenzen sehr genau ein und treibt ihr Spiel nur selten zu weit. Ihr friedfertiger und trotz dieses bitteren Beigeschmackes zufriedener Gatte wird allmählich immer rundlicher, was sie zum Anlaß nimmt, ihn zu kritisieren, ihn klein zu machen. Sylvia erkennt in den Therapiegesprächen, daß sie aufgrund ihrer Kleinheitsgefühle eifersüchtig ist und Angst davor hat, ihren Mann zu verlieren; deshalb versucht sie in ihrer Hilflosigkeit, seinen Wert herabzusetzen, damit sie sich ihm gegenüber gleichwertiger fühlen kann.

In anderen Fällen kann man auch beobachten, daß der dick gewordene Partner nicht kritisiert, sondern im Gegenteil sogar bestätigt wird, was bei ihm zu dem Gefühl führen kann, daß er wirklich eine wahrhaft gute Wahl getroffen hat. Denn welcher Mensch würde schon so zu ihm halten, obwohl er selbst sich doch zum Nachteil entwickelt hat. Auf der Basis dieser scheinbaren Toleranz und des Wohlwollens können dann Abhängigkeitsverhältnisse entstehen, die sehr gravierende Folgen für die Beziehung haben. Offen zutage tretende Mißstimmungen und sinnlose Streitereien oder auch unterschwellige Aggressionen sind einige Beispiele dafür.

Elisabeth ist ca. 60 Jahre alt, recht mobil, scheinbar immer lustig und fidel. Nach der Scheidung von ihrem Mann ging sie eine neue Liebesbeziehung zu einem fünfzehn Jahre jüngeren Mann ein, den sie nach etwa zwei Jahren heiratete. Beide beteuern, wie gut es ihnen gehe und wie glücklich sie miteinander seien. In der Therapie stellt sich heraus, daß nicht nur ihre Kopfschmerzen, wegen deren sie in die Therapie kam, sondern auch ihr inzwischen erhebliches Übergewicht in Zusammenhang mit der neuen Ehe stehen. Elisabeth ist ständig bemüht, ihrem Mann möglichst alles recht zu machen, denn »Erwin ist ein so guter Mann«, den sie um keinen Preis verlieren will. Lieber steckt sie zurück, wenn ihr etwas nicht an ihm gefällt. Obwohl sie eine liebenswerte und patente Frau ist, fühlt sie sich ihrem Mann gegenüber unterlegen. Förmlich unter Qualen gesteht sie in einer Therapiesitzung, daß sie sich Erwin gegenüber zu alt, zu dick und weniger attraktiv empfindet; Erwin sei wesentlich jünger und recht gutaussehend. In Gesprächen mit beiden wird jedoch deutlich, daß sich ihrer beider Stärken und Schwächen die Waage halten, daß sie, soweit das von außen einzuschätzen ist, keinesfalls schlechter abschneidet – doch darauf kommt es im Gefühlsleben ja am wenigsten an, entscheidend ist das subjektive Empfinden. Während der weiteren therapeutischen Zusammenarbeit mit Elisabeth nimmt Erwin immer mehr zu. Es schmeckt ihnen beiden eben so gut, und »was macht das schon, ein Kilo mehr oder weniger, darauf kommt es wirklich nicht an«. Beide begegnen dieser unübersehbaren Tatsache mit etwas unecht wirkender Lockerheit und Unbefangenheit. Erst später kann sich Elisabeth zugestehen, daß sie es doch sehr beruhigend findet, daß bei Erwin »der Lack auch allmählich blättert«; nun fühlt sie sich gleichwertiger und somit sicherer. »Es war gar nicht so leicht, ihn zum Mehressen zu bewegen, weil er an sich kein guter Esser ist«, sagt sie nicht ohne einen gewissen Stolz.

Bei Liebesbeziehungen, in denen beide Partner fettsüchtig sind, ist oft zu beobachten, daß der Status *quo* mit vielfältigen Mitteln aufrecht erhalten wird:

Michaela klagt beispielsweise ständig über ihr Gewicht und will um jeden Preis abnehmen, sie studiert die neuesten Diätformen und ist bestens über den Kaloriengehalt jedes Nahrungsmittels informiert. Für sie ist das Übergewicht ganz offensichtlich ein großes Problem. Ihr Freund *Heinz* beschäftigt sich nicht mit seinem Gewicht, obwohl er viel dicker ist als sie. Er meint, daß ihm weder sein eigener noch ihr Umfang etwas ausmachen würde. Während sie gerade mal wieder eine Diät macht und vor ihrem Magerquark sitzt, ißt er gemütlich all das ihr Verbotene in sich hinein. Michaela mißgönnt ihm jeden Bissen und entwickelt starke Wut- und Ablehnungsgefühle. Nach einigen Tagen gibt sie ihre Diät wieder auf und holt alles nach, was sie in der Zeit der Entbehrung versäumt hat. Beide sind sehr aufeinander bezogen, wissen genau, wann der Partner mit wem zusammen ist. Immer wenn es Michaela gelingt, ein paar Pfund abzunehmen, bekommt Heinz Angst, daß er sie verlieren könnte. So versucht er mit viel Energie, sie von ihrem Vorhaben abzubringen. Er ist eher bereit, mit ihr gemeinsam dicker und dicker zu werden, als zuzusehen, daß sie schlanker wird. Wenn beide gemeinsam dick sind, fühlt er sich mit ihr am sichersten, weil er nun am wenigsten befürchten muß, sie zu

verlieren. Zwar engen sie sich auf diese Weise sehr stark ein, haben sich aber so ein Stück neurotische Sicherheit teuer erkauft.
Indem Heinz immer wieder darauf hinweist, daß er mit dem Gewicht keinerlei Probleme habe, daß er in dieser Hinsicht völlig locker sei und es ihm in seiner Haut ausgesprochen gut gehe, macht er deutlich, daß er stärker, damit besser, also Michaela überlegen sei. Doch diese hat in diesem Machtkampf auch einige Trümpfe in der Hand: sie fühlt sich überlegen, indem sie beteuert, sie würde sich ihre wahren Gefühle zugestehen, und nicht so viel verdrängen wie er. Wenn er also nur so tut, als ob er kein Problem mit dem Essen hätte, sie hingegen viel wahrhaftiger sei als er, dann sei sie ihm folglich auch überlegen, besser als er.

Wir wollen hier gar nicht entscheiden, ob Michaela eine richtige Beobachtung gemacht hat, oder ob sie ihm zu ihrer eigenen Entlastung ein Problem einreden will. Entscheidend ist für uns die Dynamik, in die beide verstrickt sind. Dies wird an der folgenden Szene besonders deutlich:

Heinz sitzt, wie oft, stundenlang vor dem Fernseher, leert eine Packung Nüsse und eine Flasche Bier nach der anderen. Michaela lehnt ihn immer mehr ab, wird aggressiv, traut sich aber nicht, diese Empfindungen offen auszudrücken. Stattdessen ißt sie an solchen Abenden demonstrativ nichts und fühlt sich dabei besonders stark. Doch diese überlegene Stimmung hält nicht lange an; ist Heinz dann irgendwann aus dem Haus, schlingt sie Unmengen in sich hinein und fühlt sich extrem schlecht.

Ein beliebtes Mittel, der Eigenverantwortung auszuweichen, besteht auch darin, dem Partner die Schuld zuzuschieben: »Mein Freund verleitet mich ständig zum Essen«, oder »bisher hatte ich nie ein Problem mit meinem Selbstwertgefühl; seit sie meinen Körper kritisiert, habe ich Komplexe bekommen ...«. In vielen zwischenmenschlichen Beziehungen, insbesondere in Partnerschaften, ist zu beobachten, daß die Beteiligten einen sehr subtilen, kaum merklichen Kampf ausfechten, wobei oft die Figur einer oder beider Personen zum Kampfobjekt wird.

Sven erwähnt beispielsweise, im liebevollsten Ton, aber mit ablehnenden Gefühlen, daß *Monika* wohl nicht mehr in dieses oder jenes

Kleidungsstück passen würde. Sie fühlt sich dadurch nicht akzeptiert und wettert zurück, daß er immer etwas an ihr auszusetzen habe, woraufhin er sich völlig mißverstanden gibt. Er habe ja nur ganz einfach – mit bester Laune – mal nachgefragt, und es sei auch absolut keine Spitze darin gewesen, das wisse er genau.
Das Gefühl, nicht so wie sie ist, also auch mit ihren Schwächen, akzeptiert zu sein, löst in Monika Trotz und Kampfgefühle aus. »Wenn ich seinen Wünschen nachkommen und schlanker werden würde, dann hätte er einen Triumph und hätte gewonnen. Diese Genugtuung will ich ihm nicht gönnen; und wenn ich noch so sehr unter meinem Gewicht leiden muß, den Gefallen tue ich ihm nicht! Erst muß mir Sven beweisen, daß er mich so mag, wie ich bin.« Diese kämpferische Haltung weist darauf hin, daß sich Monika im Grunde genommen sehr von seiner Anerkennung abhängig fühlt, und daß sie aus einem gewissen Ohnmachtsgefühl heraus rebelliert.
Manchmal provoziert sie seine Kritik regelrecht, indem sie z. B. vor dem Spiegel steht und sich selbst in Frage stellt: »Findest Du nicht auch, daß ich wieder zugenommen habe? Ich bekomme die Hose kaum zu – oder sollte sie vielleicht eingelaufen sein?« Sven ist manchmal über längere Zeit ganz zufrieden mit sich und Monika, so daß er überhaupt nicht kritisch auf ihre Figur achtet; wenn sie aber so fragt, stimmt er ihrer Selbstkritik immer zu. Natürlich selten ganz direkt, weil er nur zu gut weiß, welche Folgen das haben kann. Wenn er sagt, daß sie es ja mal wieder mit ein paar Tagen Diät versuchen könnte, oder daß sie damals auf der Spanienreise schon attraktiver aussah, dann ist das für Monika gleichbedeutend mit: »Ja, Du bist zu fett!« Das »Programm« läuft weiter ab; an sich hätte sie hören wollen, daß er nichts bemerkt, und daß sie, so wie sie ist, richtig ist.

In den Therapiegesprächen konnte dann erarbeitet werden, daß sie es eigentlich gar nicht so gut ertragen kann, wenn mal keine Spannungen in der Beziehung sind, und daß sie mit ihrer Selbstkritik ein sicheres Mittel in den Händen hat, jederzeit Distanz zwischen ihnen zu schaffen, wofür sie dann auch immer Sven die Schuld zuschieben kann; denn sie wollte schließlich nur ein wenig Bestätigung von ihm haben. Im Anschluß an derartige Situationen kommt bei Monika auch die Angst stärker auf, daß sie ihn verlieren könnte, sie fühlt sich zerrissen: Auf der einen Seite will sie ihm nicht den Triumph gönnen, daß sie seinetwegen schlanker wird, auf der anderen Seite hat sie Angst, daß er sich eine schlankere Frau suchen könnte. So

versagt sie es sich zeitweilig doch, in starkem Maße zu essen – je größer die Versagungen sind, um so stärker wächst auch die Gier nach dem Essen an. Monika ist also oft in einem für sie fast unlösbaren Konflikt gefangen.
Bei Sven konnten wir herausarbeiten, daß seine Sichtweise Monika gegenüber sehr stark von seinem eigenen Wohlbefinden abhängig ist. Fühlt er sich ausgeglichen, dann kommt er gar nicht auf die Idee, Monika zu kritisieren. Er nimmt sie gesamthaft wahr und kann ihre vielen liebenswerten Seiten sehen. Wenn er sich aber schlecht fühlt, d. h. meistens, wenn er Probleme mit seiner Arbeit hat, dann nörgelt er an ihr herum und achtet einseitig nur noch auf ihre Mängel, die er dann wie mit einem Vergrößerungsglas wahrnimmt. So versucht er unbewußt, sein lädiertes Selbstwertgefühl auf Kosten von Monika aufzubauen.

Distanzmanöver in der Sexualität

Die Dynamik, die wir allgemein in Partnerschaften beobachten können, wirkt natürlich auch in den sexuellen Bereich hinein. Beispielsweise kann das zuvor skizzierte Distanzmanöver Monikas auch dazu dienen, einer sexuellen Annäherung aus dem Weg zu gehen. Das Spektrum der distanzschaffenden Mechanismen ist sehr groß, wir wollen hier nur einige aufführen.
Die meisten Menschen mit Eßstörungen beschreiben, daß sie Hungergefühle mit Schlanksein, mit sich leicht und beweglich fühlen gleichsetzen. Wenn sie satt sind, fühlen sie sich dicker und unschöner. Ganz schlecht geht es ihnen aber, wenn sie zu viel gegessen haben. Auf dieser Grundlage kann die Nahrungsaufnahme ein hervorragendes Mittel sein, einer sexuellen Begegnung auszuweichen. »Wenn ich satt bin, fühle ich mich zu dick, dann finde ich mich unattraktiv und will mich nicht nackt zeigen – an sich kann ich nur mit jemandem schlafen, wenn ich

Hunger habe. Wenn ich aber Hunger habe, dann habe ich – oder zumindest befürchte ich – auch Mundgeruch und kann deshalb keine Nähe aufkommen lassen. Wenn ich es dann doch mal versuche, vermeide ich, nackt herumzulaufen und versuche ganz schnell ins Bett zu kommen, um mich auf den Rücken zu legen, damit der Bauch flach ist, er meinen Hintern nicht sieht und mein Busen nicht so groß aussieht. Am liebsten verkrieche ich mich aber unter die Bettdecke.«

Fettsüchtige Menschen, besonders Frauen, konzentrieren sich auf ihre Wirkung anderen Menschen gegenüber; sie betrachten und überprüfen sich selbst ständig. So achten sie darauf, daß sie die richtige Pose inne haben – richtig heißt hier, möglichst vorteilhaft, z. B. daß der Bauch keine Falten bildet. Dadurch, daß sie so stark mit ihrer Wirkung auf ihr Gegenüber beschäftigt sind, können sie sich nicht richtig auf die Sexualität einlassen und sind nicht imstande, selbstvergessen in der Situation aufzugehen. In diesem Phänomen steckt aber auch ein gewisses Maß an Egozentrik, denn viele Fettsüchtige sehen sich und die Welt so, als ob die anderen nichts Besseres zu tun hätten, als ständig auf ihre Figur zu achten. Durch eine derartige Betrachtungsweise schaffen sie sich selbst eine große Bedeutung, die sie im täglichen Leben nicht haben. Dadurch sind sie immer im Mittelpunkt ihres eigenen Erlebens und mutmaßen, daß sie diese Stellung auch im Leben der anderen haben.

Zu leicht ist man bereit anzunehmen, daß die sexuellen Hemmungen der Fettsüchtigen allein auf ihre Körpermaße und die damit verbundenen Probleme zurückzuführen sind. Man müßte jedoch eher umgekehrt fragen, ob das Übergewicht nicht Ausdruck von sehr tiefgreifenden und vielschichtigen Hemmfaktoren ist. In vielen Therapiegesprächen fiel uns auf, daß fettsüchtige Menschen mitunter sehr gut über ihr Symptom sprechen können, aber vergleichsweise große Schwierigkeiten haben, differenziert über ihre sexuellen Empfindungen zu reden. »Wenn das Fett also als Ausdrucksform für das ›nein‹ zur Sexualität diente, dann müssen wir lernen, unseren Mund zum Sprechen zu benutzen, um das ›nein‹ geltend zu machen und nicht mehr hoffen, daß die Welt wie durch ein Wunder begreift, daß das Essen, das wir gerade in den Mund schieben, ein Versuch war, ›nein‹ zu sagen. Unser Mund hat zwei wichtige Funktionen – wir können damit sprechen und essen. Manchmal machen Eßsüchtige sich Sorgen, ob ihr Mund diese erste Funktion verlernt hat« (Orbach 1979, S. 67f.). Das Übergewicht ist eine verschlüsselte Botschaft, die von den wenigsten Menschen verstanden wird. Bemerkenswert ist, wie wenig fettsüchtige Menschen in der Lage sind, auf direktem Weg auszudrücken, was sie wollen oder nicht wollen. Verfolgen wir diese Beobachtung auch im nächsten Abschnitt weiter.

Die Gemeinschaft

Das Verhalten des Fettsüchtigen ist auch im Umgang mit anderen Menschen dadurch gekennzeichnet, daß er seine eigenen Bedürfnisse nicht oder nur zu wenig wahrnimmt, und daß er meist außerstande ist, die registrierten Empfindungen in Verhalten umzusetzen. Natürlich hat es jeder Mensch schon erlebt, daß er manche Gefühle nicht wahrnehmen kann, und daß es ihm mitunter schwerfällt, sich sein Recht zu erobern. Jedoch bei Fettsüchtigen handelt es sich um eine Charakterhaltung, einen speziellen Stil, ihr Leben zu bewältigen.
In der Therapie des stark übergewichtigen Theologiestudenten *Christian* wird deutlich, daß er sich in bezug zu anderen Menschen stark unterzieht, d. h. die Wünsche und Meinungen der anderen haben seinen eigenen gegenüber Vorrang. Wenn er seine Bedürfnisse überhaupt wahrnimmt, dann meist zu spät, wenn er nämlich den Kühlschrank restlos geplündert hat und niedergeschlagen mit Schuldgefühlen in seinem Bett liegt.

Bei einem Kneipenbesuch lernte er einen jungen Mann kennen, der in einigen Tagen sein Zimmer in einer Wohngemeinschaft räumen muß und noch kein neues Quartier hat, obwohl er schon seit fast drei

Monaten gekündigt war. Auf die Frage, ob Christian ihn, den in Not geratenen, nicht für eine Übergangszeit bei sich wohnen lassen könne, ließ er sich »breitschlagen« und nahm Bernd schon am nächsten Tag auf, obwohl er gerade zu dieser Zeit im Studium stark gefordert war. Da Christian nur eine relativ kleine 2-Zimmerwohnung hatte, die seinen Bedürfnissen entsprechend eingerichtet war, konnten Konflikte nicht ausbleiben. Beide räumten die Wohnung so um, daß jeder ein Zimmer für sich hatte, was für Christian eine große Einschränkung bedeutete. Bernd fühlte sich bald ganz heimisch, er genoß es, daß meist genug zu essen da war, und Christians Toleranz ließ auch nichts zu wünschen übrig. Christian war außerstande, auch nur die geringsten Bedingungen für ihr Zusammenleben zu stellen und seine Vorstellungen zu formulieren. Er wollte schließlich nicht als kleinlich gelten. Natürlich wollte er nicht wie ein Marktweib streiten – nein, dazu kommt er aus einer zu feinen Familie, in der jede Auseinandersetzung verpönt war: Wie stolz waren doch seine Eltern gewesen, daß er so ein artiges und unauffälliges Kind war. Nie gab er ihnen Anlaß zum Ärger, selbst die berüchtigte Trotzphase entfiel bei ihm, was sie ihren besonderen erzieherischen Fähigkeiten zugute hielten.

Mit dieser Vorgeschichte kommt Christian in die Therapie, in der zunächst seine beklemmende Wohnsituation im Mittelpunkt der Gespräche steht. Inzwischen dauerte die Übergangszeit, für die er Bernd aufgenommen hatte, schon etwa zwei Monate, und es verging kaum ein Tag, der nicht Anlaß zum Ärger gab. Bernd beteiligte sich wenig an den häuslichen Aufgaben und nutzte Christians Gutmütigkeit aus. Mit Unterstützung des Therapeuten hatte Christian, unter großen Mühen, vereinbart, daß jeder sein Zimmer selbst heizen, und daß Bernd auch seine eigenen Nahrungsmittel einkaufen sollte, was Christian das Etikett »Kleinkrämer« einbrachte. Dadurch, daß er so wenig Widerstand bot, wurde sein Gast immer dreister: selbst die folgenden Ereignisse lösten keine Wut in ihm aus, sondern trieben ihn wie immer zum übermäßigen Essen. Bernd hielt sich erwartungsgemäß nur teilweise an die Abmachungen, er heizte z. B. sein Zimmer selten und benutzte stattdessen häufig Christians Raum. War dort kein Aschenbecher griffbereit, dann streute er die Asche einfach auf den Boden. Erst nach vielen Therapiegesprächen wurde Christian empört über Bernds Verhalten, und er wagte eine Auseinandersetzung, in der er ihm ein Ultimatum für seinen Auszug stellte.

In den wenigen kurzen Liebesbeziehungen, die er bis zu seinem 28. Lebensjahr hatte, domininierten die Frauen. Seine letzte Beziehung war dadurch gekennzeichnet, daß seine Freundin bestimmte, wie oft sie sich trafen, und daß er in der Regel zu ihr nach Hause kam, weil ihr der Weg zu ihm zu weit war. Er ging auf alle Bedingungen ein, weil er

froh darüber war, daß sich überhaupt eine Frau für ihn interessierte. Auf der Grundlage dieses Gefühls war es für ihn natürlich fast unmöglich, Ansprüche zu stellen und mitzugestalten.
Auch in seinem kleinen Freundeskreis war er dafür bekannt, besonders nachgiebig zu sein. Einerseits nutzten seine Freunde dies aus, weil sie genau wußten, daß er nicht »Nein« sagen konnte, andererseits nahmen sie ihn nicht so ganz ernst, weil er eben keine eigene Meinung vertrat. Christian ging auf seine eigenen Kosten den Weg des geringsten Widerstandes. Zum Ausgleich für diese Leiden hatte er eine Religion, die ihm für irdische Leiden ein besonders schönes Leben im Jenseits prophezeite: das Christentum.

Wir finden mehr oder weniger bei allen Fettsüchtigen das Problem, sich anderen gegenüber durchzusetzen und abzugrenzen. Was ist darunter genauer zu verstehen? Der Idealfall könnte etwa so aussehen: Ich nehme meine Gefühle genau wahr, verdränge sie also nicht und handle entsprechend diesen Empfindungen, unabhängig davon, ob dies den anderen gefällt. Mich abzugrenzen würde bedeuten, daß ich eine Persönlichkeitsgrenze ziehe – bis hier lasse ich den anderen und gegen meinen Willen keinen Schritt weiter. Will er mir doch zu nahe treten, dann werde ich bereit sein, mich dagegen zu wehren, werde durchsetzen, daß er meine Grenzen und somit mich selbst respektiert. Das setzt natürlich ein gewisses Selbstwertgefühl und Selbstbewußtsein voraus, woran es gerade dem Fettsüchtigen mangelt.
Wir haben bereits beschrieben, daß das Übergewicht unter anderem dazu dienen kann, das andere Geschlecht auf Abstand zu halten. Insbesondere hübsche, schlanke Frauen werden von den Männern stark umworben. Hätten fettsüchtige Frauen ihre Schutzschicht nicht, müßten sie sich ständig wehren, hätten zu entscheiden, mit wem sie sich wie weit einlassen wollen, mit wem sie reden, schmusen oder schlafen wollen. Das setzt viel Kraft und Selbstbestimmung voraus, denn nicht alle Männer werden sich gleich abwimmeln lassen, sondern hartnäckig bleiben. Andere Männer signalisieren: enttäusche mich nicht, denn das kann ich nicht verkraften. Abgrenzen beinhaltet also auch, daß man unter Umständen

jemandem wehtut oder ihn sogar verletzt. Überall beliebt zu sein und ein selbstbestimmtes Leben zu führen, schließen sich demzufolge gegenseitig aus.

Gehen wir Christians Erlebnissen noch einmal kurz nach und versuchen wir zu entwerfen, wie sich ein selbstbewußter, durchsetzungsfähiger Mensch verhalten würde. Seine erste Frage an Bernd wäre sicher gewesen, warum er denn noch keine neue Unterkunft hätte, wo doch fast drei Monate seit der Kündigung verstrichen sind. Er hätte sich überhaupt erst einmal ein genaueres Bild von seinem Gegenüber gemacht, wobei er eventuell schon auf Bernds parasitäre Züge gestoßen wäre. Dann hätte er seine eigene Wohnsituation realistischer eingeschätzt und auch berücksichtigt, daß er gerade größere Belastungen im Studium hat und sich zu einem derartigen Unternehmen nicht imstande fühlt. Wenn er Bernd aber doch aufgenommen hätte, dann sicher nicht ohne klare Absprachen bezüglich Dauer und Form des Aufenthaltes. Auch würden ihn bestimmt keine Schuldgefühle plagen, wenn er seinem Gast einen Wunsch abschlagen würde. Das alles setzt voraus, daß unsere Alternativperson fühlt, daß sie ein Recht darauf hat, etwas für sich selbst zu beanspruchen. Andere Menschen oder deren Wünsche dürfen Christian dann nicht wichtiger sein als er selbst und seine Bedürfnisse.

Sowohl Männern als auch Frauen fällt es schwer, ihre Gefühle wahrzunehmen und danach zu leben. Beide Geschlechter müssen lernen, sich angemessen zu vertreten und abzugrenzen. Aufgrund der traditionellen Frauenrolle haben insbesondere Frauen gelernt, wenig auf sich selbst zu achten und stattdessen für andere Menschen aufzugehen. Sie werden auch heute noch dazu erzogen, sich um andere zu kümmern, ihren Lebensinhalt in der Familie zu sehen, für die sie sich selbstverständlich aufopfern müssen. Sogar harmlose Versuche, sich selbst ernstzunehmen, können Schuldgefühle auslösen und bringen ihnen oft Kritik von ihrer Umgebung ein. Fettsüchtige Frauen, insbesondere Mütter, sind meist in der gebenden Rolle; damit sie dieser Aufgabe gewachsen sein können, wollen sie stark

sein. Das Essen vermittelt ihnen zumindest die Illusion, gestärkt und somit gut gerüstet zu sein (Orbach 1979, S. 20). Für manche Frauen, aber auch für Männer, trifft zu, daß das Vielessen ein Versuch sein kann, sich einen schönen Ausgleich für die täglichen Belastungen und Anforderungen zu schaffen. Andere haben kein Gefühl für sich selbst, was sie durch eine erhöhte Nahrungsaufnehme auszugleichen versuchen. Ist ihr Magen dann so richtig voll, so daß sie sich kaum noch rühren können, dann spüren sie sich. Anstatt Ärger, Wut oder Enttäuschung genau zu registrieren, sich damit auseinanderzusetzen und eventuell zu handeln, verschlingen sie eine Speise nach der anderen, schlucken ihren Ärger hinunter oder betäuben ihre Enttäuschungs- und Ohnmachtsgefühle.
Übergewichtige Personen sind ständig damit konfrontiert, daß sich andere in ihre Angelegenheiten einmischen. Es gibt wenige Schlanke, die sich nicht berufen fühlen, die Figur und das Eßverhalten von Dicken zu kommentieren: »Du hast aber wieder zugenommen – In dich paßt ja heute wieder ganz schön was rein – Dir biete ich erst gar keinen Kuchen an, weil du ja immer Probleme damit hast – Übrigens, ich habe in der ›Brigitte‹ über eine neue Diät gelesen, die ›todsicher‹ ist, damit solltest du dich unbedingt beschäftigen – Sag mal, ist das nicht auch gesundheitsschädlich, so dick zu sein?« Erstaunlich ist dabei, wie plump manche Menschen sein können.
Die Psychosomatik lehrt uns, daß sich seelische Schwierigkeiten in unterschiedlichster Form körperlich äußern können. Somit können beispielsweise Durchfall, Verstopfung, Kopfschmerzen oder Magengeschwüre mit der Gewichtsproblematik verglichen werden. Bei Kopfschmerzen oder Magengeschwüren, also bei »anerkannten« Beschwerden, sind die meisten Menschen schon etwas zurückhaltender mit ihren Kommentaren, aber es ist kaum vorstellbar, daß Durchfall oder Verstopfung genauso oft Gegenstand des Gespräches sein könnte wie das Übergewicht. Ebensowenig wie jemand sein Symptom Kopfschmerz einfach aufgeben kann, ist es dem Fettsüchtigen möglich, einfach weniger zu essen. Außenste-

hende können sich gar nicht vorstellen, wie verletzend es ist, immer wieder auf seine Schwächen angesprochen zu werden, und wie demütigend es sein kann, daß sich andere ständig das Recht nehmen, über sie zu urteilen.

Allerdings wäre es zu einfach, die Ursache allein in dem mangelnden Feingefühl der Mitmenschen zu suchen. Es fällt auf, daß fettsüchtige Menschen signalisieren, daß sie es sich auch gefallen lassen. Natürlich geschieht das nicht in direkter Form, es drückt sich vielmehr in ihrer gesamten Haltung aus. Würden sie sich gegen Angriffe und Eingriffe in ihre Persönlichkeit wehren, dann würde die Umgebung sehr schnell merken, was sie zu unterlassen hat. Doch eben gerade das fällt ihnen so schwer; anstatt sich zur Wehr zu setzen, fördern sie mit ihrer Passivität Übergriffe auf ihre Person.

Im täglichen Leben von Fettsüchtigen gibt es nahezu ständig Situationen, in denen sie sich in ihren Wünschen, Gefühlen und Bedürfnissen anderen unterordnen, ohne daß sie es merken; was sie wahrnehmen, ist lediglich wütender Hunger.

Die eigentliche Wut, die Motor sein könnte, sich zu behaupten, nehmen sie meist gar nicht wahr. Spricht man mit ihnen über Aggressionen, dann wird ganz deutlich, wie groß ihre Angst davor ist, zu zeigen, daß sie manchmal empört und aggressiv sind. Eine Therapie, die fettsüchtige Menschen lediglich dazu befähigt, daß sie ihre angestauten Aggressionen ausagieren, greift aber dennoch zu kurz, weil sie nicht berücksichtigt, daß sich Wutgefühle entwickeln. Verfolgt man Aggressionen zurück, dann ist festzustellen, daß es meist nicht eine einzige Begebenheit, eine Bemerkung ist, die Unmut erzeugt, sondern daß in dem Wutgefühl nur die Spitze des Eisberges zu erkennen ist. Darunter verbergen sich eine ganze Reihe von negativen Erlebnissen, bei denen jedesmal nicht angemessen reagiert wurde. Irgendwann ist das Maß dann voll und die Wut groß. Das Therapieziel muß also darin bestehen, daß die Betroffenen lernen, ihre Empfindungen rechtzeitig wahrzunehmen und möglichst unmittelbar zu handeln, damit sich gar nicht erst so viel Ärger ansammelt.

Was die Einmischungen und Verletzungen durch andere anbelangt, so sind die verschiedensten gesellschaftlichen Anlässe, wie Betriebs- und Familienfeiern oder Festtage, besonders heikel. Obwohl viele etwas an der Fülle Fettsüchtiger auszusetzen haben, unterstützen sie deren Versuche kaum, sich beim Schlemmen zurückzuhalten. Im Gegenteil, wenn es um ihre Kochkünste geht, wollen sie gelobt werden, was damit verbunden sein kann, den anderen zum Essen zu zwingen; oder sie empfinden die konsequente Zurückhaltung sogar als Herausforderung. Das kann dann eintreten, wenn jemand z. B. beim Versuch, sich das Rauchen abzugewöhnen, mit seiner eigenen Inkonsequenz und Sucht konfrontiert ist. Würde der fettsüchtige Freund nicht so viel essen, dann wäre dieser ja besser als er selbst, und wer kann das schon ertragen? Besonders erfinderisch sind die Leute in ihren Argumentationen übrigens nicht, man hört immer dasselbe: »Aber warum mußt du deine Diät denn so zwanghaft durchführen? Ausgerechnet heute mußt du doch nicht so aufpassen, gerade wo wir so gemütlich beieinander sitzen – ab morgen kannst du ja wieder weniger essen – ein bißchen mehr oder weniger, was macht das heute schon? Wie kann man nur so eine komische Einstellung zum Essen haben? Heute willst du hier die Starke sein, und morgen schiebst du ja doch wieder ein!«
Schildern wir zur Ergänzung noch ein trautes Familienfest.

Michael kommt mit *Elke* zu einer Geburtstagsfeier seiner Eltern. Eine typische Situation: Alle Gäste schlagen sich unter Lobeshymnen auf die Hausfrau den Bauch voll. Die Schwiegertochter Elke, ehemals stark übergewichtig, will keine Unmengen in sich hineinstopfen, sondern nur ein Stück Kuchen ohne Sahne essen. Als sie noch sehr dick war, hatten sie alle gehänselt und gesagt, daß sie sich doch ganz einfach ein bißchen zusammennehmen und beherrschen solle, das könne doch nicht so schwer sein. Inzwischen ist Elke längst nicht mehr fett, sondern hat eine sehr ansehnliche Figur. Früher war es nicht richtig, daß sie dick war, nun ist es falsch, daß sie nicht mehr so viel wie früher ißt. Es geht also gar nicht wirklich um das Gewicht, sondern darum, einen Grund zu haben, Elke zu kritisieren, um sich selbst überlegen zu fühlen. Elke war der Schwiegermutter schon immer ein

Dorn im Auge gewesen, weil sie ihr das einzige Kind aus dem Haus geholt hatte. Dadurch, daß Elke inzwischen schlanker als sie geworden ist, wird sie somit immer mehr zu einer Konkurrentin. Was ist naheliegender, als auf subtile Weise zu versuchen, Elke wieder ein wenig dicker und somit ungefährlicher zu machen. So setzt sie Elke unter Druck, indem sie die anderen Gäste, die gute Esser sind, überschwenglich lobt. Womit sie ausdrücken will: »Elke, du solltest dir ein Beispiel an denen nehmen, an dir kann man keine Freude haben, so bist du nicht akzeptiert.« Michaels Mutter fühlt sich natürlich völlig im Recht – offensichtlich mißachtet Elke bestimmte ungeschriebene gesellschaftliche Regeln, indem sie die Gastfreundschaft nicht genügend honoriert und sich den Wünschen der Gastgeberin widersetzt, die doch nur ihr Bestes gibt. Die Schwiegermutter bevormundet jedoch nicht nur Elke, sondern auch die anderen Gäste, drängt ihnen Essen und Trinken auf und hindert sie am Nachhausegehen. Sie gibt erst Ruhe, wenn sie es geschafft hat, ihrem Besuch noch ein Stück Kuchen aufzuzwingen, und ohne die »Zugabe« von einem Stündchen entläßt sie praktisch niemanden aus ihren Fängen. Ist es verwunderlich, daß sich auch bei Michael Eßstörungen entwickelten?

Zu den zentralen Problemen Fettsüchtiger gehört also die Unfähigkeit, ein selbstbestimmtes Leben zu führen, sich unabhängiger von den Beurteilungen der anderen zu machen, sich abzugrenzen bzw. durchzusetzen und Verantwortung für sich zu übernehmen.

Abgesehen von den Schwierigkeiten im Umgang mit anderen Personen wirkt sich dieser Mangel auch gravierend aus, wenn sie mit sich alleine sind. Oft können sie dann nichts mit sich anfangen, langweilen sich und bekommen eine starke Gier nach Essen, mit dem sie die Leere ausfüllen wollen. Um das nachvollziehen zu können, muß man nicht fettsüchtig sein. Auf Fahrten in Bahn oder Bus zeugt beispielsweise der Umfang des Reiseproviants bei vielen Menschen davon, daß Essen ein weitverbreitetes Mittel ist, Langeweile zu überbrücken. Auch an Festtagen wie Weihnachten und Ostern ist dies zu beobachten – in vielen Familien steht dann das Essen absolut im Mittelpunkt des Geschehens. Erst werden enorme Anstrengungen unternommen, alle Zutaten zu beschaffen, dann die Speisen aufwendig zubereitet und verzehrt. Die Zeit zwischen

den Mahlzeiten wird ausgefüllt durch Abwaschen und Verarbeitung der Reste sowie durch Zubereitung des nächsten Essens.
Auch Einsamkeitsgefühlen können Fettsüchtige schlecht aktiv begegnen. Anstatt sich z. B. an andere Menschen zu wenden, um ihre Wünsche nach Geborgenheit und Zärtlichkeit zu erfüllen, entwickeln sie starke Hungergefühle und werden dadurch zum Essen getrieben; doch so viel sie auch zu sich nehmen, dieser »Hunger« geht davon nicht weg, weil ja nicht Nahrung fehlt, sondern mitmenschliche Nähe oder Liebe und Zärtlichkeit.

Weshalb wird jemand ausgerechnet fettsüchtig?

In der psychologischen Forschung taucht immer wieder die Frage auf, warum jemand gerade eine bestimmte und keine andere Neurose ausbildet. Jede Neurose, jedes psychosomatische Symptom, entsteht nicht im »luftleeren Raum«, sondern auf dem Hintergrund einer bestimmten Kultur. Die Fettsucht ist überwiegend in Überflußgesellschaften anzutreffen, in denen dann auch meist übertriebene Schlankheitsideale herrschen. Diese Beobachtung bringt manche Personen dann zu der Klage: »Die Gesellschaft hat mich krank gemacht, sie ist an meinem Dicksein schuld!« Da jedoch nicht jeder fett wird, stellt sich die Frage, wie jemand in einer Gesellschaft, in der es möglich ist, fettsüchtig zu werden, auch wirklich dieses Symptom entwickelt. Es geht jetzt also nicht um die Frage, ob jemand überhaupt neurotisch wird, sondern darum, wie es gerade zur Ausbildung der Fettsucht kommt.
Eine der einfachsten Formen, zu seinem speziellen Symptom zu kommen wäre, es sich von den Eltern oder Erziehern abzusehen. Man kann oft beobachten, daß Familien bestimmte Neurosentraditionen haben, die oftmals zu der Meinung führen, es handele sich hier um Vererbung. Kinder überneh-

men gewissermaßen die Strategie zur Lösung von Problemen von den Eltern. Eine derartige »Problemlösungsstrategie« wäre z. B. Spannungen, Anforderungen und Konflikte durch Essen erträglicher zu machen.

Ein kleiner Junge hatte beispielsweise einen Abszeß am Auge, der sehr unangenehm und schmerzhaft war. Jeden Tag mußte er zum Arzt, wo täglich neu entschieden wurde, ob geschnitten wird oder nicht. Er hatte davor große Angst und bekam vor jeder Konsultation als Trostpflaster Süßigkeiten von seiner Mutter, die eigenen Schwierigkeiten in gleicher Weise begegnete. Als er eines Tages aus Angst absolut nicht zum Arzt gehen wollte, erhielt er eine besonders große Ration Schokolade, obwohl die Familie damals in finanziellen Schwierigkeiten steckte und Naschereien zu den Raritäten zählten. Auch wenn er oder seine Geschwister krank waren, bekamen sie zum Trost irgendwelche beliebten Nahrungsmittel. Der Junge fand bald heraus, über Schwierigkeiten zu klagen, um in den Genuß eines Trostpflasters zu kommen, was auch meist gelang, weil die Mutter nicht stark genug war, sich dagegen abzugrenzen. Noch heute hat der inzwischen fettsüchtige junge Mann in belastenden Situationen ständig den Impuls zu essen.

Bei allen Familien, aus denen fettsüchtige Menschen hervorgegangen sind, ist eine Gemeinsamkeit zu beobachten: in irgendeiner Form hat die Nahrungsaufnahme eine *besondere Wertigkeit.* Sei es, daß im Übermaß gegessen wird, daß damit Belohnungen oder Strafen ausgedrückt werden, daß es als Trostpflaster fungiert oder daß einem übertriebenen Schlankheitsideal nachgejagt wird. Nahrungsmittel sind in unserer Kultur auch nahezu überall vorhanden und somit als Suchtmittel leicht verfügbar. Man kann praktisch überall problemlos und schnell Befriedigung erlangen. Hinzu kommt, daß es sich um ein gesellschaftlich anerkanntes Mittel handelt, das relativ wenig Aufsehen erregt. Essen könnte also auch als das Suchtmittel der Braven angesehen werden.

In dem vorangegangenen Beispiel wurde das Essen als »Droge« eingesetzt, um Spannungen zu reduzieren; es kann in anderen Familien auch dazu dienen, sich wohl zu fühlen. Mitunter ist zu beobachten, daß Essen für manche Menschen das einzige Mittel ist, mit dem sie sich etwas Gutes antun können. An sich unfähig zu genießen und in Ermangelung weiterer Befriedigungsformen greifen sie ständig aufs Essen zurück.

In einem anderen Fall durfte ein Mädchen nie selbständig an Kühlschrank oder Speisekammer gehen. Es mußte sich streng an die von den Eltern vorgegebenen Essenszeiten halten; Zwischenmahlzeiten waren nicht erlaubt. Man hört Wolf Biermann sprechen: »Was verboten ist, das macht uns gerade scharf«. – Das schwer erreichbare Essen übte eine enorme Anziehungskraft aus; was zu Hause nicht zu bekommen war, schnorrte es sich bei Freunden und Bekannten zusammen. Dieses starke Verlangen nach Essen hielt sich auch im Erwachsenenalter, nach dem Auszug aus dem Elternhaus. Dadurch, daß die Nahrung jetzt frei verfügbar und die einschränkende Mutter nicht mehr anwesend war, konnte die junge Frau ihrem Bedürfnis zunächst schrankenlos nachgehen, bis sie in den Eßgelüste-Diät-Teufelskreis geriet.

Denken wir auch nochmals an Verhaltensweisen der überfürsorglichen Mutter, die in vielfältiger Form Bedürfnisse ihres Kindes übergeht. Ob dieses ihre Nähe möchte oder spielen will, ob ihm zu warm oder zu kalt ist, jede Unlustäußerung wird von der Mutter einseitig beantwortet, indem sie ihrem Kind Nahrung verabreicht. So kann das Kind nicht lernen, seine Bedürfnisse angemessen zu befriedigen, weil es diese weder differenziert wahrnehmen kann, noch über ein angemessenes Spektrum an Befriedigungsmöglichkeiten verfügt. Ihm kommt immer nur der einfachste Weg, das Essen, in den Sinn; ein Muster, an dem auch gern festgehalten wird, weil zumindest eine kurzzeitige Befriedigung schnell und unkompliziert zu erreichen ist.
Manche Familien haben kaum Gemeinsamkeiten. Sie kommen praktisch nur zu den Mahlzeiten zusammen. Weil andere Werte fehlen, bekommt das Essen eine besondere Bedeutung. Oft gehen Mütter in ihren Kochkünsten regelrecht auf und wollen entsprechend anerkannt sein. Während sich widerspenstige Kinder eher verweigern werden, können brave und Ich-schwa-

che dazu neigen, als Beweis ihrer »Hochachtung« besonders viel zu essen.
Doch muß die Nahrungsaufnahme nicht unbedingt unmittelbar im Zentrum des familiären Interesses gestanden haben. Erinnern wir uns nur an die Eltern, die besonderen Wert auf eine makellose, schlanke Figur bei sich und anderen legen. Derartige Eltern können extremes Interesse am »richtigen« Gedeihen ihrer Kinder entwickeln, womit sie eine vorzügliche Angriffsfläche für die trotzige Gegenwehr des Kindes bieten.
Der Begriff »Neurosenwahl« ist recht konfliktgeladen. Man könnte einwenden, daß doch niemand seine Neurose wählen kann, sondern daß er gezwungen ist, einen derartig unglücklichen Weg einzuschlagen. Tatsächlich handelt es sich hier um einen schwierigen Sachverhalt. Manche Menschen sagen, daß der Begriff »Wahl« eigentlich nur dann zutreffend ist, wenn jemand völlige Entscheidungsfreiheit hat. Dies ist sicher nicht der Fall. Wir wollen deutlich machen, daß man *nicht* einfach das *Produkt* von bestimmten Bedingungen ist, oder im Sinne Sartres, daß man für sich und sein Leben verantwortlich ist, bzw. Verantwortung übernehmen muß. Darin, daß wir selbst für uns verantwortlich sind, liegt eine enorme *Chance* für die Weiterentwicklung. Denn wenn jemand an seiner Problematik, seiner Neurose beteiligt ist, wenn er selber eine unglückliche Wahl getroffen hat, weil er damals keine andere Möglichkeit sah, dann kann er diese neu *überprüfen* und kann *andere Ziele entwickeln!*
Dies trifft z. B. auch für den Menschen zu, der aufgrund seiner familiären Situation eine verzerrte Hungerwahrnehmung entwickelte und nun nicht unterscheiden kann, ob er wirklich Hunger oder ein Bedürfnis nach Zärtlichkeit hat. Er leidet nicht nur unter seinem Symptom »Fettsucht«, sondern er hat dadurch auch eine ganze Reihe von Vorteilen, weil er beispielsweise in vielen Bereichen »mildernde Umstände« vor sich selbst und anderen bekommt. An sich könnte er im Laufe seines Lebens lernen, seine schwachen Signale nach und nach wahrzunehmen, diese zu beachten und im Laufe der Zeit auch

in Handlungen umzusetzen. Solange er aber andere für seine Misere verantwortlich macht und seinen Krankheitsgewinn weiterhin behalten will, kann er sein Symptom noch nicht aufgeben, denn er hat noch keine Verantwortung für sich und sein Leben übernommen. Natürlich kann man sich nicht unbedingt »am eigenen Schopf aus dem Sumpf ziehen«, sondern benötigt meist therapeutische Hilfe. Menschen, welche die Verantwortung für sich selbst gern anderen übertragen, begeben sich dann häufig in die Therapie, mit dem Wunsch, vom Therapeuten gesund gemacht zu werden. Die Therapie kann aber nur einen Rahmen bieten, in dem sich jeder selber entwickeln muß. Kurz, mit einem Sprichwort gesagt: »Man kann den Esel zur Tränke führen, aber trinken muß er allein«.

8. Weitere Modelle zur Erklärung von Fettsucht

Der Vollständigkeit halber möchten wir kurz zwei weitere Ansätze zur Erklärung der Fettsucht darstellen: den lerntheoretischen und den feministischen Ansatz. Der lerntheoretische Ansatz ist zur Grundlage der heute vielfach angewandten Verhaltenstherapie geworden. Der feministische Ansatz von Orbach ist relativ neu und hat viele Frauen sehr angesprochen, besonders da auch Therapiemöglichkeiten für sie aufgezeigt werden. Im Gegensatz zur Magersucht liegt aus psychoanalytischer Sicht kein umfassendes Erklärungsmodell für die Fettsucht vor.

Fettsucht aus lerntheoretischer Sicht

Der lerntheoretische Ansatz zur Erklärung der Fettsucht geht von der Hypothese aus, daß die Nahrungsaufnahme eines gesunden Neugeborenen noch durch interne Faktoren reguliert wird. Im Laufe der Entwicklung macht das Kind dann Lernerfahrungen, die auf das subjektive Erleben von Appetit und Sättigung einwirken. In diesem Prozeß kann sich eine Reaktionsbereitschaft herausbilden, die das Hunger- und Sättigungsempfinden an bestimmte Signale aus der Umwelt bindet. Die Lernerfahrungen, die ein Kind in bezug auf das Essen macht, sind in Abhängigkeit von den Einstellungen und dem Erziehungsstil der Eltern sowie von soziokulturellen Normen zu sehen. Bei den Lernerfahrungen handelt es sich hauptsächlich um Konditionierungsprozesse, die über *Lernen am Erfolg* und *Imitationslernen* erfolgen.

Beim *Lernen am Erfolg* bestimmt die Konsequenz, die auf ein bestimmtes Verhalten erfolgt, ob dieses Verhalten beibehalten wird oder nicht. Belohnung, Lob, Strafe oder Tadel können solche Konsequenzen sein. Dabei werden folgende Regeln aufgestellt:

- belohnende Konsequenzen festigen ein Verhalten
- nicht-belohnende Konsequenzen löschen ein Verhalten
- bestrafende Konsequenzen unterdrücken (zumindest zeitweilig) ein Verhalten.

Wird ein Kind dafür gelobt, daß es seinen Teller leer ißt, kann das eine positive Konsequenz sein, die sein Verhalten verstärkt. Auch wenn Kinder Süßigkeiten oder Lieblingsspeisen als Belohnung oder Trost erhalten, lernen sie Eßgewohnheiten, die von ihren Stimmungen und äußeren Bedingungen abhängig sind und nicht von ihren inneren Bedürfnissen. Das Essen an sich kann als positiver Verstärker gelten, da ihm unmittelbare positive Konsequenzen wie Wohlgeschmack, Sattsein und Appetitbefriedigung folgen.

Fettpolster, Unbeweglichkeit und gesundheitliche Beeinträchtigungen sind negative Konsequenzen, die durch Zuvielessen – unter Umständen mit zeitlicher Verzögerung – auftreten. Belohnende Konsequenzen können sich aber auch dadurch ergeben, daß negative Konsequenzen wegfallen, z. B. daß nach dem Essen keine Gewichtszunahme erfolgt. Umgekehrt gilt, daß der Entzug einer positiven Konsequenz bestrafenden Charakter haben kann, wenn beispielsweise keine Gewichtsabnahme eintritt, obwohl eine Diät eingehalten wird.

Bei Übergewichtigen kann ein Verhalten wie Kuchen essen sowohl von einer belohnenden Konsequenz, nämlich dem guten Geschmack, wie auch von einer bestrafenden Konsequenz, der Gewichtszunahme, begleitet sein, was zu einem ambivalenten Verhalten disponiert.

Beim *Imitationslernen* hat das Eßverhalten der Eltern, ihre Eßgewohnheiten und der Stellenwert, den das Essen in der Familie hat, einen großen Einfluß auf die Verhaltensweisen, die ein Kind entwickelt. Tischsitten, Verhaltensvorschriften bei

Tisch, Orientierung an Essenszeiten, der Zwang zum Essen ohne Hungergefühl, die Aufforderung zum Imitationsverhalten (»ich habe doch auch aufgegessen«) können dazu führen, daß die internen Regulationsmechanismen nicht mehr funktionieren und von äußeren Bedingungen überlagert werden.

Damit die erlernten Verhaltensweisen zu Übergewicht führen, ist jedoch zudem eine Umweltsituation notwendig, in der die zum Essen stimulierenden Signale verstärkt auftreten. Solche Umweltsignale können z. B. sein:

- Nahrungsmittelüberfluß
- ständige Verfügbarkeit der Nahrung
- ständige Appetitstimulierung
- soziale Normen (Urlaubslage im Büro, Feste)
- soziale Konflikte
- Vereinsamung
- Einstellung gegenüber Nahrungsmitteln.

Die individuelle Reaktion auf das Übergewicht kann in einer unangemessenen Verarbeitung wie Rationalisierungen (die Drüsen sind schuld), zwang- und suchthaftem Verhalten oder aber in einer bewußten Gegensteuerung wie Diäthalten, Gewichtskontrolle, Behandlung und Selbstkontrolle bestehen. Durch individuelle Maßnahmen als Reaktion auf drohendes Übergewicht kann sich latente oder manifeste Fettsucht herausbilden. Die latent Fettsüchtigen können ihr Gewicht durch bestimmte Verhaltensweisen wie Kontrolle der Nahrungszufuhr, mehr Bewegung und Sport konstant halten. Sie haben für sich die Steuerung der Appetit- und Sättigungsregulation erkannt und Gegenmaßnahmen ergriffen. Die Selbstkontrolle funktioniert bei ihnen. Allerdings können auch sie wieder dick werden, wenn die Bedingungen, die zu verstärkter Selbstkontrolle geführt haben, verändert werden, z. B. bei Heirat oder bei Aufgabe der Berufstätigkeit.

Eine bestimmte Persönlichkeitsstruktur spielt bei dem lerntheoretischen Ansatz keine Rolle, Übergewicht und Fettsucht kommen hierbei lediglich durch eine Interaktion von erlernten Reaktionsbereitschaften und Stimuli der Umwelt zustande, die

allmählich zu einer positiven Energiebilanz führen (vgl. Pudel 1978, S. 139ff.; Hautzinger 1978, S. 10ff.).
Die Lerntheorie trifft keine Unterscheidung, ob jemand einfach durch schlechte Eßgewohnheiten oder aufgrund einer neurotischen Störung, die zum Vielessen führt, übergewichtig wird. Im Vordergrund steht das Übergewicht. Da für die Lerntheoretiker ein Unbewußtes nicht existiert, können sie mit ihrem Ansatz nur die einfache Fettsucht erklären. Das Wesen der neurotisch bedingten Fettsucht können sie nicht erfassen, weil sie unbewußte Zielsetzungen im Seelenleben negieren.
Auch ihre Ursachenerklärung konzentriert sich lediglich auf ein falsch gelerntes Eßverhalten, wobei weder die Interaktion in Familie und Gesellschaft, noch die Rolle des Fettsüchtigen in seinem Bezugsrahmen berücksichtigt wird. Der lerntheoretische Ansatz geht nur vom subjektiven Erleben aus. Er beschreibt zwar die Wechselwirkung zwischen dem Fettsüchtigen und seiner Umwelt – diese wird aber nur im Sinne eines stimulierenden Reizes verstanden, der Viel- oder Wenigessen bedingt.
Das ganze Spektrum der Eßstörungen, wie wir es beschrieben haben, wird von der Lerntheorie nicht als Problem betrachtet, da lediglich falsches Eßverhalten mit seinen Folgen berücksichtigt wird. Wenn es ein Fettsüchtiger schafft, mit Hilfe von Gegenmaßnahmen und Eßkontrollen schlank, d.h. latent adipös, zu werden, ist das im Sinne der Lerntheorie ein Erfolg. Das gestörte Verhältnis zum Essen an sich, vor allem aber die Ursachen und unbewußten Zielsetzungen dieser Störungen werden nicht erfaßt.

Ein feministischer Ansatz

Der feministische Ansatz, wie ihn Orbach in ihrem »Antidiätbuch« vertritt, sieht die Hauptursache der Fett- bzw. Eßsucht in der gesellschaftlichen Benachteiligung der Frau. Sie hebt

hervor, »daß diese schmerzlichen persönlichen Erfahrungen aus dem sozialen Kontext herrühren, in den weibliche Kinder hineingeboren werden und in dem sie sich zu erwachsenen Frauen entwickeln« (Orbach 1979, S. 14).
Die Tatsache, daß eine Frau von der Gesellschaft auf ihre Rolle als Frau und Mutter festgelegt wird, hat einschneidende Folgen, die zum Problem des Dickseins beitragen. Die ihr vorgeschriebene Rolle kann sie nur mit Hilfe des Mannes erfüllen, so daß seine Eroberung zu einem wichtigen Ziel wird. Sie erlebt sich immer als Gegenstand, wobei ihr gutes Aussehen zu einem zentralen Aspekt in ihrem Leben wird. Diese Einstellung wird massiv von der Mode- und Diätnahrungsmittelindustrie gefördert, die erst ein Idealbild schaffen und die Frauen dann beeinflussen, diesem auch zu entsprechen. Tut sie das nicht, besteht die Gefahr, daß sie zum Außenseiter wird. So sieht sie sich gezwungen, sich dem Idealtypus ständig anzupassen. Da in diesen Idealbildern immer Schlanksein gefordert wird, kann das Dicksein einen Versuch darstellen, gegen diesen ständigen Anspruch, die Rolle als Frau perfekt zu spielen und immer als Sexualobjekt zu funktionieren, zu rebellieren und den Wunsch ausdrücken, so wie sie ist, akzeptiert zu werden. »Meine Fettschicht sagt ›leck mich am Arsch‹ zu allen, die von mir verlangen, die perfekte Mutter, Geliebte, Dienstmagd und Hure zu sein« (Orbach 1979, S. 17).
In ihrer Rolle als Frau und Mutter hat eine Frau gelernt, daß die Bedürfnisse der anderen vorgehen. Da ihre ganze Energie dem Leben anderer gewidmet ist, werden die Grenzen zwischen ihrem eigenen Leben und dem der anderen immer undeutlicher; es bleibt kein Raum mehr für ihre eigene Persönlichkeit. Nach Orbach kann Essen ein Versuch sein, die Leere, die durch dieses ständige Geben entsteht, aufzufüllen. Der Mutter fällt die Aufgabe zu, entsprechend ihrer eigenen Sozialisation das Mädchen auf ihre Rolle als Frau vorzubereiten.
Um das Mädchen auf ein Leben voller Ungleichheit vorzubereiten, muß die Mutter alle die Wünsche ihrer Tochter unterdrücken, die dazu führen könnten, daß sie ein autonomes,

aktives und produktives Wesen wird. Als Ersatz für diese Strebungen wird es angeregt, für andere zu sorgen. Die Haltung der Mutter in diesem Prozeß ist jedoch konfliktbeladen. Falls es ihr gelingt, ihre Tochter auf die Rolle der »Gebenden« vorzubereiten, erfüllt sie ihre eigene Rolle als Mutter; macht sich die Tochter aber dann von ihr unabhängig, verliert die Mutter ihre Rolle und somit ihre Macht, ohne daß sie eine neue Rolle einnehmen könnte. Ein weiterer Zwiespalt entsteht für die Mutter: Übernimmt die Tochter die Rolle und Lebensart der Mutter, führt sie deren eigene Machtlosigkeit weiter. Erschließt sich die Tochter andere Möglichkeiten, kann Neid entstehen oder aber Besorgnis um ihr Wohlergehen in einer frauenfeindlichen Welt.

Töchter identifizieren sich auf der einen Seite mit der Mutter, möchten aber auch anders sein. Wenn sie die ihr vorgeschriebene Frauenrolle nicht erfüllen, können Schuldgefühle der Mutter gegenüber entstehen, oder aber sie fühlen sich in ihrer Selbständigkeit unsicher.

Werden Wünsche eines Mädchens nach Aktivität und Ausdrucksmöglichkeiten unterdrückt und ihm fast nur restriktive, geschlechtsspezifische Tätigkeiten, Gedanken und Gefühle vermittelt, führt das zwangsläufig zu einer »Reaktion«, wie es z. B. die Fettsucht sein kann.

Zwanghaftes Essen und Fettleibigkeit können nach Orbach mehrere symbolische Bedeutungen haben. Es ist die Möglichkeit, »nein« zu Machtlosigkeit und Selbstverleugnung zu sagen. Dicksein kann einen Angriff auf die westlichen Ideale weiblicher Schönheit bedeuten, ebenso wie es der Ausdruck der Spannungen in der Mutter-Tocher-Beziehung sein kann, die zur Feminisierung der Mädchen dienen soll. Es ist jedoch ein sehr problematischer und unglücklicher Versuch, diese Probleme zu lösen, und die Frauen zahlen einen hohen Preis dafür.

Orbach hat in ihrem feministischen Ansatz zur Erklärung der Fettsucht die Benachteiligung der Frau in unserer Gesellschaft deutlich herausgearbeitet und auch die symbolische Bedeutung (Finalität, wie Adler es genannt hat) der Fettsucht genau beschrieben. In diesem Zusammenhang analysiert sie die Mutter-Tochter-Beziehung, die einen wesentlichen Einfluß auf die Entstehung von Eßstörungen haben kann. Sie berücksichtigt jedoch kaum die gesamte Interaktion in der Familie, ebensowenig den kulturellen Hintergrund. Dafür, daß sie der Benachteiligung der Frau so viel Gewicht beimißt, ihm die Priorität vor anderen gibt, erscheinen uns ihre Erklärungen nicht stichhaltig genug. Obwohl sie in ihrem Buch nicht vorsieht, etwas über die Eßstörungen von Männern auszusagen, bleibt für uns doch die Frage offen, warum auch so viele Männer fettsüchtig sind, obwohl diese in unserer Gesellschaft angeblich weniger benachteiligt sind als Frauen.

9. Magersucht

Die umfassendste und gründlichste Analyse der Magersucht hat unserer Meinung nach Bruch in ihrem Buch »Eating Disorders« (»Eßstörungen«) vorgenommen. Eßstörungen, dazu zählen bei ihr Fettsucht, Magersucht sowie die latente Fettsucht, kommen ihrer Ansicht nach durch eine Interaktion von physiochemischen, physiologischen, psychologischen und gesellschaftlichen Faktoren zustande. Sowohl Fett- wie auch Magersucht und die latente Fettsucht hängen eng zusammen mit falscher Hungerwahrnehmung und der Unfähigkeit, ein eigenes, selbstbestimmtes Leben zu führen. Allen Störungen liegen also ähnliche Entwicklungsbedingungen zugrunde.

Wir haben bereits beschrieben, wie das Zusammenwirken von soziokulturellen Faktoren, Entwicklungsbedingungen in der Kindheit und der Lebenssituation im Erwachsenenalter eine Eßstörung wie die Fettsucht begünstigen kann. Diese Bedingungen wirken sich auch auf die Entstehung der Magersucht aus, so daß die nachfolgenden Abschnitte ebenfalls auf diesem Hintergrund zu sehen sind.

Betrachtet man die Beschreibung des Krankheitsbildes und die Beobachtungen an Magersüchtigen, findet man bei den verschiedenen Autoren eine relativ große Übereinstimmung. Die Erklärungen zur Ursache und die Interpretationen der Symptomatik weisen jedoch zum Teil große Unterschiede auf. Aus diesem Grund beziehen wir uns zwar bei der Darstellung des Krankheitsbildes auf verschiedene Autoren, wenn wir jedoch die Hintergründe für die Entstehung der Magersucht beschreiben, beschränken wir uns auf die Interpretationen von Bruch.

Obwohl die Magersucht eine Krankheit ist, die – verglichen mit der Fettsucht – selten vorkommt, hat sie doch immer wieder

Aufmerksamkeit erregt. Bereits im Jahre 1689 gab der Arzt Morton eine eindrucksvolle Schilderung einer magersüchtigen Patientin. Noch nie, so sagte er, habe er einen derartig entkräfteten Menschen, einem von Haut überzogenen Skelett gleichend, in seiner Praxis gesehen (Thomä 1963, S. 601). Die meisten von uns können wahrscheinlich leicht nachvollziehen, daß jemand zuviel ißt; daß sich jedoch ein Mensch durch seine eigene Entscheidung, nicht zu essen, in ein abstoßend häßliches, lebendes Skelett verwandelt oder sich buchstäblich zu Tode hungert, ist sicherlich schwer zu verstehen. Gerade das schwer nachvollziehbare Element bei dieser Krankheit und die auffallende Symptomatik übt wahrscheinlich auf viele eine Faszination aus. Obwohl sie relativ selten vorkommt, sind doch eine ganze Reihe von Büchern und Artikel darüber geschrieben worden.

Um die Magersucht von Krankheiten zu unterscheiden, die auch zu Magerkeit führen, möchten wir kurz auf einige dieser Formen eingehen. Eine Krankheit, die zu hochgradiger Abmagerung führt, ist die Simmondsche Kachexie (Abmagerung). Hierbei liegt eine Schwäche der Hypophysenfunktion vor, was zur Folge hat, daß die Hormone nicht produziert werden können, die den Eiweißabbau und zahlreiche andere Funktionen regulieren (Rattner 1969, S. 113). Eine starke Gewichtsabnahme kann weiterhin im Zusammenhang stehen z. B. mit Depressionen, geistiger Behinderung, chronisch schizophrenen Reaktionen und akuter katatoner Schizophrenie (Bruch 1973, S. 233).

Wer ist magersüchtig?

Die »echte« Magersucht wird in der Literatur unter dem Namen »Pubertätsmagersucht« bzw. auch »endogene Magersucht« oder »Anorexia nervosa« beschrieben (Thomä 1963, S. 600). Es kann als gesichert angesehen werden, daß primär keine endokrinen Störungen vorliegen, sondern daß die extreme Magerkeit eine Folge des freiwilligen Hungerns ist, das aufgrund von Störungen psychischer Natur durchgeführt wird (Bräutigam/Christian 1973, S. 229; Oberdisse u. a. 1965, S. 32; Thomä 1961, S. 258).

Die Diagnose kann anhand folgender Kriterien gestellt werden:

- extreme Gewichtsabnahme
- Ambivalenz gegenüber dem Essen
- Hyperaktivität
- mangelndes Krankheitsbewußtsein
- Ausbleiben der Monatsblutung (Amenorrhoe) und Verstopfung
- häufige Neigung zu Diebstählen

(vgl. Bräutigam/Christian 1973, S. 230f.; Bruch 1973, S. 250ff.; Thomä 1961, S. 31ff.; Thomä 1963, S. 600ff.).

Die Magersucht tritt fast ausschließlich bei Mädchen auf, nur 6 Prozent der Erkrankten sind Jungen. Das hauptsächliche Erkrankungsalter liegt zwischen der Pubertät und dem 25. Lebensjahr. Es gibt jedoch auch Kinder, die dem psychopathologischen Bild nach den Pubertätsmagersüchtigen gleichen (Schulte/Tölle 1977, S. 78). Auf die Frage, warum soviel mehr Mädchen als Jungen erkranken, konnten wir in der entsprechenden Literatur keine befriedigende Antwort finden. Wir können uns jedoch vorstellen, daß die Bedeutung, die in unserer westlichen Kultur Schönheit und Schlankheit für eine Frau haben, eine wesentliche Rolle spielt. Da Mädchen außerdem noch mehr als Jungen zu Bravheit und Anpassung hin erzogen werden, läßt sich gut nachvollziehen, daß sich ihr Protest eher in einer selbstzerstörerischen Handlung äußert.

Es ist schwer, Angaben über die Verbreitung der Magersucht zu machen, »weil 1. die Anorexia nervosa so häufig falsch diagnostiziert wird, weil 2. viele Fälle gar nicht zu einem Arzt kommen, weil 3. es viele leichtere Übergangsfälle gibt, die sich nicht diagnostizieren lassen, und vor allem, weil 4. es sich um eine relativ seltene Krankheit handelt« (Pflanz 1965, S. 146).

Magersucht soll in allen Zivilisationsländern, nicht aber in unterentwickelten Ländern vorkommen. Freiwilliges Hungern wird nur bei ausreichender und üppiger Versorgung mit Lebensmitteln beobachtet (Bräutigam/Christian 1973, S. 232; Bruch 1973, S. 13). Nahrungsverweigerung wäre eine unwirksame Waffe in einer Umgebung, in der Armut und Lebensmittelknappheit vorherrschen. Pflanz hält es für sicher, daß Magersucht in der westlichen Kultur bei allen Sozialschichten vorkommt (Pflanz 1965, S. 146), während Bruch die Beobachtung gemacht hat, daß sie häufiger in den gut situierten Familien der Oberschicht zu finden ist.

Zur Prognose geben Bräutigam und Christian folgende Zahlen an: 30 Prozent aller Magersuchtsfälle chronifizieren, 30 Prozent bessern sich bei Behandlung, 30 Prozent bessern sich spontan und 10 Prozent werden psychotisch oder sterben (Bräutigam/Christian 1973, S. 239).

Wir möchten nun anhand der Kriterien, die wir für eine Diagnose der Magersucht angeführt haben, das Krankheitsbild näher beschreiben.

Das auffälligste Merkmal – für jeden sofort sichtbar – ist die *extreme Gewichtsabnahme,* die oft so weit gehen kann, daß Magersüchtige nur noch 23–25 kg wiegen. Manche sehen dabei blaß und gealtert aus, andere haben ein relativ frischaussehendes Gesicht (Schulte/Tölle 1977, S. 79). Als Grund für die extreme Gewichtsabnahme geben die Magersüchtigen an, daß sie zu dick sind; ganz gleich, wieviel sie bereits abgenommen haben, fühlen sie sich immer noch zu dick.

Im Kampf gegen das »Dicksein« werden neben der einfachen Beschränkung der Nahrung auf sehr wenige kalorienarme Nahrungsmittel alle Anstrengungen unternommen, um unerwünschte Nahrung aus dem Körper herauszubringen. Viele Magersüchtige erreichen die Gewichtsabnahme durch Erbrechen. Dies geschieht meist heimlich, während oder unmittelbar nach der Mahlzeit. Unter irgendeinem Vorwand gehen sie zur Toilette und entleeren den gesamten Mageninhalt, oft mit erstaunlicher Leichtigkeit. Andere Möglichkeiten um abzunehmen sind Einläufe, harntreibende Mittel und der exzessive Gebrauch von Abführmitteln.

In ihrem autobiographischen Roman »Und Liebe eimerweise« schreibt *Katharina Havekamp:* »Ich verheimlichte die Einnahme von Abführtabletten, die ich in den letzten Monaten von dreißig zu vierzig bis auf fünfzig erhöht hatte. Niemand wußte davon. Es scheint unglaublich, aber ich dachte mir nichts dabei. Niemals stellte ich eine Verbindung zwischen Tabletteneinnahme und Schmerzen her. Schmerz war für mich ein medizinischer Zustand, den nur Ärzte zu behandeln wußten. Ich war nur froh, da zu sein, wo ich hingehörte – ins Krankenhaus. Die Ärzte waren verblüfft. Sie konnten nicht herausfinden, was schiefgelaufen war. Endlose Flüsse meines Durchfalls ergossen sich in die Bettpfannen und wurden zur Untersuchung ins Labor gebracht« (Havekamp 1978, S. 45f.).

Die Gewichtsabnahme und die Schwäche, die schließlich bei einem hohen Grad der Abmagerung entsteht, führen dann meist zu einer Klinikeinweisung. Kann die Patientin dort nicht zum Essen überredet werden, wird sie mit einer Sonde künstlich ernährt.
Dem Essen gegenüber besteht eine große *Ambivalenz.* Magersüchtige scheinen Hunger oder Appetit nicht wahrzunehmen; der Hungerschmerz wird entweder nicht erkannt oder geleugnet. Nach ihren Aussagen brauchen und wollen sie überhaupt nicht essen und meiden auch nach Möglichkeit die Tischgemeinschaft (Bruch 1973, S. 250). Wenn sie überhaupt etwas essen, tun sie dies meist heimlich, indem sie naschen oder nachts an den Kühlschrank schleichen.
Der Wunsch, nicht oder sehr wenig zu essen, steht in starkem Widerspruch dazu, daß sie unablässig in irgendeiner Art mit dem Essen beschäftigt sind. Ständig lesen sie Diätbücher und sammeln Kochrezepte, häufig kann man auch beobachten, daß sie für andere, meist für ihre Familienmitglieder, kochen und sie zum Essen auffordern. Bräutigam und Christian berichten von einer Patientin auf der Station einer Klinik:

»Auffällig ist ihr Verhalten auf der Station: sie ist ständig mit dem Essen beschäftigt, aber mit dem Essen der anderen! Sie deckt den

Tisch für die Mitpatienten, schneidet das Brot, trägt die Schüsseln herein. Sie berichtet, daß sie auch zu Hause immer für ihre Brüder das Essen mache, wenn sie am Wochenende zu Besuch sei, auch darauf dränge, daß die Mutter gut esse, ihr gerne das Essen abends warm mache« (Bräutigam/Christian 1973, S. 237).

Die Hungerphasen werden von Zeit zu Zeit von regelrechten Eßanfällen unterbrochen. Wie unter einem Zwang stopfen sie sich dann mit Essen voll, meist ohne Hungergefühl; durch selbst herbeigeführtes Erbrechen oder die Einnahme von Abführmitteln versuchen sie dann, die Nahrungsaufnahme ungeschehen zu machen (Bruch 1973, S. 267).

»Meine Lieblingsbeschäftigung war es, mich vor Konditoreien zu stellen und mir das leckere Gebäck und den Kuchen in den Schaufenstern anzuschauen oder durch Lebensmittelgeschäfte zu gehen. Anschließend weinte ich oft, weil ich es nicht fertigbrachte, mehr zu essen. Nachts, wenn ich wegen meiner Schlafstörungen lange wach lag, dachte ich mir die herrlichsten Gerichte aus und aß sie in meiner Phantasie ohne Schuldgefühle. Manchmal bekam ich solch einen Heißhunger, daß ich heimlich und hastig jede Menge Süßigkeiten in mich reinstopfte. Danach traten aber doch Schuldgefühle auf, und ich nahm in übertriebenem Maße Abführmittel« (Schmeil/Welsch 1976, S. 48).

Die Patienten identifizieren sich mit der Nicht-Essensphase und verteidigen sie als Ausdruck ihrer realistischen Bedürfnisse. Das unkontrollierte Essen empfinden sie als Zwang, als etwas, was sie eigentlich nicht wollen, und sie sind furchtbar erschrocken über den Verlust ihrer Kontrolle. Manche Patienten drücken ihr Gefühl so aus, daß sie nicht zu essen wagen, aus Angst davor, daß sie nach einem Bissen nicht wieder aufhören können (Bruch 1973, S. 253; Ziolko 1966, S. 402). Einige geben jedoch dem Impuls, unkontrolliert zu essen, irgendwann nach und werden fett. Bei anderen wechseln Phasen des Hungerns und extremer Gewichtsabnahme ab mit Phasen, in denen sie sich vollstopfen und dick werden (Bruch 1973, S. 267).
Ein weiteres Merkmal, das man bei vielen Magersüchtigen

beobachten kann, ist ihre Neigung zur motorischen *Überaktivität.* Patienten werden beispielsweise in eine Klinik eingewiesen, weil sie aufgrund ihrer völligen Entkräftung mit einer Sonde künstlich ernährt werden müssen. Dazu ist es notwendig, daß sie im Bett bleiben, um auch sonst zu Kräften zu kommen. Sie sind jedoch schwer im Bett zu halten; selbst bei hochgradiger Abmagerung machen sie noch lange Spaziergänge und sind ständig für andere unterwegs. »Nur in einem extremen Abmagerungszustand und bei völliger Erschöpfung kann man die Patienten im Bett halten. Auch dann sind sie noch überbeschäftigt, stricken, lernen für die Schule, studieren« (Bräutigam/Christian 1973, S. 231).

Wenn man die Familien der Kranken genauer befragt, stellt sich oft heraus, daß die Überaktivität bereits vor der Phase der Hungerns angefangen hatte. Manchmal wird mehr Sport betrieben, andere fangen an, endlose Spaziergänge zu machen oder Gymnastik zu treiben. War der Sport früher ein Teil des Gemeinschaftslebens, wird er immer mehr zu einer einsamen Tätigkeit. Andere stehen nachts auf, da sie wegen übergroßer Unruhe nicht schlafen können und kochen und putzen stundenlang. Die Magersüchtigen haben nicht das Gefühl, daß sie sich zuviel bewegen, und auch die Eltern scheinen erstaunlicherweise nichts zu bemerken oder sind darüber nicht alarmiert. Aus diesem Grund wird Überaktivität oft geleugnet. Obwohl von seiten der Eltern meist wenig gegen die Überaktivität eingewendet wird, kann sie manchmal doch noch provozierender sein als die schweigende Weigerung zu essen. Bruch beschreibt eine ihrer Patientinnen:

Wenn *Karol* auch nur den kleinsten Bissen gegessen hatte, oder wenn Unstimmigkeiten mit ihren Eltern bestanden, lief sie stundenlang die Einfahrt vor ihrem Haus rauf und runter, oft bis zur Erschöpfung. Für ihren Vater war dies ein beschämendes Zeichen dafür, daß etwas in seinem Hause nicht in Ordnung war. Karol behielt dieses »Marschieren« während ihrer ganzen Krankheit bei und drückte immer wieder die Angst aus, nicht genug Kalorien zu verbrennen (Bruch 1973, S. 272f.).

Normalerweise entwickeln Magersüchtige *kein Krankheitsbewußtsein.* Ihr Eßverhalten erscheint ihnen nicht problematisch, sie betonen sogar, daß sie reichlich essen. Die meisten leugnen jedes Problem mit dem Essen und dem Gewicht, andere geben zu, daß sie sich zu dick fühlen und deshalb abnehmen wollen (Bräutigam/Christian 1973, S. 231). Da sie sich nicht krank fühlen, verweigern sie trotzig und verschlossen jede Hilfe, die man ihnen anbietet. Bitten und Drohungen führen nur zu noch größerem Widerstand (Thomä 1963, S. 601).

»Lange Zeit wehrte ich mich hartnäckig gegen eine Einweisung in ein Krankenhaus. Erst als ich nur noch 33 kg wog, erklärte ich mich bereit, zu einer Behandlung in eine Klinik zu gehen. Mein Krankenhausaufenthalt dauerte drei Monate. Da ich zu meinem Arzt großes Vertrauen hatte und ihn verehrte, aß ich allein ihm zuliebe wieder mehr. In zahlreichen Gesprächen gelang es ihm, mir wieder mehr Lebenswillen zu vermitteln. Aber jedesmal, wenn ich übers Wochenende nach Hause durfte, verstärkten sich meine Schuldgefühle beim Essen, und nach meiner Entlassung ging das Theater zu Hause von vorne los: ich aß weniger und nahm wieder ab« (Schmeil/Welsch 1976, S. 52).

Da Magersucht fast immer verbunden ist mit dem *Ausbleiben der Monatsblutung* (Amenorrhoe), ist dies zu einem wichtigen Kriterium bei der Diagnose geworden. »Die Amenorrhoe setzt in vielen Fällen bereits schon vor der Abmagerung ein und überdauert sie nicht selten auch um mehrere Jahre. Es gibt nur vereinzelte Fälle, die nicht amenorrhoisch sind« (Bräutigam/Christian 1973, S. 230).

Da jedoch der Menstruationszyklus überhaupt sehr anfällig ist für jede seelische Erschütterung, kann man das Ausbleiben der Regelblutung nicht unbedingt als spezifisches Symptom der Magersucht bezeichnen (Bruch 1973, S. 276).

Fast immer ist auch eine leichte oder schwere *Verstopfung* zu beobachten, womit das Einnehmen von Abführtabletten begründet wird. Auch die Verstopfung kann schon vorher bestanden haben, tritt aber in den meisten Fällen erst mit der Erkrankung auf. Sie wird durch die geringe Nahrungs- und Flüssigkeitszufuhr verstärkt, ist jedoch hauptsächlich seelisch

bedingt (Thomä 1961, S. 39f.). Eine Neigung zu Verstopfung kann man auch bei Menschen finden, die insgesamt ängstlich, mißtrauisch und in ihren Gefühlsäußerungen gehemmt sind (Rattner 1969, S. 85ff.).
Bei vielen Magersüchtigen kann eine *Tendenz zum Stehlen* beobachtet werden, und zwar meistens von Geld und Nahrungsmitteln. Dies fällt hauptsächlich bei Patientinnen auf, die auch unter Eßanfällen leiden. Das Stehlen ist immer verbunden mit einem Gefühl des Versagens, der Angst und Scham, da sie eigentlich an sich selbst und ihre Umwelt hohe moralische Forderungen stellen. Sowohl die Eßanfälle als auch das unmoralische Stehlen stürzt sie in große Konflikte (Bruch 1973, S. 271). Bruch steht mit dieser Meinung im Gegensatz zu anderen Autoren. Diese beobachten zwar auch eine Tendenz zum Stehlen, sind jedoch der Ansicht, daß dies im Unterschied zu den sonstigen Werthaltungen der Magersüchtigen mit erstaunlich wenig Schuldgefühlen verbunden ist (Bräutigam/Christian 1973, S. 231; Thomä 1961, S. 271ff.).

Hintergründe für die Entwicklung der Magersucht

Magersucht tritt bei scheinbar völlig gesunden jungen Menschen auf. Oft sind es ganz unbedeutende Ereignisse oder harmlose kritische Bemerkungen, z. B. über die Figur, welche die Krankheit auslösen. Im Vordergrund des Geschehens steht immer der Wunsch, schlank zu sein. Bruch geht der Frage nach, wie es kommt, daß die Jugendlichen so unvorbereitet sind, um mit den Anforderungen des Erwachsenenlebens fertig zu werden, insbesondere aus der eigenen Familie herauszuwachsen und gute Beziehungen innerhalb ihrer eigenen Altersgruppe einzugehen.

Über die Persönlichkeit

Um diese Frage zu beantworten, möchten wir zunächst auf die Persönlichkeit der Magersüchtigen vor Ausbruch der Krankheit eingehen. Die Beschreibungen, die Magersüchtige – wie auch Fettsüchtige – über ihre Kindheit geben, fallen dadurch auf, daß sie sehr unbedeutend klingen. Die Eltern haben nichts über ihre Kinder zu berichten. Die Kinder aßen absolut alles, was man ihnen vorsetzte und waren sehr brav: keine rauhen Spiele, keine beschmutzten Kleider, kein Ungehorsam und keine Widerreden. Die Mütter wurden von Nachbarn und Verwandten um ihre »guten Kinder« beneidet.

In der Schule waren diese Kinder dann äußerst gewissenhaft, fleißig und brachten ausgezeichnete Zeugnisse nach Hause. Sie waren bei Lehrern und Schülern beliebt, sozial aktiv und zeigten gute sportliche Leistungen. In allem, was sie taten, hatten sie den Wunsch, perfekt zu sein. Viele Eltern berichten, daß ihre hungrigen Kinder stundenlang über den Hausaufgaben saßen und sich erst dann zu essen erlaubten, wenn alles perfekt erledigt war.

Diese Kinder hatten immer so reibungslos funktioniert, daß man ihnen und ihren Problemen erst Aufmerksamkeit schenkte, als sich die Magersucht entwickelte. Obwohl sie sich übermäßig anpassen und verzweifelt bemühen, perfekt zu sein, sind sie ausgefüllt von einem alles überschattenden Gefühl der Unfähigkeit, der Einsamkeit und der völligen Beziehungslosigkeit. Die exzessive Beschäftigung mit dem eigenen Körper und seinem Aussehen und die starren Eßkontrollen sind späte Symptome einer tieferliegenden Persönlichkeitsstörung. Die haßvolle Verachtung, die dem eigenen Körper entgegengebracht wird, hat nicht wirklich etwas mit dem Gewicht zu tun, sondern mit einer tiefen inneren Unzufriedenheit. Bruch meint, daß keine ihrer Patientinnen in diesen abgemagerten Zustand kommen möchte; mit ihrer extremen Gewichtsabnahme wollen sie lediglich erreichen, daß sie sich wohler und glücklicher fühlen.

Von anderen Autoren wird die Magersucht manchmal als »Selbstmord auf Raten« beschrieben. Bruch ist jedoch nicht der Meinung, daß wirklich der Wunsch besteht, sich langsam umzubringen. Selbstmordwünsche tauchen erst dann auf, wenn das Gefühl entsteht, daß der Kampf um die eigene Identität hoffnungslos geworden ist.
Die Magersüchtigen selbst sind der Meinung, daß das Dicksein der Grund für ihre Verzweifling ist und versuchen, dies zu ändern. Aber ganz gleichgültig, wieviel sie auch abnehmen, sie fühlen sich immer noch nicht richtig und magern weiter ab.
Mit dem Magersein wird auch ein Kampf gegen das Gefühl geführt, versklavt und ausgebeutet zu sein und kein eigenes Leben führen zu dürfen. Indem sie sich gegen die ganze Umwelt stellen und ihr Ziel, dünn zu sein, verfolgen, drücken die Magersüchtigen ihren Wunsch nach einer eigenen Identität aus. Sie würden lieber verhungern, als weiterhin ein Leben der Anpassung zu führen. In dieser blinden Suche nach einem Gefühl von Identität und Selbstsein akzeptieren sie nichts mehr von dem, was die Eltern oder die Umwelt ihnen anzubieten haben. Blinde Anpassung hat sich in blinden Negativismus verwandelt.
Es ist sehr schwer, an die tieferliegenden Probleme der Magersüchtigen heranzukommen, wenn Hungern das körperliche und seelische Geschehen schon stark beeinflußt hat. Was oft als magersüchtiges Verhalten beschrieben wird, z.B. ständiges Beschäftigen mit dem Essen, Rückzug auf sich selbst (Selbstabsorption), Zurückfallen auf eine frühere Stufe der geistigen Entwicklung (Regression), Auflösung des Ich, wird oft auch bei normalen Menschen beobachtet, die Hunger ausgesetzt sind.

Der Familienhintergrund

Nach den Beobachtungen von Bruch kommt Magersucht häufiger in der Oberschicht vor. Es könnte sein, daß die

Ausrichtung dieser Familien auf Erfolg, Leistung und gutes Aussehen in Zusammenhang steht mit der Suche der Jugendlichen nach etwas, das ihnen Ansehen verschafft. Ihrem Gefühl nach können sie dieses durch Magersein erreichen. Die meisten Familien kümmern sich sehr um ihre Kinder und bieten ihnen eine Menge Vorteile und Privilegien. In sportlicher oder künstlerischer Hinsicht werden die Kinder sehr gefördert. Die Vorstellungen von besten Leistungen und »nur das Beste ist gut genug« stehen in solchen Familien oft im Vordergrund, obwohl diese Erwartungen selten offen ausgesprochen werden.
Gestörte Familienmuster und Interaktionen, wie wir sie bei der Fettsucht beschrieben haben, sind bei den Familien von Magersüchtigen viel weniger deutlich zu erkennen. Die Eltern betonen immer wieder, daß in ihrer Familie alles in Ordnung sei, und daß sie ein ausgesprochen glückliches Heim hätten. Die Krankheit eines ihrer Familienmitglieder wird manchmal direkt geleugnet. Nur durch intensive therapeutische Arbeit können die Verzerrungen und Spannungen aufgedeckt werden, die hinter dieser Fassade der Normalität liegen. Oft kann bei näherem Kontakt erkannt werden, daß die Ehepartner tief enttäuscht voneinander sind. Zwischen ihnen entwickelt sich dann eine geheime Konkurrenz, jeder will die größten Opfer für das Kind bringen. Dafür erwarten dann aber beide Bestätigung und Treue von dem perfekten Kind. Die Eltern können als überbeschützend, überbesorgt und überehrgeizig beschrieben werden und verlangen von ihren Kindern Gehorsam und besondere Leistungen. Solange die Kinder sich danach richten, erfüllen sie die Träume und Ideale ihrer Eltern, indem sie sich genauso verhalten, wie es die Eltern geplant haben. Unter den Müttern gibt es viele Karrierefrauen, die in ihren Bemühungen gescheitert und dann besonders gewissenhafte Mütter geworden sind. Oft braucht die Mutter ihr Kind, um sich selbst vollständig zu fühlen und als Beweis für ihre eigene Perfektion. Ihre Partner können sie vielfach nicht respektieren, begegnen ihnen aber dennoch mit Unterwürfigkeit. Manche Väter fühlen sich trotz ihres sozialen Status und finanzieller

Erfolge minderwertig. Sie legen großen Wert auf äußere Erscheinung und bewundern Fitness und Schönheit; von ihren Kindern erwarten sie gutes Benehmen und meßbare Erfolge.

Mein Vater »... beurteilt die Menschen nur nach ihrer Leistung. Wenn ich früher Bekannte mit nach Hause brachte, war seine erste Frage: ›Was ist dein Vater von Beruf?‹ und ›Was machst du?‹ Mir gab er öfter den bezeichnenden Spitznamen ›Hilfsschulkind‹. Das Leistungsstreben meiner Eltern habe ich übernommen, denn dadurch bekam ich Anerkennung von ihnen. Wenn ich krank war und die Schule versäumte, machte ich mir immer große Sorgen« (Schmeil/Welsch 1976, S. 50f.).

Obwohl die Kinder in diesen Familien in vieler Hinsicht gefördert werden, wird bei genauerer Betrachtung deutlich, daß eigenständige Impulse nicht ermutigt oder verstärkt werden. Lange bevor die Krankheit ausbricht, leiden diese Kinder unter einem Mangel an Autonomie und haben große Schwierigkeiten, selbständige Entscheidungen zu treffen. Dies wird jedoch nicht als Überkonformität begriffen, sondern von Eltern und Lehrern noch als besondere Tugend gelobt.

»Da ich in der Familie immer als ungeschickt und verträumt galt, hat mir meine Mutter immer viel abgenommen. Man traute mir wenig zu, und ich glaubte selbst, daß ich weniger könne als andere. Ich lebte nach dem Motto: Ohne Mama geht es nicht! und wurde so von ihr abhängig« (Schmeil/Welsch 1976, S. 51).

Bereits die frühkindliche Entwicklung geht dahin, daß die Kinder keine selbständige Identität erlangen können. Das Wachstum des Kindes wird nicht als eine Leistung des Kindes betrachtet, sondern als die der Eltern. Wir haben die frühkindliche Entwicklung, die zu Eßstörungen führen kann, am Beispiel von Fettsuchtpatienten beschrieben und möchten nur noch einmal kurz einige Aspekte wiederholen, die Bruch auch bei der Entstehung der Magersucht hervorhebt: die Kinder werden körperlich zwar gut versorgt, aber lediglich nach den Wünschen und dem Willen der Mutter, nicht gemäß den Bedürfnissen des Kindes. Eine Mutter, die sich auf ihr Kind einstellen kann, wird es füttern, wenn es Zeichen von Hunger zeigt, und so lernt das Kind, Hunger als ein deutliches Gefühl wahrzunehmen. Wenn die Reaktion der Mutter aber unangemessen oder gegensätzlich ist, kann das Kind nicht lernen, zwischen Hunger und anderen Gefühlen des Unwohlseins zu unterscheiden, und wächst auf, ohne seine körperlichen Bedürfnisse wahrzunehmen und ohne das Gefühl, darüber Kontrolle zu haben. Diese Erfahrungen haben jedoch nicht nur eine Verwirrung in bezug auf Hungergefühle zur Folge, sondern geben dem Kind überhaupt das Gefühl, kein eigenes Leben zu führen. Es fühlt sich als Besitz der Eltern, hilflos unter dem Einfluß innerer Bedürfnisse und äußerer Forderungen, ohne eigene innere Führung. Vertrauen in die eigenen Fähigkeiten, Ideen und Entscheidungen können sich unter diesen Bedingungen kaum entwickeln. Selbstvertrauen und ein Gefühl von Wert und Wichtigkeit zieht das Kind nur daraus, daß es von den Eltern gebraucht wird, um deren Ideale zu verwirklichen oder ihrem Leben einen Sinn zu geben.

Die Störungen in der Entwicklung Magersüchtiger drücken sich auch in ihrem Alltagsdenken aus, in ihrer rigiden Interpretation menschlicher Beziehungen, in ihrem mangelnden Selbstwertgefühl und ihrer gestörten Selbstwahrnehmung. Die Unfähigkeit, sich realistisch wahrzunehmen und ihre starke Abmagerung zu erkennen, muß als Teil einer verzerrten Wahrnehmung in einem viel weiteren Rahmen gesehen werden. Obwohl sie viel intellektuelles Wissen haben können, sind ihre Fähigkeiten, die alltäglichen Dinge realistisch einzuschätzen, sehr wenig entwickelt. Wie manche kleinen Kinder fühlen sie sich getrieben, »gut zu sein« und keine Kritik oder Unzufriedenheit von Eltern und Lehrern herauszufordern. Die meisten Eltern sind stolz darauf, daß sie so angepaßte und gehorsame Kinder haben. Viele Magersuchtpatientinnen haben die Trotzphase ausgelassen, die Zeit, in der ein Kind anfängt, »ich« zu sagen und seine Grenzen gegen die Welt der Erwachsenen abzustekken. Sie sind weiterhin überzeugt von der absoluten Richtigkeit der Erwachsenen und ihrer eigenen Verpflichtung, ihnen zu gehorchen, und kommen gar nicht auf die Idee, eigene Wünsche zu äußern. So akzeptieren sie z. B. jedes Geschenk, das ihre Eltern für sie aussuchen. Wenn sie mit ihrem Kampf um ihre Magerkeit beginnen, haben sie nicht das Gefühl, daß sie etwas Ungewöhnliches tun. Im Gegenteil, da die Gesellschaft Schlankheit lobt, meinen sie eher, daß sie Lob und Respekt verdienen für die Magerkeit.

Hat das Kind bis zur Pubertät seine Rolle perfekt »gespielt«, verändern sich nun die Bedingungen, und es stellt berechtigte Forderungen nach Unabhängigkeit. Dies können die Eltern nicht akzeptieren, und als Ausdruck dieses Kampfes beginnt die Krankheit. Das Bedürfnis der Eltern, Kontrolle auszuüben, tritt nun offen zutage und äußert sich in den Versuchen, das Kind zum Essen zu zwingen und sein früheres angepaßtes Benehmen wieder herzustellen.

»Meine Eltern machten sich große Sorgen, als ich immer weniger aß. Sie redeten mir gut zu, baten mich, schließlich schimpften und stritten sie mit mir, aber ich hungerte eisern weiter. Durch ihre ständige Kontrolle beim Essen stellte sich bei mir auch noch Trotz ein. Meine Mutter bemühte sich, mir besonders kalorienreiche und leckere Kost zuzubereiten, die ich heimlich ins Klo schüttete. Auch die Unmengen von Appetitanregern, die der Arzt mir verordnete, landeten dort« (Schmeil/Welsch 1976, S. 50).

Die Krankheit stellt für die Magersüchtigen einen Versuch dar, aus der Rolle herauszukommen, die die Eltern ihnen zugeschrieben und die sie bisher angenommen haben. Da es jedoch ihr Ziel ist, ein Leben in absoluter Perfektion zu führen, sind ihre Vorstellungen, wie man bedeutend und wertvoll wird, sehr unrealistisch. Das Vermeiden von Dickwerden, das alle Magersüchtigen als treibende Kraft angeben, ist ein Teil dieser Suche nach Perfektion. Um das Ziel zu erreichen, muß die Nahrungsaufnahme stark verringert werden. Was als Appetitmangel erscheint, ist die Angst, überhaupt keine Kontrolle mehr über das Essen zu bekommen. Diese Angst vor dem Verlust der Kontrolle bezieht sich nicht nur auf das Essen, sondern ist überhaupt ein wesentliches Symptom der Magersucht.

Wir möchten nun anhand eines Falles von Bruch deutlich machen, was sich hinter der Fassade einer glücklichen und stabilen Familie abspielen kann.

Die Mutter einer magersüchtigen Patientin fühlte sich in ihrer Ehe unzufrieden und litt häufig unter Depressionen. Da sie sich ihrem Mann, der aus einer höheren sozialen Schicht kam, ständig unterlegen fühlte, tat sie alles, um ihm zu gefallen, empfand sich aber trotzdem ständig als ungenügend. Die Beziehung zu ihrer Tochter war in ihrem Leben ein großes Glück. Die Tochter war nach Beschreibung der Mutter immer ein ausgesprochen glückliches, vollkommen zufriedenes Kind. Für das Kind machte sie alles nach einem bestimmten System und das Kind gehorchte aufs Wort. Die Mutter achtete sehr genau auf eine gute Erziehung, insbesondere legte sie Wert darauf, daß ihre Tochter immer das richtige Essen bekam – es mußte wunderbar schmecken und schön angerichtet serviert werden. Nie gab es irgendwelche Probleme mit dem Essen; die Mutter entschied, was es geben sollte, und das Kind aß. Als die Tochter 14 Jahre alt war, wurde sie nach einer kurzen Phase der Plumpheit magersüchtig.
Aus der Sicht der Tochter sieht die Schilderung ihrer Kindheit ganz anders aus: Sie fühlte sich ständig unglücklich und frustriert. Nie bekam sie das, was sie wollte. Alles mußte immer genau so sein, wie die Mutter es wünschte. Da diese genau wußte, was sie essen mußte, damit sie nicht dick wird, wurde jeder Bissen, den sie zu sich nahm, beobachtet. Wenn sie einmal so etwas Verbotenes wie Eis bekam, war es nie so viel und so üppig, wie sie es sich gewünscht hätte.
Auch in anderen Bereichen waren die Beschreibungen und Empfindungen von Mutter und Tochter völlig gegensätzlich. Die Betonung der Mutter, was für eine glückliche und schöne Kindheit ihre Tochter hatte, und das Gefühl der Tochter, wie unglücklich und fremdbestimmt ihre Kindheit verlaufen war, machen deutlich, daß eigentlich kaum eine emotionale Beziehung zwischen Mutter und Kind bestand, und daß die Mutter völlig unsensibel für die eigentlichen Wünsche und Bedürfnisse ihres Kindes war. Als die Tochter dann in der Pubertät etwas dicker wurde, war dies für sie ein echtes Unglück. Sie begann mit einer strengen Diät – in der Hoffnung, einen Punkt zu erreichen, wo sie gar nicht mehr zu essen brauchte. Dies hätte ihr Sicherheit gegen das schreckliche Schicksal des Dickseins gegeben. Die Angst vor dem Dicksein wurde noch indirekt durch ihren Vater gefördert, der außergewöhnlich viel Wert auf gutes Aussehen legte. Er war stolz darauf, daß er reich war und trotzdem nur sehr vornehm wenig aß, und er mokierte sich über Leute, die sich vollstopften. Als die Tochter anfing, gegen ihr Gewicht zu kämpfen, stand für sie immer die Frage

dahinter: kann ich es Vater recht machen? Obwohl sie in der Schule gute Leistungen zeigte, war sie immer von der Angst besessen, man könnte sie für dumm und faul halten. Als sie dann magersüchtig wurde, meinte sie, daß sie das, was die Eltern ihr gaben, eigentlich nicht verdient hätte. Sie hätte in vielen Dingen gezeigt, daß sie wertlos sei. Indem sie ihr Gewicht niedrig hielt, konnte sie wenigstens beweisen, daß sie etwas »verdiente« und »würdig« sei (Bruch 1973, S. 78ff.).

Geschlechtsrolle und Sexualität

Unter dem Einfluß der psychoanalytischen Theorie wird die Verweigerung von Nahrung oft mit einer Zurückweisung und Verachtung der Frauenrolle und der Sexualität gleichgesetzt. Bei der psychogenen Magersucht ist dies nach Bruch selten der Fall und kann eher als ein Ausdruck von Unreife und anderen Entwicklungsstörungen gesehen werden. Phantasien über Schwangerschaft hat Bruch selten beobachtet. Nach ihren Erfahrungen ist es überhaupt sehr schwer, unbewußte Phantasien bei Magersüchtigen zu entdecken. Da sie insgesamt unter einem Mangel an Selbstbestimmung und Identität leiden, werden sie auch in der Therapie jeden Hinweis des Therapeuten aufnehmen und ihm dann erzählen, was er hören will, oder Ideen wiederkäuen, die ihnen durch Fragen nahegelegt werden. Da sich die Patientinnen oft nach den Mahlzeiten »voll« fühlen, könnte daraus leicht der Schluß gezogen werden, daß sie dieses Völlegefühl wie eine Schwangerschaft empfinden.
Dennoch sind Magersüchtige auch sexuell gestört. Die äußerlichen Veränderungen in der Pubertät, die Menstruationsblutungen, die neuen und störenden sexuellen Impulse stellen eine gefährliche Herausforderung dar, der sie sich nicht gewachsen fühlen. Für ihre schwache Persönlichkeit sind diese Veränderungen äußerst bedrohlich. Die Unfähigkeit, mit den Schwierigkeiten der Pubertät und den Anforderungen der Sexualität fertig zu werden, kann unterschiedliche Formen annehmen. Viele zeigen überhaupt keine Neugierde oder sexuelles Inter-

esse; Verabredungen mit Jungen z. B. sind Dinge, die sie gar nichts angehen. Da sich die Mädchen ihrer Altersgruppe aber damit beschäftigen, wird der Rückzug von den Freundinnen und die Einsamkeit immer größer, je weiter die Krankheit fortschreitet.

Andere hatten die mangelnde Kontrolle über ihr Leben dadurch kompensiert, daß sie in ihrer Kindheit männliche Aktivitäten verfolgten oder die Phantasie entwickelten, ein Junge zu sein. Wenn dann während der Pubertät die Reifung zur Frau beginnt, müßten diese Träume aufgegeben werden; stattdessen entwickelt sich aber ein allgemeiner Rückzug vor dem Erwachsenwerden mit seinen Anforderungen.

Körperbild und Selbstwahrnehmung

Wir haben bereits in den Kapiteln über die Fettsucht erörtert, daß bei einer gesunden Entwicklung die Selbsteinschätzung und die Fremdeinschätzung in bezug auf den Körper übereinstimmen. Bei der Magersucht ist die verzerrte Wahrnehmung des eigenen Körpers eine der auffälligsten Störungen. Jeder Hinweis darauf, daß der abgemagerte Körper zu dünn sei, wird heftig abgewiesen, es wird betont, daß er richtig und normal sei. Erst nachdem eine gute therapeutische Beziehung entstanden ist, stellen die Patientinnen mit einer gewissen Verwirrung fest, daß sie einfach nicht sehen konnten, wie mager sie wirklich sind. Manche sehen zwar im Spiegel, wie dünn sie sind; diese Vorstellung hält aber nur eine kurze Zeit vor, und danach fühlen sie sich immer dicker werden, wie aufgebläht. Eine Patientin von Bruch schaute viele Male am Tag in den Spiegel, um eine realistische Einschätzung von sich zu bekommen, trotzdem hatte sie die Vorstellung, daß sie sich langsam nach jedem Blick in den Spiegel wieder vergrößerte. Ein Vater beschrieb seine magersüchtige Tochter folgendermaßen: Nach dem Essen fühlt sie sich zutiefst deprimiert und meint, daß sie 200 kg wiegt. Wenn sie nichts ißt und das Gewicht fällt, bekommt sie gute Laune (Bruch 1973, S. 90). Wenn Magersüchtige auch nur wenige Bissen oder einige Tropfen Flüssigkeit zu sich nehmen, beklagen sie sich, daß sie sich »voll« fühlen. Bruch meint, daß dieses sich »vollfühlen« ein Phantomphänomen ist, bei dem Erinnerungen an frühere Gefühle wiedererlebt werden. Eine Patientin von ihr, die besessen von den Gedanken an ihr Gewicht und das Essen war, fühlte sich so wenig als eigene Person, daß sie die Identität derjenigen annahm, die in ihrer Umgebung waren. Sie fühlte sich dann »voll«, wenn diese Personen gegessen hatten. Eine andere Patientin beobachtete schlanke Frauen oder Jungen und aß dann haargenau das gleiche wie diese.

Die Fehlinterpretation des eigenen Aussehens und das gestörte Körpergefühl sind aber nicht die einzigen Störungen. So werden zum Beispiel sexuelle Abläufe (Erregung und Menstruation) und Bedürfnisse nicht erkannt. Störungen dieser Art gehen der Hungerphase oft voraus und bestehen auch nach Wiederaufnahme des Essens weiter. So werden viele Magersüchtige, die noch menstruieren, immer wieder von ihrer Periode überrascht, da sie keine Anzeichen dafür bemerken; ein Grund mehr, diese oft verachtete Funktion abzulehnen.

Auch Temperaturschwankungen werden von Magersüchtigen oft nicht wahrgenommen. Sie laufen dann mitten im Winter ohne Strümpfe herum, sind blau vor Kälte, verneinen aber, daß ihnen kalt ist.

Der magere Körper kann aber auch noch mit anderen Vorstellungen verbunden sein, z.B. dem Gefühl, daß er magische Qualitäten besitzt. Geist und Körper werden dann getrennt, und die Magersüchtigen leben in dem Glauben, daß der Körper alles leisten könnte, ohne müde zu werden. Aus diesem Gefühl heraus werden dann zwanghafte Spaziergangsrituale durchgeführt, egal ob es regnet, heiß ist oder ein Gewitter tobt. Der Körper wird zu etwas, das man beherrschen und kontrollieren kann, was ihnen ein enormes Gefühl von Macht und Stärke gibt (Bruch 1973, S. 87ff.; siehe auch Crisp u. a. 1977, S. 62; Gallwitz 1965, S. 139ff.).

Ausbruch der Krankheit

Die meisten Magersüchtigen können den genauen Zeitpunkt angeben, ab wann sie sich »zu dick« gefühlt haben. Zunächst einmal unterscheidet sich ihr Verhalten nicht von dem anderer Jugendlicher, die abnehmen wollen. Was anders ist, ist die »grimmige Entschlossenheit«, mit der sie abnehmen wollen, und die Beteuerungen, daß sie nicht hungrig sind, daß sie nicht essen wollen. Weiterhin fällt auf, daß das Diäthalten, das in der Absicht begonnen wird, attraktiver und geachteter zu werden, immer mehr zu einem sozialen Rückzug führt. Der Anfang des Diäthaltens fällt oft mit neuen Ereignissen und Situationen zusammen, wie z. B. dem Eintritt in eine neue Schule oder dem Aufenthalt in einem Ferienlager. In diesen neuen Situationen schämen sich die Jugendlichen, zu dick und nicht sportlich genug zu sein und sind von der Angst besessen, keine neuen Freunde zu finden. Wenn dann noch irgendeine harmlose Kritik an ihnen geübt wird, zeigen sie sich ungeheuer verletzt und werden in ihrem Gefühl bestärkt, nichts wert zu sein. In dem dringenden Wunsch abzunehmen, zeigt sich eine Abwehr gegen die tiefliegende Angst, verachtet zu werden. Voller Verzweiflung über ihre Unfähigkeit, die eigenen Probleme zu lösen, fangen sie an, sich über ihr Gewicht Sorgen zu machen. Indem sie ihren Körper manipulieren, entsteht ein Gefühl von Macht und Stärke, das sie sonst nicht besitzen.

Celia, eine der Patientinnen von Bruch, begann mit dem Abmagern, als ihr Freund den Wunsch äußerte, sie solle etwas abnehmen, da er selbst sehr schmal war. Celia gönnte sich das Essen dann zwar nicht mehr, war aber ständig irgendwie damit beschäftigt. Als sie anfing abzunehmen, machte sie die Erfahrung, daß sie sich ungeheuer stark und unabhängig fühlte. Das Abnehmen wurde nun zu ihrer eigenen Sache, da sie sich dadurch wesentlich besser fühlte. Als sie dann 1½ Jahre später wegen ihrer Magersucht zu einer längeren Behandlung in die Klinik kam, fühlte sie, daß ihre Anstrengungen, unabhängig zu sein, gescheitert waren. Jetzt war sie abhängig von der Gesellschaft, von der Klinik, den Ärzten und den anderen Patienten. Sie nahm nun auch ihre Abhängigkeit vom Essen wieder wahr. Aus einem Gefühl der Panik oder Leere heraus bekam sie regelrechte Eßanfälle, nach denen sie entweder erbrach oder die Nahrung für mehrere Tage verweigerte. Obwohl sie immer schlank war, verfolgte sie die Angst, dick zu sein und dafür abgelehnt zu werden. Zwar gab ihr das Essen auch ein Gefühl von Sicherheit, dennoch fühlte sie sich entsetzlich schuldig und voll von Selbstverachtung, wenn sie aß, was zu dem Gefühl, wertlos zu sein, beitrug. Celias ganze Stimmung hing von ihrem Eßverhalten ab. Wenn sie das Essen kontrollieren konnte und abnahm, fühlte sie sich stark, selbstbewußt und heiter. Gab sie dem Impuls zu essen nach, wurde sie depressiv und selbstmordgefährdet. Nichtessen gab ihr ein Gefühl von Überlegenheit und Frieden, wobei sie sich dann auch weit entfernt von ihrer Familie fühlte (Bruch 1973, S. 255ff.).

10. Weitere Modelle zur Erklärung von Magersucht

Im folgenden gehen wir kurz auf den psychoanalytischen, den lerntheoretischen und den feministischen Ansatz zur Erklärung von Magersucht ein.

Aus psychoanalytischer Sicht findet man bei der Magersucht auf dem Boden verdrängter, unbewußter Konflikte eine starke Entwertung und Ablehnung der weiblichen Geschlechtsrolle und der eigenen körperlichen und seelischen Reifung zur Frau. Die sexuelle Aversion wird jedoch von der genitalen auf die orale Ebene verschoben, d. h. Ängste »gesunder« Frauen vor Beischlaf und Schwangerschaft werden bei Magersüchtigen auf die Nahrungsaufnahme übertragen. Diese Abwehr kann als eine Form der Regression verstanden werden. Die genital-sexuelle Entwicklungsstufe wird nicht erreicht, und es erfolgt eine Rückkehr auf die orale Stufe, bei der die Nahrungsaufnahme und das Nehmen im weitesten Sinne im Mittelpunkt stehen. Ein körperliches Zeichen für diesen Rückzug kann das Ausbleiben der Regelblutung sein. Da die Amenorrhoe jedoch immer in lebensbedrohlichen oder gefährlichen Situationen auftritt, kann man davon ausgehen, daß der Organismus in dieser Phase der Entwicklung so reagiert, als ob eine reale Gefahr bestünde. Die Reifung zur Frau wird unterbrochen, es kommt zu einem Zustand sexueller Neutralität. Jeder eigene Triebwunsch wird verleugnet und abgewehrt. Überhaupt bestimmen Rationalität und Gefühlsabwehr das Persönlichkeitsbild der Magersüchtigen, zur Umwelt wird eine intellektualisierende Distanz eingelegt. Weitere charakteristische Abwehrformen unerwünschter Triebregungen sind die Verleugnung des Hungers, der Gewichtsabnahme und der Müdigkeit. Die

Kranken scheinen nicht wahrzunehmen, daß sie in Lebensgefahr sind.
Die Magersucht kann als ein Versuch interpretiert werden, überhaupt jede menschliche triebhafte Regung abzulehnen. Tatsächlich entsteht sowohl körperlich als auch seelisch ein Zustand sexueller Neutralität. Die Beunruhigung durch sexuelle Reifungsvorgänge wird verschwiegen, und die unbewußte Triebabwehr bewirkt, daß Sexualängste auf die Furcht, dick zu sein, verschoben werden.
Das Hungern könnte ein Versuch sein, sich aus jeglicher körperlichen und emotionalen Abhängigkeit zu lösen, um einen Zustand zu erreichen, in dem die Magersüchtige allmächtig und völlig unabhängig ist. Dazu würde auch die Vorstellung passen, ein Perpetuum mobile zu sein, was in der Überaktivität zum Ausdruck kommt, mit der die Magersüchtigen scheinbar ohne Anzeichen von Müdigkeit und Erschöpfung oft unglaubliche Leistungen vollbringen (vgl. Bräutigam/Christian 1973, S. 233ff.; Thomä 1961, S. 251ff.; Thomä 1963, S. 604ff.).
Unsere Kritik am psychoanalytischen Ansatz richtet sich gegen die einseitige Überbetonung der Sexualität. Sicher spielt die Angst vor einer Reifung zur Frau und vor dem anderen Geschlecht im weitesten Sinne auch eine Rolle, reicht jedoch als hauptsächliche Erklärung nicht aus. Das Erleben der Magersüchtigen wird hauptsächlich auf innerpsychische Vorgänge reduziert, während die überaus wichtige Interaktion mit den Mitmenschen sowie die unbewußte Zielsetzung der Betroffenen nicht genug berücksichtigt wird.
Aus lerntheoretischer Sicht liegt der wesentliche und eindeutig erkennbare Grund für die Entwicklung der Magersucht in einer Störung des Eßverhaltens, ebenso wie bei der Fettsucht. Man geht von der Grundannahme aus, daß die Umwelt der Kranken, vor allem die Eltern und Geschwister, sich ihnen gegenüber so verhalten, daß normales Essen, Zunahme an Körpergewicht und die Entwicklung weiblicher Körperformen sowie auch Sexualität von den Mädchen nicht als etwas Positives gesehen wird. So kann beispielsweise eine Mutter, die

sich von ihrem Mann unterdrücken läßt, als so abstoßend erlebt werden, daß die Magersüchtige ihr keinesfalls gleichen möchte. Alle Verhaltensweisen und Entwicklungen, die Essen als etwas Positives erscheinen lassen, werden effektiv oder nach Meinung der Kranken von der Umwelt nicht verstärkt, vielleicht sogar bestraft.

Das Verhalten von Magersüchtigen wird von der Lerntheorie als ein Lern- bzw. Konditionierungsprozeß aufgefaßt. Ihr Eßverhalten kann also durch ihre Beziehung zu den Eltern und Geschwistern beeinflußt werden.

Ein Gebiet wurde hierbei besonders sorgfältig analysiert: die Mahlzeiten der Familie und der übliche Eßstil der Familie. Bei dieser Analyse wurden in jedem Fall Eßgewohnheiten gefunden, die von den Patientinnen als negativ erlebt wurden, z. B. Störungen bei den Mahlzeiten, unmanierliches Essen der Geschwister, hastiges, unruhiges Essen, häufiges Essen im Gasthaus, wenig Rücksicht auf den Geschmack der Patientinnen in bezug auf die Art und das Anrichten der Speisen und Nötigen zum Essen. In solchen Fällen können also unangenehm erlebte Mahlzeiten von den Magersüchtigen als »Bestrafung« empfunden werden, so daß sie das Essen aufgeben, um dieser Bestrafung zu entgehen (Kehrer 1972, S. 129ff.).

Die Lerntheoretiker sehen in der Magersucht lediglich eine Störung des Eßverhaltens. Bei den Lernprozessen, die zu einem gestörten Eßverhalten führen, wird ein direkter Zusammenhang zwischen einer negativ erlebten Umwelt und dem Eßverhalten hergestellt. Jedoch werden dabei in keiner Weise Störungen der gesamten Persönlichkeit berücksichtigt.

Unserer Ansicht nach ist die Magersucht ein unglücklicher Versuch, mit den persönlichen Schwierigkeiten fertigzuwerden. Die Verweigerung des Essens ist eine aktive Handlung, die auf das Ziel ausgerichtet ist, die eigene Lebenssituation zu verbessern. Das Problem der Magersucht auf das Essen oder Nicht-essen zu beschränken, ist zu kurz gegriffen und wird der Krankheit in ihrer Vielschichtigkeit nicht gerecht.

Vom feministischen Standpunkt aus zeigt sich in der Magersucht eine große Ambivalenz dem Frausein gegenüber. Die Krankheit stellt eine Rebellion gegen die Feminisierung von Mädchen dar und drückt sich sowohl in einer Ablehnung (häßlich sein) als auch in einer Übertreibung des Idealbildes aus (besonders schlank sein). »Die ganzen Begleiterscheinungen, die Angst vor dem Dickwerden, die ständige Beschäftigung mit Essen, das hastige Essen im Verborgenen und das Interesse an der Ernährung anderer liefern jedoch Anhaltspunkte dafür, daß dieses Verhalten auf die Sozialisation der Frauen in unserer Gesellschaft zurückzuführen ist. Anorexia nervosa ist im Zusammenhang mit Eßsucht die Kehrseite der Medaille. Eine Magersüchtige setzt sich durch ihre rigorose Essensverweigerung den gleichen Einschränkungen aus wie Eßsüchtige« (Orbach 1979, S. 137).

In einer Gesellschaft, in der sehr schlanke und zerbrechlich wirkende Frauen gefragt sind, wird wenig essen sehr gefördert. Oft beginnt die Magersucht damit, daß der Wert, als Teenager und Frau schlank zu sein, in übertriebener Weise aufgenommen und eine Abmagerungskur begonnen wird. Durch die Veränderungen ihres Körpers während der Pubertät werden die Mädchen sehr verwirrt, bekommen Ängste und fühlen sich machtlos, da diese Vorgänge in keinem Zusammenhang zu ihren bisherigen Erfahrungen stehen. In bezug auf Jungen müssen neue Verhaltensweisen erlernt werden. Viele jungen Mädchen fühlen sich von all diesem Neuen so überrumpelt, daß sie in der Essensverweigerung eine befriedigende Lösung sehen, ihre Situation wieder unter Kontrolle zu bringen. Indem sie den Hunger nicht beachten, können sie sich stark fühlen. Überhaupt werden Mädchen bezüglich der Sexualität sehr verunsichert. Sie hören, daß diese für Jungen gut, für sie selbst schlecht sein soll; einerseits wird sie als sündhaft, unberechenbar und gefährlich, andererseits als großartig und etwas Wunderbares dargestellt.

Durch ihr Magersein scheiden sie nach einem kurzen Blick sowohl bei Männern als auch bei Frauen als Sexualobjekt aus. Sie werden praktisch geschlechtslos. Hierdurch kann der

Wunsch ausgedrückt werden, so wie sie sind, akzeptiert und bemerkt zu werden, und nicht, weil sie perfekt aussehen, perfekt sind oder die an sie gestellten Erwartungen erfüllen. Dieser Wunsch, akzeptiert zu werden, könnte dadurch entstanden sein, daß sich viele Magersüchtige unerwünscht und unwürdig fühlen. Sie haben das Gefühl, daß ihre Mütter lieber einen Sohn gehabt hätten. In der Pubertät läßt sich das Geschlecht nicht mehr leugnen, und so bringen sie mit ihrer Verweigerung des Essens einerseits zum Ausdruck, daß sie sich in Luft auflösen möchten, um der Mutter einen Gefallen zu tun; andererseits drücken sie so auch ihre Wut aus, nicht so, wie sie sind, angenommen zu sein. In ihrer Wut verweigern sie das, was eine Mutter in erster Linie zu geben hat, nämlich das Essen.
Auch das Streben nach Leistung könnte auf diesem Hintergrund erklärt werden. Es wäre eine Möglichkeit, die Enttäuschung der Mutter darüber, daß sie eine Tochter hat, wiedergutzumachen. Der Zweifel an der eigenen Existenzberechtigung wird mit überdurchschnittlich guten Schulleistungen und Perfektionismus bekämpft. Die übergroße Aktivität von Magersüchtigen könnte ein Versuch sein, sich durch möglichst viele Unternehmungen gegen die Einschränkungen zu schützen, die eine Frau erwartet, wenn sie erwachsen wird. In ihrer Rolle als Frau ist sie von der Gesellschaft in ihrem Betätigungsfeld eingeschränkt und versucht nun, auf ihre Art Einfluß auf eine Welt auszuüben, in der sie benachteiligt wird.
Essensverweigerung kann für eine Magersüchtige eine Möglichkeit sein, »Nein« zu ihrer Rolle als Frau und den damit verbundenen Einschränkungen zu sagen. So kann sie ihre Ablehnung zum Ausdruck bringen und Stärke empfinden. (Orbach 1979, S. 136ff.)
Fett- und Magersucht haben aus feministischer Sicht die gleichen Hintergründe, nämlich die Sozialisation zur Frau und die damit verbundenen Benachteiligungen. Folglich ergeben sich auch dieselben Kritikpunkte am feministischen Ansatz zur Erklärung von Magersucht, wie wir sie schon in bezug auf die Fettsucht dargelegt haben.

11. Zwischen Fett- und Magersucht

In den letzten Kapiteln haben wir uns mit Menschen beschäftigt, die tatsächlich entweder über- oder untergewichtig waren. Im Gegensatz dazu gehen wir jetzt auf einen Personenkreis ein, bei dem sich die neurotische Symptomatik nicht körperlich sichtbar ausdrückt. Es handelt sich um *latent Fettsüchtige* (wie sie in der Fachliteratur genannt werden), und um Menschen, die unter *Bulimarexie* (Heißhunger und Erbrechen) leiden. Beide Gruppen sind in der Regel normal- oder sogar idealgewichtig. Oft wissen nicht einmal enge Freunde, unter welchem Aufwand sie ihre schlanke Figur erhalten.
Dieser Personenkreis setzt sich zum einen aus Menschen zusammen, die früher übergewichtig waren, jetzt aber unter großen Mühen ihr normales Gewicht halten. Zum anderen gehören ehemalige Magersüchtige dazu, die zwar auch ihr Normalgewicht halten, aber die Angst vor dem Dickwerden nicht verloren haben. Eine weitere typische Gruppe sind Menschen, die bisher weder über- noch untergewichtig waren, aber ähnlich wie Magersüchtige eine panische Angst davor haben, dick zu werden.

Latente Fettsucht

Latent Fettsüchtige sind davon überzeugt, daß sie ihr Gewicht nur durch ein rigides Kontrollsystem halten können. All ihre Gedanken kreisen ums Essen und die Figur; verschiedene Diätformen, Heißhunger, Eßanfälle, Schuld- und Schamgefühle und die panische Angst vor dem Zunehmen bestimmen ihr Leben.

Im täglichen Leben hört man viel über die Schwierigkeiten dicker Menschen abzunehmen. Ihnen wird nachgesagt, sie seien selbstverwöhnend und schwach. Von dem psychischen Elend derer, die ihr Aussehen und ihre Wirkung auf andere zum Mittelpunkt ihres Lebens machen, wird weniger gesprochen. Es ist schwer abzuschätzen, welche Auswirkungen der ständige Kampf um eine makellose Figur hat. Es geht mit Sicherheit auf Kosten von Entspannung, Unbefangenheit, Lockerheit, Lebensfreude und Heiterkeit. Jemand, der mit diesem Problem bisher nicht in Berührung gekommen ist, kann sich kaum vorstellen, welchen psychischen Qualen Menschen ausgesetzt sind, die sich gezwungen fühlen, ständig dünner zu sein, als es ihrer Konstitution entspricht. Sie machen eine Diät nach der anderen und leben vielfach in einem Zustand chronischer Unterernährung. »Die psychologischen Reaktionen während einer experimentellen Unterernährung wurden von *Keys* und Mitarb. in allen Einzelheiten untersucht ... Eine extreme Einschränkung des Interessenkreises, Reizbarkeit und ständige Beschäftigung mit der Nahrung wurde bei allen Probanden beobachtet. Bei einigen mußte wegen ernsthafter Störungen der Emotionalsphäre das Experiment abgebrochen werden. *Rose* und Mitarb. zeigten, daß das Fehlen einer der essentiellen Aminosäuren in der Kost innerhalb kurzer Zeit zu schwerer Appetitlosigkeit, zu Müdigkeitserscheinungen, ja sogar zu psychotischen Störungen führen kann ...« (Bruch 1960, S. 298). In unserer derzeitigen Gesellschaft werden insbesondere schlanke Frauen bewundert, weil mit ihren Figuren Gesundheit, Schönheit und Sportlichkeit verbunden werden; daß diese Figuren aber oft das Ergebnis einer chronischen Unterernährung sind, wird allgemein nicht erkannt. Erst wenn die übermäßige Beschäftigung mit dem Essen und der Figur ihr Leben ernsthaft behindert, kommen sie in Behandlung. Das kann dann eintreten, wenn Beschwerden wie Reizbarkeit, Konzentrationsschwierigkeiten, Lustlosigkeit und Müdigkeit oder Depressionen auftreten.

Eine andere Gruppe latent Fettsüchtiger ist etwas »pumme-

lig«, aber weit davon entfernt, übergewichtig zu sein. Ihre Figur empfinden sie als Makel, sind ständig unzufrieden mit sich und richten ihre ganze Energie darauf, einen idealen Körper zu bekommen.
Latent Fettsüchtige stoßen mit ihrem Eßverhalten und ihren ständigen Versuchen abzunehmen auf viel Unverständnis bei ihrer Umwelt: »Aber Sie haben es doch nicht nötig, auf Ihre Figur zu achten! ... Wenn ich so schlank wäre wie Sie, dann würde ich mir doch überhaupt keine Sorgen machen ... Was willst Du eigentlich noch, Du siehst doch so gut aus ...«
Welcher Preis für Schlanksein und gutes Aussehen gezahlt wird und mit wieviel Problemen und Qualen dies verbunden ist, möchten wir anhand von Martinas Geschichte veranschaulichen.

Martina ist eine 27jährige Lehrerin, schlank, hübsch und gepflegt, die ihren Beruf erfolgreich ausübt und mit Schülern und Kollegen gut auskommt. Sie ist mit einem sehr gut aussehenden Rechtsanwalt verheiratet. Ihr Eßproblem fing an, als sie ca. 16 Jahre alt war und es ihr immer wichtiger wurde, den Männern zu gefallen. Ihrem Gefühl nach kann Martina aber nur gefallen, wenn sie eine ideale, schlanke Figur hat und auch sonst möglichst perfekt und gepflegt aussieht. Ihr ganzes Leben wird davon beherrscht, ob sie ihr Ziel, möglichst perfekt auszusehen, auch erreichen kann. Schon morgens wird ihr Lebensgefühl davon bestimmt, was die Waage in ihrem Badezimmer anzeigt: hat sie abgenommen, ist sie glücklich und beschwingt, hat sie jedoch auch nur wenige Gramm zugenommen, fühlt sie sich ganz deprimiert und voller Angst, daß sie noch weiter zunehmen könnte. Der nächste kritische Moment ist das Anziehen; wird sie sich in ihrer engen grünen Hose wohlfühlen, oder wird sie jeder Schritt daran erinnern, daß sie vielleicht doch wieder zugenommen hat?
Richtig wohlfühlen kann sich Martina eigentlich nur, wenn sie hungrig ist. Das ist für sie die beste Garantie dafür, daß sie nicht zuviel gegessen hat, und dann ist ihre Angst, daß sie zunehmen könnte, am geringsten. Sattsein ist für sie mit Vollsein verbunden, und das führt zwangsläufig zum Dicksein. Martina weiß genau Bescheid über sämtliche Diätformen, kalorienarme Nahrungsmittel und kennt viele Tricks, wie man Kalorien sparen kann. Alle »Dickmacher« wie Brot, Kartoffeln, Kuchen, Süßigkeiten usw. sind von ihrem Speisezettel gestrichen. Sie versucht sich ständig einzureden, daß ihr Knäckebrot

mit Gurke ganz hervorragend schmeckt, und daß Kuchen sowieso nur ungesundes Zeug ist, das sie gar nicht vermißt. Martina hat solche Schranken gegen das Essen in sich aufgerichtet, daß sie kaum etwas herunterbringt, von dem sie weiß, daß es dick machen könnte. Eigentlich möchte sie auch mal etwas Abwechslung in ihre eintönige kalorienarme Kost bringen. Geht sie dann aber einkaufen, entscheidet sie sich nach langem Zögern und qualvoller Unentschlossenheit doch wieder für die gleichen Dinge wie immer.

Martina hat aber noch eine andere Seite, von der niemand etwas weiß, und die sie um jeden Preis geheimhalten möchte. Immer wieder bricht ihr sorgsam ausgeklügeltes Kontrollsystem zusammen, und sie wird von einer ganz starken Gier nach Essen überfallen. Die Spannung wird so unerträglich, daß sie sich wie im Rausch alles, was sie in ihrer Küche finden kann, in den Mund stopft – Unmengen von Keksen, Eis, Brot und andere, sonst verschmähte Nahrungsmittel, schlingt sie in sich hinein. Dabei kann sie kaum etwas schmecken oder genießen. Wenn sie so voll ist, daß sie sich kaum noch rühren kann, geht sie ins Badezimmer und erbricht, solange es geht. Die ganze Zeit ist sie aber von der Angst erfüllt, daß ihr Mann unvorhergesehenerweise nach Hause kommen und sie überraschen könnte. Besonders schlimm ist es für sie, wenn sie dieser Drang zu essen in Gegenwart von anderen Leuten überkommt, z. B. bei einer Einladung. Hat sie dann keine Gelegenheit, an Ort und Stelle zu erbrechen, fühlt sie, wie das Essen sich in ihr ausbreitet, sie dick und schwer macht, und wie sie nur noch von einem Gedanken besessen ist: wegzukommen und das gefährliche Zeug wieder aus ihrem Körper herausbringen. In solchen Fällen greift sie dann auch mal zu Abführmitteln, um sich wenigstens etwas zu beruhigen. Martina schämt sich sehr für ihre »schlechte Gewohnheit« und kann sie gar nicht mit ihrer sonstigen Vorstellung von Perfektion in Einklang bringen. Besonders schlimm findet sie es, daß sie manchmal ihre Freßorgien regelrecht plant, daß sie ganz deutlich spürt, wie die Spannungen in ihr immer stärker werden, und sie dann etwas zu essen haben *muß*. Zu diesem Zweck kauft sie dann Unmengen von Süßigkeiten und Kuchen, die sie zu Hause sicher versteckt, bis die Gier ihren Höhepunkt erreicht hat, und sie nicht mehr widerstehen kann.

Besonders stark wird Martina mit ihrem Eßproblem konfrontiert, wenn sie mit mehreren Leuten verreist. Schon vor der Abfahrt macht sie sich tausend ängstliche Gedanken: Wie wird sie mit dem Essen zurechtkommen? Wird sie den Versuchungen widerstehen können? Wie werden die anderen reagieren, wenn sie ihre Diätnahrungsmittel mitnimmt? Wird sie dafür abgelehnt werden? Wie soll sie den anderen klarmachen, daß sie auf ihre Figur achten muß? Wird ihr Mann sie auch nicht zu dick finden, wenn sie am Strand seinem kritischen Blick ausgesetzt ist? Während des ganzen Urlaubs quält sie sich immer wieder mit diesen Fragen herum und ist gar nicht in der Lage, ihn richtig zu genießen.

Psychologische Aspekte

Das Beispiel von Martina zeigt, wie sehr sie von ihrem Problem gefangen ist; nicht sie gestaltet ihr Leben, sondern ihr Symptom bestimmt, wie ihr Leben aussieht. Dennoch beeindrucken solche Menschen mitunter ihre Umwelt sehr, weil sie so beneidenswert schlank und attraktiv sind. Von den Gefühlen der Unzulänglichkeit und den vielen Kämpfen, die sie ausstehen, dringt kaum etwas nach außen. Sie funktionieren innerhalb des gesellschaftlichen Gefüges und fallen nur in extremen Fällen auf. Doch können ihre Fähigkeiten gar nicht voll zur Geltung kommen, da sie ständig mit ihrem Symptom beschäftigt sind.

Fragt man wieder nach dem Sinn und dem Nutzen, den ihnen ihr Leiden einbringt, so stößt man auf die große Diskrepanz zwischen ihrem überhöhten Persönlichkeitsideal und den unzulänglich ausgebildeten Fähigkeiten, diesen Idealen nahe zu kommen, d.h. ihr Leben in die Hand zu nehmen, es zu gestalten. Das ständige Kreisen ums Essen wirkt bezüglich der quälenden Ideale lindernd, es mindert die Angst vor Mißerfolgen und entschärft die Differenz zwischen Anspruch und Wirklichkeit. Die Gefahr, sich klein, unzulänglich und unterlegen zu fühlen, besteht für diese Menschen praktisch überall: in der Sexualität, im Umgang mit Menschen, im Beruf, in bezug auf den Partner, in der Kindererziehung. Entwickeln sie nun einen Eßzwang und sind somit extrem in Anspruch genommen, werden selbst geringe Leistungen fast zu Heldentaten, denn was unter derartig erschwerten Bedingungen trotzdem noch geschafft wird, zählt ja viel mehr – wie groß wären ihre Leistungen erst ohne diesen Zwang? Am Beispiel von Martina

können wir auch sehen, daß dieses Symptom gut dazu geeignet ist, Abstand zu anderen Menschen zu halten; man kann jeglichen Beziehungen ausweichen. Wir sehen hier ganz deutlich, daß es Mechanismen sind, die wir schon dargestellt haben.
Von vielen Eßsüchtigen hört man auch, daß sie dann einen Eßanfall bekommen, wenn sie eine Aufgabe vor sich haben, der sie sich nicht gewachsen fühlen. Ihnen fehlt dann der Spannungsbogen, eine Schwierigkeit zu überwinden, ein Problem zu lösen. Zu schnell geben sie entmutigt auf und flüchten sich ins Essen. Wir haben diese Haltung bereits ausführlich im Zusammenhang mit der Verwöhnung beschrieben. Ihre Ohnmacht kann sich aber auch in einer versteckt kämpferischen Haltung gegen ihre Umwelt ausdrücken. Verdeutlichen wir uns das an einem Beispiel:

Verena, eine 25jährige Erzieherin, litt unter einer schweren Eßstörung. Bevor sie in die Therapie kam, war sie längere Zeit wegen Nahrungsmittel-, Appetitzügler- und Alkoholmißbrauch in einer Klinik. Wie Verena sagte, produzierte sie häufig »Freßanfälle«; dann kaufte sie 10 Stück Kuchen, schlang diese ohne Genuß hinunter und brach alles wieder aus. Dies trat besonders in Situationen auf, in denen etwas von ihr verlangt wurde, oder die sie selbst gestalten mußte. Besonders schlecht ging es ihr, wenn sie selbständig für die Ausbildung lernen mußte, oder wenn sie einen ganzen Vormittag für sich hatte. Anstatt Wäsche zu waschen, wie sie es sich vorgenommen hatte, entwickelte sie einen Eßanfall nach dem anderen. Es fiel ihr sehr schwer, etwas über einen längeren Zeitraum durchzuhalten. Arbeitsstellen gab sie schon nach wenigen Monaten wieder auf, und eine Ausbildung zum Sozialarbeiter, die sie sich sehr gewünscht hatte, brach sie ab, weil sie den Anforderungen nicht standhalten konnte.
Ihre Unselbständigkeit und der geringe Spannungsbogen lassen sich leicht bis in die Kindheit zurückverfolgen. Sie hatte eine enge Beziehung zur Mutter, die aufopfernd und unterwürfig war. Diese verwöhnte Verena sehr, indem sie ihr jeden Wunsch erfüllte und alle unangenehmen Aufgaben abnahm. Verena setzte ihr gegenüber praktisch jeden Wunsch durch, wofür sie über ein beachtliches Repertoire verfügte. Dies reichte von Wutausbrüchen mit Strampeln und auf den Boden werfen bis hin zu Weinen und Schreien. Sie konnte sich nicht erinnern, daß sie ihr Bedürfnis der Mutter gegenüber einmal

nicht durchsetzte. Dadurch hatte sie einen sehr geringen Spannungsbogen entwickelt, der jedes auch noch so kleine Hindernis im späteren Leben zu einer fast unüberwindbaren Hürde werden ließ. Sie versuchte auch als Erwachsene noch alle Register zu ziehen, in der Hoffnung, daß ihre Mitmenschen ihr etwas abnehmen würden.

Durch die Verwöhnung hat Verena Riesenerwartungen an das Leben entwickelt, ihr Gefühl ist: »mein Wille geschehe – und zwar schnell«, ihr Leben soll immer ihren jeweiligen Vorstellungen entsprechen. Dadurch, daß ihr aber immer alles abgenommen wurde und sie nicht gelernt hat, selbst etwas zu erreichen, verfügt sie heute nicht über eigene Mittel, ihre Wünsche zu verwirklichen. Außerdem hat sie kein realistisches Verhältnis zum »Machbaren«; in der Phantasie, unter Ausschaltung der Realität ist alles möglich. Was sie nicht selbst tun kann, sollen andere für sie machen.

Während der Jugendzeit entwickelte sie starke Eßzwänge. Um ihr maßloses Essen einzuschränken, bekam sie als »Therapeutikum« von den Eltern eigenes Wirtschaftsgeld. Dadurch sollte sie am eigenen Leibe erfahren, wie teuer Lebensmittel sind. Verena schlug ihren Eltern aber dadurch ein Schnippchen, daß sie sich bei Freunden satt aß und ihr Geld für Süßigkeiten ausgab.

Während Verena auf der einen Seite sehr brav und angepaßt war, trotzte und kämpfte sie auf der anderen Seite sehr. Dies war nicht immer auf den ersten Blick zu erkennen. Ihre Konkurrentin, die Schwester, hatte eine gegenteilige Rolle eingenommen. Sie rebellierte offen gegen die Eltern, was ihr viel Ärger einbrachte; Verena war dagegen durch ihre Bravheit in einer besseren Position, die sie mit Erfolg gegen ihre Schwester ausspielen konnte. Auch Verenas Eßstörungen waren ein subtiles Kampfmittel, mit dem sie ihre Eltern treffen konnte, ohne dafür zur Verantwortung gezogen zu werden, weil sie ja selbst unter ihrer »Krankheit« so litt.

Diese kämpferische Haltung behielt Verena auch in ihrem späteren Leben bei. In einer langjährigen Ehe mit Erik, einem Physiker, der ihr in beruflicher Hinsicht weit überlegen war, versuchte sie ihre Ohnmachtsgefühle auszugleichen, indem sie sich in »Hippie-Kreisen« aufhielt; dort spürte sie ihre Unterlegenheit nicht so stark. Gleichzeitig wollte Verena damit ihren bürgerlichen Mann treffen. Sie selbst fühlte sich in beiden Welten nicht wohl. Als Verena Erik kennenlernte, war sie gerade sehr schlank, gab sich lustig, lebenstüchtig und unproblematisch, was ihn sehr anzog. Innerhalb der Ehe zeigte sich dann, daß sie nichts von alldem halten konnte. Erik fühlte sich betrogen und kritisierte Verena sehr, was sie verletzte. In ihren Rachephantasien stellte sie sich vor, die kritischen drei Kilo abzunehmen und wieder das kleine, lebenslustige Mädchen zu spielen. Wenn

Erik dann ganz verliebt in sie sein würde, wollte sie ihm mit triumphalem Gefühl den Laufpaß geben.
Kam Verena im Leben nicht so recht voran, machte sie regelmäßig die »schlechte« Therapie dafür verantwortlich und übte moralischen Druck aus. Dies tat sie z. B. mit starken Eßanfällen, Alkoholexzessen – jeweils mit der Haltung: »Seht nur, wie schlecht es mir geht, eure Therapie taugt nichts, sonst würde es mir nicht schlecht gehen! Helft mir doch nur, nehmt mir mein schweres Leben ab! Ich kann es doch nicht bewältigen.« Diese Vorwürfe und Abwertungen wurden von Lobeshymnen auf die Therapie abgelöst; sie habe noch keine Therapie gemacht, die ihr so viel gegeben hätte, und es sei ja doch ganz offensichtlich schon enorm voran gegangen mit ihr.

Wir haben bereits beschrieben, daß Fett- und Magersüchtige schlecht in der Lage sind, sich zu behaupten, ihr Leben eigenständig zu gestalten, *Ich* zu sagen und sich anderen Menschen gegenüber abzugrenzen. Dasselbe gilt auch für latent Fettsüchtige.
Latent Fettsüchtige können durch ihre Unsicherheit und Ängstlichkeit auffallen, die sich vor allem im Umgang mit anderen Menschen zeigt. Damit ist auch die Angst vor dem anderen Geschlecht und der Sexualität verbunden. Um Sicherheit zu erlangen, versuchen sie alles richtig zu machen, indem sie ihr Verhalten zwanghaft kontrollieren.

Helga, eine 31jährige, zierliche Architektin, kam wegen Zwangssymptomen und einer Eßstörung in die Therapie. Sie stand unter dem Zwang, beispielsweise auf allen Reklameschildern die Buchstaben zu zählen, rauchte ca. 90 Zigaretten am Tag und aß mehr, als sie eigentlich brauchte. Das zwanghafte Essen beunruhigte sie besonders, da sie auf keinen Fall zunehmen wollte.
Irgendwie war Helga mit ihrem Körper schon vor der Pubertät nicht so recht zufrieden; genau wie ihr erster Blick später den Bäuchen ihrer Mitmenschen galt, beobachtete sie im Anfangsstadium ihrer Pubertät, ob andere Mädchen schon einen Busen bekamen oder schon ihre Periode hatten. Mit sich war sie solange unzufrieden, bis sich auch bei ihr die so begehrten Anzeichen der Fraulichkeit einstellten. Doch das Glück währte nicht lange – kaum hatte sie sich daran gewöhnt, begann sie an sich herumzumäkeln. Busen und Bauch stimmten ihrem Gefühl nach nicht mit der gängigen Schablone überein; ihr knabenhafter Körper nahm immer weiblichere Formen an. Diese rundlichen

Formen störten sie so sehr, daß sie einen zähen Kampf mit ihrem Körper aufnahm, um den alten Zustand wieder herzustellen.
Auch in anderen Lebensbereichen wurden ihre Ängste deutlich: Nicht nur, wenn sie von Männern auf der Straße belästigt wurde, sondern schon beim Anblick nackter muskulöser Arme bekam sie Schweißausbrüche vor Angst. Ging es ihr besonders schlecht, stieg die Angst schon auf, wenn sie z. B. Bauarbeiter von weitem sah, denen das Hemd aus der Hose gerutscht war. Verständlicherweise konnte sie mit diesen Angstgefühlen auch keine Liebesbeziehung mit einem Mann eingehen.
Helgas große Angst vor Menschen und besonders vor Männern wird auf dem Hintergrund ihrer Kindheit nachvollziehbar. Sie verbrachte diese in einer Kleinstadt, wo ihre Familie sehr zurückgezogen lebte. Helga spielte meist alleine und baute eine lebhafte Phantasiewelt auf. Kam sie doch einmal mit anderen Kindern in Kontakt, stand sie deshalb außerhalb, weil sie den Umgang mit ihnen nicht gewöhnt war und auch, weil sie aufgrund ihrer unpraktischen Kleidung nicht richtig mitspielen konnte. Während die anderen Kinder Lederhosen trugen, hatte sie helle Kleider an, die sie nicht schmutzig machen durfte.
Für Helga war das Leben eine Gratwanderung, sie wollte um keinen Preis Fehler machen oder ungeschickt sein. Da sie so wenig Beziehung zu ihren Mitmenschen hatte, war es ihr auch unmöglich einzuschätzen, was sie sich erlauben konnte und was nicht. Sie fühlte sich insgesamt ohnmächtig, und ihr zwanghaftes Verhalten konnte als ein Versuch angesehen werden, Einfluß auf ihr Leben zu nehmen.

Weiterhin ist bei latent fettsüchtigen Menschen zu beobachten, daß sie sich sehr stark von der Bewertung anderer abhängig machen. Um zu gefallen, sind sie bereit, sich besonders anzustrengen. Selbst hohe Leistungen stärken ihr Selbstwertgefühl nicht, sondern betäuben lediglich die Angst vor dem Versagen. So wird ihr Streben nach Perfektion immer größer, ohne daß sie zufrieden werden können.
Wie auch bei Fettsüchtigen können bei latent fettsüchtigen Menschen Gefühle der Benachteiligung im Vordergrund stehen. Sie sind in ihrer Kindheit tatsächlich emotional zu kurz gekommen, ein Umstand, der nicht immer offensichtlich ist. Solche Kinder können dadurch gefühlsmäßigen »Wechselduschen« ausgesetzt sein, daß z. B. die Mutter eine sehr verwöhnende Art hat, während der Vater eher unnahbar ist. Durch die

Verwöhnung entwickelt das Kind unrealistische und überhöhte Ansprüche auf Liebe und Zuwendung. Der karge und distanzierte Vater wird so zu einer ständigen Quelle der Enttäuschung. Das Gefühl, nicht geliebt und zurückgewiesen zu sein, soll dann durch Essen beruhigt werden. Zu diesen Gesichtspunkten ein Beispiel aus der Praxis.

Sonja, eine Altenpflegerin, war 42 Jahre alt und lebte nach der Scheidung mit ihrem 13jährigen Sohn zusammen. Sie war in einem Teufelskreis von zwanghaften Gedanken ans Essen, Eßanfällen und Fasten gefangen. Besonders kennzeichnend für ihre Persönlichkeit war die Unfähigkeit, eine eigene Meinung zu entwickeln, geschweige denn, diese zu vertreten. Ihre Bemühungen, allen zu gefallen, bereiteten insbesondere bei der Erziehung ihres Sohnes und im Berufsleben große Schwierigkeiten. So war ihr beispielsweise die Meinung eines Kollegen über sie sehr wichtig, obwohl sie ihn gar nicht leiden konnte. Ihre Angst davor, zu versagen und nicht genügend anerkannt zu sein, trieb sie in einen starken Perfektionismus. Auch an ihren Körper stellte sie diese hohen Ansprüche; sie fand ihn zu unförmig, weil er nicht ganz ihren und den Idealvorstellungen der Gesellschaft entsprach. Somit wurde er zum Angelpunkt ihres emotionalen Befindens. Wenn sie ihn doch nur in die Norm zwingen könnte, würde es ihr besser gehen!
Als Sonja, das älteste von vier Kindern, geboren wurde, war die Enttäuschung groß, weil sie »nur« ein Mädchen war. Ihr Bruder, der drei Jahre später zur Welt kam, wurde für sie zum stärksten Konkurrenten. Sonja mochte ihren Vater sehr gerne und tat alles, um seine Gunst zu erringen. Da er leidenschaftlicher Segler war, versuchte sie, auf diesem Gebiet von ihm gelobt und geachtet zu werden. Obwohl sie einen Regattasieg nach dem anderen errang, blieb die erhoffte Bestätigung aus. Der Bruder hingegen wurde ohne besondere Leistungen geliebt und geschätzt, was sie immer eifersüchtiger werden ließ. So gab es zwischen beiden Geschwistern immer Streit, z. B. um das größere Stück Fleisch. Oft versuchte Sonja auch in ihrer Hilflosigkeit, den Bruder heimlich zu übervorteilen, was ihr auch meist gelang. Diese kleinen Triumphe hielten nicht lange vor, weil sich schnell Schuldgefühle einstellten und sie sich dann stark verachtete. Das hing mit ihrem Ideal zusammen, keinen Raum für sich in Anspruch zu nehmen. In ihrem Gefühl hatten die anderen eigentlich immer mehr Wert als sie selbst. Da Gott ja all ihre »Garstigkeiten« sah, wie die streng religiöse Mutter immer betonte, bildete Sonja ein rigides Gewissen aus. Um ihre »Sünden« wiedergutzumachen, ver-

achtete und erniedrigte sie sich; immer stärker bildete sich eine unterwürfige Haltung heraus.
Während der Pubertät entwickelte Sonja eine ständig wachsende Gier nach Essen. Dies kann als ein Versuch angesehen werden, Gefühle der Benachteiligung auszugleichen, unter denen sie schon immer gelitten hatte. Der Wunsch, etwas für sich zu nehmen, löste natürlich auch wieder starke Schuldgefühle aus. Weitere Probleme machten ihr die sich entwickelnden weiblichen Formen, weil sie nicht in ihr Konzept paßten, dem Vater als »ganzer Junge« zu gefallen.
Unter dem Mechanismus, Probleme mit Essen zu bewältigen, litt Sonja auch noch als erwachsene Frau. Dadurch nahm sie öfter etwas zu und fühlte sich häßlich, was ihr den Umgang mit Männern erschwerte. Die Schwierigkeiten mit dem anderen Geschlecht führte sie ausschließlich auf die Figur zurück und nicht auf ihre Art, mit ihnen umzugehen. Sonja war so sehr bemüht zu gefallen, daß sie ihre Persönlichkeit verleugnete, sich ganz aufgab und alles tat, um es den Männern recht zu machen. Mit dieser unterwürfigen Haltung hatte sie jedoch keinen Erfolg. Nach derartigen Erfahrungen tröstete sie sich, indem sie massive Kritik an der »oberflächlichen Männerwelt« übte, die ja doch nur Modepüppchen wollten und gar nicht in der Lage waren, ihre inneren Werte zu erkennen und zu schätzen. Seit ihrer Kindheit dominierte das Gefühl, zurückgesetzt zu sein, und sie versuchte auf vielfältige Art und Weise, für sich Vorteile herauszuschlagen.

Alle Beispiele zeigen deutlich, daß eine schlanke Figur allein nichts darüber aussagt, ob jemand unter einer Eßstörung leidet. Bruch kennt dieses »Pseudo-Schlanksein« gut aus den Kontakten mit den Familien ihrer jungen fettsüchtigen Patienten und beschreibt, daß deren Mütter ihre schlanken Figuren nur einer ewigen Wachsamkeit und bewußtem Diäthalten verdanken, wobei sie halb verhungern; auch Väter verhalten sich oft so. Diese Eltern sprechen mit besonderer Heftigkeit und Verachtung über das Dicksein ihres Kindes. Es scheint, daß diese Feindseligkeit dadurch entsteht, daß sie das Kind beneiden, weil es versucht, seinen Appetit und seine Bedürfnisse zu befriedigen und weil es sich etwas nimmt, was sie sich verbieten (Bruch 1973, S. 194).
Fettsüchtige Menschen, die das ersehnte Ziel, schlank zu sein, erreicht haben, erleben oft eine bittere Enttäuschung. Sie

machen die Erfahrung, daß sich an ihrem schlechten Lebensgefühl, ihren Unsicherheiten und Ängsten wider Erwarten eigentlich nichts ändert. Häufig kommen sogar noch neue Probleme auf sie zu, weil die Umwelt auf ihr verändertes Aussehen in für sie ungewohnter Weise reagiert. Sie fühlen sich »... trotz ihrer Schlankheit in der Öffentlichkeit genau so unbehaglich ... wie vorher; sie haben ständig Angst, daß man ›ihre Seele abstoßend und häßlich‹ finde, die Seele, die jetzt nicht mehr hinter einem fetten und mißgeformten Äußeren verborgen ist. Sie bleiben in bezug auf Gewicht und Körperform auf derselben Einstellung, die sie als dicke Menschen hatten: Sie sind jetzt ›schlanke fette Menschen‹...« (Bruch 1960, S. 298).

Eine Gewichtsabnahme allein wie auch die Entwicklung eines Fettsüchtigen zum latent Fettsüchtigen ist nur ein geringer Therapieerfolg! »›Die meisten Abmagerungskuren sind also Selbsttäuschungen‹ (G. Hetényi), und ›ein erfolgreich abgemagerter Fettsüchtiger ist doch noch ein nicht geheilter Fettsüchtiger‹ (Gigon)« (Stauder 1959, S. 680). Für uns ist eine Therapie dann erfolgreich, wenn der Fettsüchtige neben der Gewichtsabnahme auch ein unbefangeneres Verhältnis zum Essen und seinem Körper entwickelt hat. Dazu gehört auch, daß er sein Gewicht ohne größere Anstrengungen und zwanghafte Kontrollmaßnahmen halten kann, was durchaus möglich wäre.

Den bisherigen Ausführungen ist zu entnehmen, daß die latente Fettsucht nicht nur eine Beziehung zur Fettsucht, sondern auch zur Magersucht hat. Der Begriff latente *Fettsucht* ist aber eigentlich nicht ganz treffend. In vielen Fällen könnte man sicher eher von latenter *Magersucht* sprechen.

Bulimarexie oder »Kotzsucht«

Hinter dem geheimnisvollen Wort Bulimarexie verbirgt sich ein Phänomen, das sowohl mit der latenten Fettsucht als auch mit der Magersucht eine Verbindung hat. Es steht gewissermaßen zwischen diesen beiden Formen von Eßstörungen. Der Begriff Bulimarexie leitet sich aus dem Griechischen ab – »Bulime« bedeutet Heißhunger und Gefräßigkeit. Es sind überwiegend Frauen, die sich unter dem Zwang fühlen, Unmengen Nahrung zu sich zu nehmen; anschließend versuchen sie diesen Exzeß durch selbst eingeleitetes Übergeben, Durchfall oder Fastenzeiten ungeschehen zu machen. Dieses Verhalten erinnert an die Magersucht, bei der die strengen Fastenzeiten auch von Eßanfällen unterbrochen werden. »Charakteristisch für die Bulimarexie sind allerdings die *regelmäßigen* Freßorgien, auf die immer wieder die rituellen Entleerungen folgen« (Boskind-Lodahl/Sirlin 1979, S. 70). Auch magern die von der Bulimarexie Betroffenen nicht so extrem ab wie die Magersüchtigen, sie sind äußerlich meist unauffällig und entsprechen den gängigen Schönheitsidealen. Während bei der latenten Fettsucht im Mittelpunkt steht, möglichst wenig Nahrung zu sich zu nehmen, um nicht dicker zu werden, ist das Geschehen bei der Bulimarexie um das häufige exzessive Essen und die anschließenden Entleerungspraktiken zentriert. Diese Handlungsabläufe treten mitunter bis zu sechsmal täglich auf. Auch bei der latenten Fettsucht sind Eßanfälle zu beobachten, sie sind jedoch nicht so häufig.

Menschen, die unter der Bulimarexie leiden, sind so stark mit ihrem Symptom beschäftigt, daß sie kaum noch Zeit für anderes haben. Dazu kommt, daß sie sich für völlig abartig halten und Kontakte zu anderen Menschen reduzieren. Dies ist leicht verständlich, denn nahezu alle sozialen Aktivitäten sind in irgendeiner Form mit Essen verbunden, und sie befürchten, daß sie in Gegenwart anderer einen Anfall bekommen könnten. Auch sind sie von sich als Person sehr wenig überzeugt und können sich kaum vorstellen, daß andere an ihnen ein echtes Interesse haben könnten. So spielen sich ihre Zustände meist in sozialer Isolierung z. B. zu Hause ab. Einerseits ist auch diese Eßstörung Folge und Ausdruck einer Beziehungsstörung, andererseits treibt sie ihr Symptom weiter ins soziale Abseits. Vertrauen sich solche Menschen Ärzten oder Psychologen und

Psychotherapeuten an, dann bekommen sie oft nur Unverständnis zu spüren. Zu wenige kennen sich auf dem Gebiet der Eßstörungen richtig aus, die meisten haben von Phänomenen wie der latenten Fettsucht oder gar der Bulimarexie nie etwas gehört, obwohl sie relativ weit verbreitet ist und immer mehr zunimmt.

Auffallend ist die verzerrte Körperwahrnehmung; ähnlich wie bei der latenten Fettsucht und der Magersucht sind die Betroffenen davon überzeugt, daß an verschiedenen Stellen zu viel Fett ist, und daß sie z. B. mit ihrem dicken Hintern unmöglich aussehen. Hier hilft auch kein gutes Zureden, denn sie haben das Gefühl, daß nur sie selbst sich richtig beurteilen können. Ebensowenig, wie sie ihren Körper richtig einschätzen, sind sie in der Lage, ihre Persönlichkeit richtig zu beurteilen. Sie schätzen sich sehr gering ein, haben ein kleines Selbstwertgefühl und wenig Zugang zu ihren Gefühlen. Auch fällt es ihnen enorm schwer, sich abzugrenzen und durchzusetzen oder überhaupt eigenen Interessen nachzugehen.

Boskind-Lodahl und Sirlin, die sich speziell mit dem Phänomen der Bulimarexie beschäftigt haben, »... kamen zu der Überzeugung, daß das Problem der Bulimarexie-Kranken darin besteht, daß sie sich zu stark mit dem identifizieren, was sie als die eigentliche weibliche Rolle ansehen. Sie weisen ihre Weiblichkeit nicht zurück, sie werden zum Zerrbild dieser Weiblichkeit ... Die typische Bulimarexie-Kranke stammt aus einer Familie, der äußere Schönheit und Erfolg alles bedeuten. Sie wird im Lauf der Zeit in ihrer Selbsteinschätzung völlig abhängig davon, wie andere sie sehen. Die junge Frau wird dazu erzogen, dem Mann zu gefallen, und es wird ihr immer wieder eingetrichtert, daß das von ihrer äußeren Erscheinung abhängt« (Boskind-Lodahl/Sirlin 1979, S. 73f.). Das wird von den Autoren auch dadurch untermauert, daß sie bei jeder untersuchten Frau eine tatsächliche oder auch nur vermeintliche Zurückweisung durch einen Mann feststellen konnten. Dieser Vorfall löste dann jeweils die erste Fastenkur mit einem anschließenden Eßanfall aus. Mit dieser Zurückweisung ist ein sehr wichtiger Aspekt genannt; darüber hinaus darf jedoch nicht vergessen werden, daß die Betreffenden nicht nur so fühlen und handeln, weil sie die weiblichen Normen so stark verinnerlicht haben und einmal vom anderen Geschlecht zurückgewiesen wurden. Ihr Symptom hat in ihrem Leben einen ganz speziellen Sinn, der in jedem Einzelfall genau herausgearbeitet werden muß. Wenn wir davon ausgehen, daß es sich z. B. um einen Versuch handelt, Distanz zu den Mitmenschen aufzubauen, insbesondere vielleicht zu Männern, dann sehen wir, daß es sogar ein sehr wirksamer Mechanismus ist, Zurückweisungen und Demütigungen aus dem Weg zu gehen.

12. Therapie von Eßstörungen

Nachdem wir verschiedene Formen, Zusammenhänge und Hintergründe, kurz, das Wesen von Eßstörungen beschrieben haben, bleibt die Frage offen: Wie können Menschen, die unter dieser Symptomatik leiden, Hilfe bekommen? Welche Methoden gibt es, um schlank zu werden oder die quälenden Zwänge loszuwerden, die sich so negativ auf das ganze Leben auswirken? Welche Therapiemöglichkeiten gibt es? Wie groß sind die Erfolgsaussichten?

Verschiedene Methoden, schlank zu werden

Betrachten wir die unzähligen Methoden abzunehmen, so könnte man annehmen, daß es eigentlich kein Problem sein dürfte, irgendeine geeignete für sich zu finden. Doch der Schein trügt, erfahrungsgemäß ist das Abnehmen für viele ein großes Problem. Vielleicht gibt es gerade deshalb so viele Methoden und kommen immer neue hinzu, weil es bisher noch nicht gelungen ist, das Problem wirklich erfolgreich zu lösen.
Wir möchten an dieser Stelle nicht die einzelnen Verfahren ausführlich beschreiben, sondern nur kurz über verschiedene Methoden der Gewichtsreduktion informieren, die zur Zeit angeboten werden, sowie auf mögliche negative Konsequenzen hinweisen. Alle Methoden haben einen gemeinsamen Nenner: dem Organismus weniger Nahrung zuzuführen, als er braucht, was eine Gewichtsabnahme zur Folge hat.
Eine wohl allen bekannte Methode abzunehmen ist die Einhaltung einer *Diät:* Null-Diät, Atkins-Diät, Mayo-Diät, Eier-Diät, Brot-Diät, Kartoffel-Diät usw. Die Liste ließe sich

endlos fortsetzen. Mit jeder Diät kann man prinzipiell auch abnehmen. Dennoch sollte jemand, der sich zu einer Diät entschließt und einen dauerhaften Erfolg erzielen will, sehr genau über Wirkung, Begleiterscheinungen und Gefahren einer Diät informiert sein. Jede Diät bedeutet einen Eingriff in den Stoffwechsel und sollte nicht ohne eine Untersuchung beim Arzt angefangen werden, insbesondere wenn bei großem Übergewicht die Diät über einen längeren Zeitraum geplant wird.

Bei einer Fastenkur z. B. kann es durch die fehlende Zufuhr von Proteinen zu langwierigen Störungen des Ferment- und Hormonhaushaltes kommen, was Verdauungs- und Menstruationsbeschwerden, Sterilität, Potenzschwierigkeiten, Haar- und Hautschäden nach sich ziehen kann.

Ein weiteres Problem stellt auch die Gewichtszunahme nach einer Diät dar. In vielen Fällen, insbesondere nach Fastenkuren, wird das alte Gewicht oder sogar ein noch höheres Gewicht sehr schnell wieder erreicht. Der Gewichtsverlust nach dem Fasten ist nämlich nicht nur auf Fettverlust zurückzuführen, sondern beruht zu einem großen Teil auf Wasserausscheidung und Eiweißabbau. Hinzu kommt, daß bei einer starken Einschränkung der Kalorien, wie sie bei vielen Diäten gefordert wird, der Körper mit einer Senkung des Grundumsatzes reagiert. Er stellt sich auf das niedrigere Kalorienangebot ein, arbeitet sozusagen ökonomischer. Das erklärt auch, warum nach anfänglich guten Resultaten beim Abnehmen der Erfolg immer mehr nachläßt. Fängt man eines Tages an, wieder »normal« zu essen, ist die Kalorienzufuhr viel zu hoch für den auf Sparflamme arbeitenden Körper, das Gewicht steigt schnell wieder an.

In diesem Zusammenhang möchten wir auch auf die Bedeutung von *Sport* hinweisen. Rechnerisch gesehen verbraucht man durch eine leichte sportliche Tätigkeit nicht sehr viele Kalorien. Sport wirkt sich jedoch insgesamt anregend auf die gesamte Stoffwechselfunktion aus. Auch wird der Abbau von unerwünschten Fettpolstern dadurch gefördert, daß sich der

arbeitende Muskel einen Teil der benötigten Energie direkt aus den Fettpolstern seiner Umgebung holt.
Sport zu treiben wäre also für jeden Fettsüchtigen günstig. Das Problem besteht jedoch darin, daß vielfach gegen jede sportliche Betätigung und Bewegung eine große Abneigung besteht.

Gesunde Ernährung

Die Wichtigkeit einer *gesunden Ernährung* kann nicht genug betont werden. Auch bei der Fettsucht spielt es nicht nur eine Rolle, wieviel man ißt, sondern auch, was man ißt. So paradox das zunächst einmal klingen mag, ein fettsüchtiger Körper ist oft ungenügend ernährt. Ihm wird zwar mengenmäßig zuviel Nahrung zugeführt, so daß er sie noch in Form von Fettpolstern speichern muß. Was er jedoch wirklich braucht, um einwandfrei zu funktionieren, nämlich die richtigen Mengen Eiweiß, Fette und Kohlenhydrate, Vitamine und Mineralstoffe, fehlt ihm häufig. Der Körper signalisiert dann: ich habe Hunger – mit Recht, denn wenn ihm die lebensnotwendigen Stoffe fehlen, hat der Körper einen wirklichen Mangel.
Es ist wichtig zu lernen, wertvolle Nahrungsmittel von wertlosen zu unterscheiden, über Nährstoffrelationen Bescheid zu wissen, d. h. wieviel Eiweiß, Fett und Kohlenhydrate der Körper täglich braucht. Eine mangelhafte Ernährung schwächt die Widerstandskraft, macht schlapp und müde, läßt vorzeitig altern und kann Depressionen verstärken. Auch das gute Aussehen, eine schöne Haut und kräftige Haare hängen weitgehend von einer gesunden Ernährung ab.
Wie wir uns ernähren, hat auch einen großen Einfluß auf die Gewichtsabnahme oder -zunahme. So kann durch Eiweißmangel oder durch das Fehlen von essentiellen Fettsäuren, wie sie z. B. in kaltgepreßten Samenölen vorhanden sind, sehr viel Wasser im Gewebe gespeichert werden, wodurch das Gewicht ansteigt und der Körper weich und aufgeschwemmt wird. Ißt man zuviel Kohlenhydrate auf einmal, insbesondere in reiner

Form wie Zucker oder Weißmehl, wird alles, was der Körper nicht sofort verbrennt, als Fett gespeichert.
Wichtig ist auch, wie wir essen. Nimmt man z.B. eine bestimmte Menge Nahrung in mehreren kleinen Mahlzeiten zu sich, wird sie vom Körper weniger ausgewertet, als wenn man die gleiche Menge bei zwei oder drei Mahlzeiten ißt. Es scheint, daß der Organismus bei mehreren kleinen Mahlzeiten mehr Stoffwechselreaktionen schaltet, die zu direktem Energieverbrauch und nicht zu Speicherungsprozessen führen.
Diese Beispiele sollen nur ein kleiner Hinweis und ein Anreiz sein, sich einmal mit der entsprechenden Literatur zu beschäftigen, um selbst herauszufinden, was für den eigenen Körper richtig und wichtig ist. Das würde zudem bedeuten, Verantwortung für sich und seinen Körper zu übernehmen.
An dieser Stelle noch ein Wort zum Thema *Alkohol;* er ist in vielen Fällen bei der Entstehung von Fettsucht stark beteiligt. Die meisten alkoholischen Getränke haben sehr viele Kalorien, führen dem Körper jedoch keinerlei Nährstoffe zu. Alkohol hat überhaupt keine sättigende Wirkung, im Gegenteil, es kommt zu einem starken Absinken des Blutzuckerspiegels, was wiederum Hunger signalisiert. Da Alkoholkalorien sofort ins Blut gehen und den Körper mit Energien versorgen, können die Kalorien aus Nahrungsmitteln nicht mehr verbrannt werden und werden als Fett gespeichert. Hinzu kommt die enthemmende Wirkung, es wird auf einmal völlig egal, wieviel man ißt.
Unserer Meinung nach gehört in jede Therapie, auch in die Psychotherapie, eine Aufklärung über eine sinnvolle und gesunde Ernährung.
Für die meisten Menschen mit Eßstörungen ist es sehr verlockend, *Appetitzügler* zu nehmen. Sie haben dann keinen Hunger mehr und brauchen weniger zu essen. Die Nebenwirkungen von Appetitzüglern sind jedoch so gravierend, daß wir nur nachdrücklich davor warnen können. Abgesehen von Nervosität, Trockenheit der Schleimhäute, Übelkeit, Störungen der Darmfunktion, Depressionen, Schlafstörungen, Beein-

trächtigung der geistigen Leistungsfähigkeit sowie Psychosen kommt es bei längerer Einnahme zu Lungenhochdruck, einem Schaden, der nicht wieder rückgängig gemacht werden und eventuell durch das Versagen des Herzens zum Tode führen kann. Wie bei vielen anderen Medikamenten besteht die Gefahr, psychisch und physisch abhängig zu werden. Appetitzügler verlieren außerdem nach wenigen Wochen ihre appetitmindernde Wirkung.

Auch *wassertreibende Mittel* sollten mit Vorsicht angewandt werden, da sie direkt auf die Nieren wirken. Dieser Eingriff in den Stoffwechsel bringt Probleme mit sich, da mit dem Wasser wichtige Mineralstoffe ausgeschieden werden, so daß der Körper in eine Mangelsituation gebracht wird. Er wird enorm geschwächt, die Leistungsfähigkeit nimmt ab. Außerdem stellen sich bei längerem Gebrauch folgende Nebenwirkungen ein: Zuckerkrankheit, Gicht, Muskelstörungen, Nierenversagen, Blutgerinnungsstörungen, Erbrechen, Störungen im Mineralstoffhaushalt des Körpers.

Auch die Einnahme von *Abführmitteln* bringt Gefahren mit sich. Durch Natrium- und Kaliumverluste im Körper kommt es zu Muskelschäden, Herzschwäche und nicht zuletzt zu Verstopfung, da die Darmmuskulatur immer mehr geschwächt wird. Die Verstopfung kann vermeintlich nur durch eine ständige Erhöhung der Dosis behoben werden. Auch hier besteht die Gefahr, abhängig zu werden.

Auf dem Schlankheitsmarkt werden seit einiger Zeit teure *Hormonspritzen* angeboten, die bei Einhaltung einer 500-Kalorien-Diät den Fettabbau beschleunigen sollen. Angeblich bewirkt das Schwangerschaftshormon auch eine gezielte Fettabnahme an Oberschenkeln und Hüften. Diese Versprechungen sind nach Aussagen vieler Spezialisten irreführend, die Gewichtsabnahme ist allein auf die extreme Kalorienreduzierung zurückzuführen. Auch sind langfristig schädliche Nebenwirkungen nicht auszuschließen.

Chirurgische Eingriffe stellen wohl die drastischste Maßnahme zur Gewichtsreduzierung dar. Sie werden in Fällen extremer

Fettsucht angewandt. Mit einer Darmverkürzung soll erreicht werden, daß die Nahrung weniger ausgewertet wird. Die unangenehmste Folge dieses Eingriffes ist ständiger Durchfall, bis zu fünfzehn Mal am Tag. Außerdem kann es zu schweren Stoffwechselkomplikationen kommen. Eine andere Methode besteht darin, einen Teil des Magens mit Klammern stillzulegen, so daß schneller ein Gefühl der Sättigung eintritt. Danach kann nur ganz wenig feste Nahrung aufgenommen werden, weil sonst sofort Magendrücken und Erbrechen einsetzen. Wie aus einem Horrorfilm erscheint uns die Idee, den Kiefer bzw. die Zähne mit Draht zu verschließen, so daß nur noch Flüssigkeiten aufgenommen werden können. Weitere chirurgische Maßnahmen sind kosmetische Operationen, bei denen Fettdepots entfernt werden. Der Erfolg ist nur von kurzer Dauer, da das Fett bei Überernährung wieder nachwächst.

Die *Verhaltenstherapie* zielt darauf ab, das Eßverhalten und die Eßgewohnheiten so zu verändern, daß eine Gewichtsabnahme möglich wird und das Gewicht durch das veränderte Verhalten auch beibehalten werden kann. Dabei werden die Gründe und Ursachen, die zu dem schädigenden Eßverhalten führen, nicht berücksichtigt, sondern es wird versucht, das Symptom, nämlich zuviel zu essen, durch Selbstkontrollprogramme zu verändern.

Am Anfang der Therapie steht die Selbstbeobachtung: Berechnung der aufgenommenen Kalorienmenge, Dauer der Mahlzeiten, Art der Mahlzeiten, Nebentätigkeiten usw. Danach werden Informationen über die Zusammensetzung sowie den Kaloriengehalt der Nahrungsmittel gegeben. Im Verlaufe der nächsten Wochen werden nach und nach bestimmte Regeln eingeführt, die genau befolgt werden sollen, z. B.:

- Ich nehme täglich in regelmäßigen Abständen insgesamt fünf Mahlzeiten ein.
- Ich esse und trinke zu Hause nur an dem dafür festgelegten Eßplatz.
- Ich esse und trinke nur mit dem dafür festgelegten Geschirr.
- Ich nehme meine Mahlzeiten nur mit Personen ein, die selbst wenig essen und trinken.

- Ich lasse in der Wohnung keine eßbaren Dinge und Getränke sichtbar herumstehen.
- Ich halbiere jeden Bissen noch einmal, bevor ich ihn zum Mund führe.
- Ich esse statt mit einer normalen Gabel mit einer Kuchengabel.
- Ich esse Suppen nur mit einem Teelöffel.
- Ich kaue jeden Bissen 20- bis 30mal und zähle dabei leise mit.
- Ich lege das Besteck nach jedem Bissen aus der Hand.
- Ich mache bei der Hälfte jeder Mahlzeit eine längere Essenspause von ein bis zwei Minuten.
- Ich stelle das Glas oder die Tasse nach jedem Schluck weg.
- Ich schätze den Kaloriengehalt meiner Mahlzeit ein, bevor ich mit dem Essen oder Trinken beginne.
- Ich mache viele Arbeiten im Stehen statt wie bisher im Sitzen.
- Ich bleibe im Bus oder in der Straßenbahn stehen und setze mich nicht auf einen freien Platz.

(Ferstl/Richter 1976, S. 23ff.).

Nach ca. sechs Wochen wird zusätzlich ein Bewegungsprogramm eingeführt, das auch unter Alltagsbedingungen durchzuführen ist. Bei Gewichtsabnahme oder positiv verändertem Eßverhalten kann sich derjenige selbst mit Dingen belohnen, die er anhand einer Liste festgelegt hat. Weiter sollen bestimmte angenehme Tätigkeiten in der Tagesroutine, wie z. B. Fernsehen, so lange zurückgestellt werden, bis man die unangenehmeren Dinge wie langsam essen, Gymnastik machen, erfolgreich erledigt hat. Es werden weiterhin Regeln angeboten, die unkontrollierte Zwischenmahlzeiten, das Einkaufen und die Bevorratung von Nahrungsmitteln betreffen.
Bei dieser Therapie wird es als ein Erfolg angesehen, wenn der Fettsüchtige dieselben Selbstkontroll- und Kompensationsmechanismen entwickelt wie ein latent Fettsüchtiger. Es wird davon ausgegangen, daß ein Fettsüchtiger wie auch ein latent Fettsüchtiger sich niemals auf seine internen Hunger- und Sättigungssignale verlassen kann und außerdem stark auf Umweltreize reagiert. Aus diesem Grund ist ein rigides Kontrollsystem nötig, um die Eßgewohnheiten zu regulieren.
Die Möglichkeit, daß ein Fettsüchtiger durchaus auch lernen kann, seine internen Signale zu erkennen und danach zu

handeln, wird anscheinend gar nicht in die Überlegungen miteinbezogen.
Ein Problem Fettsüchtiger besteht darin, daß das Essen, auch wenn sie gerade nicht essen, eine große Rolle in ihrem Leben spielt und daß sie oft in Gedanken mit dem Essen beschäftigt sind. Ein großer Teil ihrer Energien wird von der konkreten Nahrungsbeschaffung und -zubereitung verbraucht, ebenso durch das ständige Abwägen und konflikthafte Verhalten »soll ich oder soll ich nicht essen«. Unseres Erachtens wird bei der Verhaltenstherapie ein zwanghaftes Verhalten durch ein anderes ebenso zwanghaftes Verhalten ersetzt. Die Entscheidung »soll ich oder soll ich nicht« wird umgewandelt in »was darf ich, was darf ich nicht«. Jeder Kontakt mit der Umwelt wird daraufhin geprüft, ob das sorgsam ausgeklügelte Sicherungssystem auch aufrechterhalten werden kann und ob die Einhaltung der Regeln auch möglich ist. Wenn ein Fettsüchtiger latent fettsüchtig wird, kann er das zwanghafte Verhalten so verinnerlichen, daß er es gar nicht mehr als Zwang empfindet. Wir sehen eine Gefahr darin, daß sich solche Strukturen immer weiter verfestigen und auch auf andere Lebensbereiche ausdehnen.
Bei der Diskussion über die verhaltenstherapeutischen Behandlungstechniken taucht immer wieder die Frage nach der hohen Abbrecherquote und der Motivation für eine Gewichtsreduktion auf. Wir können uns vorstellen, daß ein rigides Kontrollsystem, auch wenn es mit dem Einverständnis des Patienten aufgestellt wurde, nicht sehr zur Durchführung reizt. Nach anfänglicher Begeisterung wird sehr schnell bemerkt, welchen neuen Zwängen man sich ausgesetzt hat. Auch die hohen Erwartungen, die mit der Abnahme verbunden sind, werden bald enttäuscht, wenn der Fettsüchtige bemerkt, daß er schlanker mit vielen Aspekten seines Lebens genausowenig klarkommt wie bisher. Auch hat er sein Dicksein gegen eine weitere Schwierigkeit eingetauscht: jetzt hat er ein oft seltsam anmutendes Eßverhalten in einer Umwelt, die dafür genauso wenig Verständnis hat wie vorher für sein Übergewicht.

Auch der Aspekt der finalen Bedeutung von Fettsucht wird bei diesem Ansatz nicht berücksichtigt. Jemand, der das Essen braucht, um z. B. Depressionen abzuwehren, oder der aus einer unbewußten Zielsetzung heraus gar nicht schlank sein möchte, wird kaum zu einer Gewichtsabnahme und einer Veränderung seiner Eßgewohnheiten zu motivieren sein.

Anfang der sechziger Jahre entstanden in den USA nach dem Vorbild der »Anonymen Alkoholiker« (AA) die ersten *OA-Gruppen,* die es jetzt auch bei uns gibt. OA ist eine Abkürzung für »Overeaters Anonymous«, zu deutsch »Anonyme Überesser«. Die Mitglieder dieser *Selbsthilfegruppe* bleiben nach außen und voreinander anonym, sie nennen sich nur beim Vornamen. Jede Gruppe trifft sich einmal wöchentlich. Die OA ist der Überzeugung, daß Eßsucht, wie der Alkoholismus, eine fortschreitende Krankheit ist, die nicht geheilt, aber zum Stillstand gebracht werden kann, wenn der Eßsüchtige einem einfachen Programm folgt. Das Entscheidende ist, daß er der Tatsache ins Auge sieht, krank zu sein, und den Wunsch hat, gesund zu werden. OA-Mitglieder werden zu einem Eßplan auf Dauer verpflichtet, wobei aber immer wieder betont wird, daß die Verpflichtung erst einmal für einen Tag gilt. Wichtig ist auch die Abstinenz, d. h. die Enthaltung von allem Essen zwischen den geplanten Mahlzeiten und von allen Lebensmitteln, an denen sich der Eßsüchtige »überfrißt«. Wie der Alkoholabhängige das erste Glas stehen lassen muß, so soll auch der Eßsüchtige den ersten »Suchtbissen« meiden. Neben Aussprachen in der Gruppe besteht ein Sponsor-System. Ein Sponsor ist ein erfahrenes, enthaltsames Mitglied der OA. Er hat zwei Hauptaufgaben: bei der Einhaltung des Eßplans zu helfen und das neue Mitglied in das 12-Schritte-Programm der geistigen und emotionalen Gesundung einzuführen. Die ersten Schritte bestehen in der Einsicht, daß der Eßsüchtige dem Esser gegenüber machtlos ist und sein Leben nur mit einer göttlichen Macht bewältigen kann. Gott – wie ihn jedes OA-Mitglied versteht – soll seine Charakterfehler und Mängel von ihm nehmen. Auf der anderen Seite wird aber auch betont, daß

jeder für sein Leben, also auch für seine Sucht, Verantwortung übernehmen soll.
Obwohl auf die Eigenverantwortlichkeit und die Kraft der Person sowie die Wirkung der Gruppe großen Wert gelegt wird, kommen die OA nicht ohne die Annahme einer »höheren Macht« aus. Eigenverantwortliches Handeln bei gleichzeitiger Unterwerfung unter eine höhere Macht erscheint uns widersprüchlich und fragwürdig. Wenn diese Gruppen auch bei der Bekämpfung der Alkoholabhängigkeit erfolgreich sind, ist es nicht richtig, Alkoholismus und Eßsucht gleichzusetzen. Beim Alkoholiker entwickelt sich fast immer eine körperliche Abhängigkeit, die irreversibel ist, während beim Essen eine psychische Abhängigkeit im Vordergrund steht. Die Konsequenz dieser Gleichsetzung ist folgenschwer: So wie der »trockene« Alkoholiker sein Leben lang abstinent bleiben muß, soll auch der Eßsüchtige außer den geplanten Mahlzeiten nichts essen. Das bedeutet, daß ein Eßsüchtiger seine Sucht nie loswerden kann, sondern günstigstenfalls ein »trockener« Eßsüchtiger wird. Mehr kann dieser Ansatz nicht erreichen, weil die tieferliegenden Probleme, die der Eßsucht zugrunde liegen, nicht ausreichend bearbeitet werden können.
Eine andere Organisation, die *Weight Watchers* (»Gewichtswächter«) hat sich das Abnehmen in der Gruppe zum Ziel gemacht. Die Voraussetzung für eine Mitgliedschaft sind mindestens 10 Pfund Übergewicht. Das Weight Watcher Programm besteht aus einem sorgfältig geplanten Essensprogramm, verbunden mit der regelmäßigen Teilnahme an wöchentlichen Treffen. Hierbei wird jedes Mitglied gewogen und sein Gewicht in eine Karte eingetragen. Im Verlauf des Treffens wird das neue Gewicht verlesen. Hat jemand abgenommen, erhält er den Beifall der anderen. Der Hauptzweck des Programms besteht darin, die Mitglieder zu lehren, wie man vernünftig ißt und Gewicht verliert, ohne zu hungern. Über die Hintergründe von Übergewicht wird nicht gesprochen, eine Arbeit an der Persönlichkeit ist im Programm nicht vorgesehen.

Wir halten diese Organisation nur für Leute sinnvoll, die fettleibig sind, also ihre Eßgewohnheiten verändern müssen. Ist das Dicksein jedoch ein neurotisches Symptom, raten wir von dieser Gruppe ab. Schafft der Fettsüchtige es dort nicht abzunehmen, fühlt er sich noch mehr als Versager; dadurch kann sich seine Eßproblematik verstärken. Hatte das Essen z. B. die Funktion, Depressionen abzuwehren, können diese bereits beim Abnehmen zum Ausbruch kommen. Weder die Probleme, die dem Symptom zugrunde liegen, noch die neu hinzukommenden Probleme können in einer derartigen Gruppe angemessen bearbeitet werden.

Eßstörungen und Psychotherapie

Einige der eben beschriebenen Verfahren zur Reduzierung des Gewichtes können durchaus sinnvoll und angebracht sein, insbesondere ein langsames Abnehmen durch eine ausgewogene, vollwertige Diät. Jede dieser Methoden kann aber nur so weit Erfolge erzielen, als keine psychischen Barrieren vorhanden sind. Es stellt sich also nicht so sehr die Frage, welche Maßnahme sich der Übergewichtige aussucht, sondern wie die unbewußten Anteile, die einer Abnahme bzw. einer Stabilisierung des Gewichts im Wege stehen, bearbeitet werden können. Dies ist unserer Erfahrung nach am besten in einer Psychotherapie möglich. Erst wenn der Fettsüchtige nicht mehr unbewußt dick sein will, wenn er sein Fett nicht länger als Überlebenshilfe braucht, kann eine Diät dauerhaft erfolgreich wirken.

An welchen Psychotherapeuten soll sich nun der Hilfesuchende wenden? Wie soll er bei der Vielfalt von psychologisch-therapeutischen Richtungen eine Entscheidung treffen, wenn selbst Fachleute zugeben, daß es ein fast unüberschaubares Angebot gibt? Bei der Suche nach einer geeigneten Therapieform steht meist der Wunsch im Mittelpunkt, eine möglichst schnell wirkende und erfolgversprechende Methode zu finden. Dabei besteht die Gefahr, daß der fettsüchtige Mensch eine große Heilserwartung an die Therapie knüpft, anstatt sich klar zu machen, daß eine Psychotherapie kein schnelles Verfahren sein kann. Bei einer Therapie werden die Probleme in zäher Kleinarbeit nach und nach bewältigt, wobei die Hauptarbeit bei den Eßsüchtigen selbst, weniger beim Therapeuten und seiner Methode liegt. Selbstverständlich heißt das nicht, daß die Persönlichkeit und Qualifikation des Therapeuten bzw. die Methode beliebig und unwichtig seien. Um Menschen, die vor dieser Entscheidung stehen, eine gewisse Hilfestellung zu geben, wollen wir Erfahrungen aus unserer Praxis schildern. Dabei haben wir nicht den Anspruch, ein geschlossenes therapeutisches System darzustellen, sondern werden lediglich wichtige Aspekte aufgreifen.

Die Therapie sollte schon vor ihrem eigentlichen Anfang beginnen, indem sich der Klient, Analysand, Patient oder wie immer er genannt wird, nicht einfach einem Verfahren ausliefert, sondern versucht, möglichst viel darüber in Erfahrung zu bringen, z. B. durch ein Erstgespräch, durch Literatur, durch die Möglichkeit, an gruppentherapeutischen Sitzungen teilzunehmen (was aber nur in äußerst seltenen Fällen möglich ist). Für viele ist das bereits ein erstes Hindernis, denn zum Wesen der Eßstörungen gehört ja gerade, nicht in ausreichendem Maße Verantwortung für sich übernehmen und Entscheidungen treffen zu können. Hinzu kommt, daß sie während ihrer Suche nach Rat und Hilfe häufig ganz auf sich gestellt sind: zum einen leben sie durch das Gefühl, eine abartige Sucht zu haben, isoliert, zum anderen stoßen sie bei anderen Menschen meist auf Unverständnis.

Bleiben wir vorerst noch bei der *Situation eßsüchtiger Menschen vor Beginn einer Psychotherapie* und stellen uns die Frage, welche *Voraussetzungen* bei dem Hilfesuchenden vorhanden sind, bevor er auf die Idee kommt, sein Problem mit Hilfe einer Psychotherapie zu bewältigen. Fettsüchtige, die sich an einen Psychologen oder Psychotherapeuten wenden, haben

in der Regel schon unzählige Diätformen ausprobiert, konnten diese aber entweder nicht durchhalten oder nahmen nach der Diät wieder zu, manchmal sogar mehr als vor dem Diätversuch. Andere konnten bei sich beobachten, daß sie in bestimmten Konfliktsituationen intensive Hungergefühle oder sogar Eßanfälle bekamen. Da für sie sehr viele Situationen des täglichen Lebens ein Problem waren, nahmen sie kontinuierlich zu. Latent Fettsüchtige und Magersüchtige, die sich für eine Psychotherapie entschieden, machten ebenfalls vorher die Erfahrung, daß ihr Zwang zu essen bzw. nicht zu essen, mit ihrer psychischen Verfassung in Zusammenhang steht.*
Die *Motivation* vieler, eine Therapie zu machen, ist, schnell frei von Symptomen zu werden. Bewußt oder unbewußt bedeutet das: »Wenn ich kein Symptom mehr habe, wenn ich gesund bin, dann beginnt das eigentliche Leben, dann habe ich keine Probleme mehr und kann glücklich sein!«
Zumindest einige übergewichtige Menschen erhalten von ihrer Umgebung mitunter den gut gemeinten Tip, sich doch mal in eine Psychotherapie zu begeben, weil ihr Problem vielleicht doch seelische Ursachen haben könnte. Wenn diese Ratschläge auch oft in verletzender Form vorgebracht werden, können sie doch Denkanstöße geben, die normalgewichtige Eßsüchtige selten bekommen, da kaum jemand von ihren extremen Zuständen weiß. Dadurch, daß sie ihre Eßanfälle durch strenge Kontrollsysteme oder Entleerungspraktiken ungeschehen machen können, besteht die Möglichkeit, das Problem nicht nur vor anderen, sondern auch vor sich selbst zu leugnen. Zwar leiden sie oft sehr unter ihrer Symptomatik, doch ist die Gefahr groß, daß sie nichts unternehmen, weil sie gesellschaftlich nicht auffällig werden und weiter »funktionieren«.
Obwohl eine Psychotherapie meist aus eigener Tasche bezahlt werden muß, da nur wenige Kassen eine Therapie bei Psychologen finanzieren, oder man auf einen finanzierten Platz

* Unsere Aussagen über Magersucht beziehen sich auf leichtere Formen, bei denen ein Klinikaufenthalt nicht nötig war.

ca. zwei Jahre zu warten hat, kommen Eßsüchtige mitunter sogar trotz besonderer finanzieller Not in die Therapie. Wenn jede Mahlzeit wieder erbrochen wird, bleibt der Zwang zum Weiteressen bestehen, was innerhalb kurzer Zeit enorme Summen verschlingen kann. Ein Monatseinkommen ist schnell verbraucht und eventuell noch vorhandene Ersparnisse ebenfalls. Schulden sind in Zeiten besonderer Schwierigkeiten darum keine Seltenheit.

Am *Beginn einer Therapie* des Eßsüchtigen steht wohl meist die Einsicht, daß er ein großes Problem hat, welches er ohne fremde Hilfe nicht mehr bewältigen kann. Dazu gehört, daß er vor sich selbst und anderen im therapeutischen Prozeß sein Übergewicht, seine Eßgier, seinen Heißhunger, sein Übergeben, seine fehlgeschlagenen Diätversuche, kurz: all das, womit er Schwierigkeiten hat, nicht mehr verleugnet. So einfach dies auch klingen mag, erfahrungsgemäß vermeiden die meisten Eßsüchtigen diese unangenehmen Eingeständnisse. Selbst wenn sie schon einen Termin für das Erstgespräch ausgemacht haben und am Telefon ein kurzes, angenehmes Gespräch stattgefunden hat, erscheinen sie häufig nicht zu dem verabredeten Termin. Auf Nachfragen geben dann viele an, daß sie doch im letzten Moment den Mut verloren haben. Manche gehen bis zu eineinhalb Stunden um den Häuserblock des Therapeuten, produzieren einen Eßanfall und plagen sich tagelang damit herum, ob sie noch einmal anrufen sollen oder nicht.

Zunächst haben fast alle das Gefühl, nur ein einziges, ganz großes Problem zu haben, das sie möglichst schnell und am besten ohne besondere Anstrengungen wegbekommen wollen. Selbst wenn sie auf Befragen antworten, daß ihnen selbstverständlich klar sei, wie schwierig eine Psychotherapie ist, und daß es natürlich auf ihren eigenen Einsatz ankomme, ist unbewußt doch die Erwartung tief verwurzelt, daß sie vom Fachmann gesund gemacht werden wollen, daß es mehr auf den Therapeuten als auf sie selbst ankommt.

Die erste Belastungsprobe entsteht dann, wenn sie sich über

weitere Problembereiche bewußt werden, wenn deutlich wird, daß die Eßstörung nur die Spitze des Eisberges ist, wenn sie merken, daß hinter dem Symptom eine ganze Reihe anderer Schwierigkeiten steht, die für sie selbst gar nicht erkennbar waren. Bisher konnten sie in dem Gefühl leben, vom Schicksal getroffen, von einer Krankheit befallen zu sein; jetzt wird aber oft schmerzhaft deutlich, daß die Eßstörung nur der Ausdruck ihrer gesamten Lebensführung ist, und daß sie selbst an der Entwicklung beteiligt sind und ihr Symptom auch immer wieder herstellen. Hier steigen schon viele aus der kaum begonnenen Therapie aus; oft muß noch nicht einmal ausgesprochen sein, daß ihre Eßstörung nicht isoliert von ihrem Charakter betrachtet werden kann, manchmal reicht schon die Vorahnung zum Abbruch der Zusammenarbeit mit dem Therapeuten.

Typisch ist auch die Äußerung: »Vor der Therapie, als ich noch keinen Durchblick hatte, ging es mir oft besser, obwohl es mir eigentlich schlechter ging«. Damit ist gemeint, daß sie zwar schon etwas besser mit sich zurecht kommen, aber inzwischen so viel erkannt haben, was sie am liebsten sofort ändern möchten. Mit vollem Bewußtsein seinen Mängeln zu begegnen, ist auch wirklich nicht so einfach, zumal ja das Wesen jeder Neurose u. a. darin besteht, den Schwächesituationen aus dem Weg zu gehen. Deshalb ist es für Eßsüchtige zunächst wichtig zu lernen, *sich so zu akzeptieren, wie sie im Augenblick sind,* mit all den Fehlern, die sie an sich so verachten und hassen. Dazu ist erforderlich, sich selbst zu *verstehen!* Das bedeutet, daß man lernt, sich und andere zu beobachten, daß man fragen lernt, anstatt zu verurteilen und zu beurteilen. Mit anderen Worten, der Fettsüchtige sollte lernen, Gefühle zuzulassen und seien sie auch noch so unerwünscht. Seinen Status quo zu akzeptieren und zu versuchen, sein Bewußtes und Unbewußtes tiefgründig zu verstehen, bedeutet nicht, alles hinzunehmen, sich gehen zu lassen. Sich zu verstehen ist vielmehr eine Haltung, die die Basis für jede Veränderung darstellt. Immer wieder ist zu beobachten, daß in den Therapiesitzungen, kurz nachdem ein unangenehmer Punkt ins Gespräch kommt, die Frage auftaucht, wie denn das nun ganz schnell zu verändern sei? Doch bevor irgendetwas verändert werden kann, muß ja erst einmal eine gründliche Analyse der Problematik mit ihren vielen Zusammenhängen erarbeitet werden – erst dann ist eine Veränderung möglich.

Wir gehen davon aus, daß mit jeder Neurose Störungen im zwischenmenschlichen Bereich verbunden sind. Das bedeutet für die Therapie, daß sich der Betroffene im Laufe der Zeit neben der *Selbsterkenntnis auch Menschenkenntnis* erarbeitet, wofür sich eine Kombination von Einzel- und Gruppentherapie am besten eignet. Darin kann er lernen, sensibler für zwischenmenschliche Beziehungen zu werden und zu erfassen, welche Dynamik und Interaktion zwischen ihm und anderen Menschen aufkommt bzw. sich schon eingespielt hat. So gehört auch dazu, daß er sensibler für seinen seelischen und körperlichen Zustand wird, daß er lernt, seine eigenen Signale, seine Empfindungen richtig zu deuten. Er muß unterscheiden lernen, ob er Hunger hat, weil sein Magen leer ist, oder ob sein Hunger Ausdruck davon ist, daß er sich im Betrieb von einem Kollegen hat anbrüllen lassen, ohne sich wehren zu können.

Jede erfolgversprechende Therapie, die den Anspruch hat, eine Eßstörung fundamental zu bearbeiten und das Symptom nicht nur einfach abzutrainieren versucht, muß mit dem Eßsüchtigen in einen umfassenden Prozeß der *Bewußtmachung* eintreten. Menschen mit einem gestörten Verhältnis zum Essen kommen in der Regel mit der Ansicht in die Therapie, daß sie ihre Symptomatik an vielen wichtigen Angelegenheiten im täglichen Leben hindert, deshalb würden sie gerne das Eßproblem loswerden. Soviel ist ihnen bewußt – nicht bewußt ist ihnen, daß ihr Symptom ein indirekter Ausdruck anderer Konflikte ist, und daß sie unbewußt auch ein Interesse daran haben, es beizubehalten. Der Prozeß der Bewußtwerdung bedeutet gleichzeitig ein Umdenken. Früher hieß es: »Ich bekomme keine Freundin, weil ich zu dick bin«. Aber in vielen Fällen müßte es heißen: »Ich habe mich dick gemacht, damit ich keine Freundin bekomme; ich traue mir keine partnerschaftliche Beziehung mit einer Frau zu«. Oft ist so eine einfach erscheinende Einsicht das Ergebnis eines langen und beschwerlichen Therapieprozesses. Je stärker jemand daran festhält, sich mit Hilfe seines Symptoms durchs Leben zu schlagen, um so geringer ist auch für ihn die Chance, an seine wirklichen Ängste und Probleme heranzukommen.

Nach den ersten Schritten der Bewußtwerdung kann schnell das Gefühl aufkommen, *schuldig* zu sein. Der Gedankengang ist etwa so: »Wenn man mich nicht dick gemacht hat, ich also selbst an der Entwicklung meines Symptoms beteiligt bin, und wenn ich jetzt auch obendrein ein gewisses Interesse daran habe, es nicht zu verlieren, dann bin ich schuldig«. Das ist gut nachvollziehbar, da Eßsüchtige ja in starkem Maße zu Selbstvorwürfen neigen. Bei diesem Therapieschritt muß der Therapeut unbedingt berücksichtigen, daß diese Erkenntnisse zu neuem Selbsthaß Anlaß geben können. Der Begriff »Schuld« ist hier völlig deplaciert, es geht ausschließlich darum, verstehen zu lernen, zu forschen, warum ein Eßsüchtiger sein Symptom entwickelt hat, unter welchen Bedingungen er keinen anderen Ausweg sah, welchen Sinn und welche Aufgabe es hatte bzw. noch immer hat.

Menschen mit Eßstörungen haben das Gefühl, gierig, unersättlich, maßlos, mit einem Wort: schlecht zu sein. Mit so einem schlechten Wesen kann man natürlich nicht wohlwollend umgehen, man muß es einengen, zwingen und bestrafen, bis es »spurt«. Nun besteht das Problem darin, daß eine Veränderung unter diesen Umständen unmöglich ist, *denn jemand, der sich verachtet und erniedrigt, kann sich nicht zum Positiven hin verändern,* weil dazu eine wohlwollende, fördernde, geduldige Grundhaltung sich selbst gegenüber erforderlich wäre. Gerade diese Eigenschaften können nicht in einem Klima von Selbsthaß gedeihen.

Ein einzelner Therapeut ist hier schnell überfordert, wenn er nicht eine Therapiegruppe oder therapeutische Gemeinschaft zur Verfügung hat, in der Eßsüchtige auf vielfältige Weise eine freundliche, vorurteilsarme und optimistische Atmosphäre spüren können. Sie lernen dann nicht nur vom Therapeuten, sondern auch von den schon weiter entwickelten Gruppenmitgliedern.

Für viele Menschen ist es etwas Neues, Menschen zu begegnen, die nicht sofort »wissen«, was für sie richtig oder falsch ist, die nicht jedes Verhalten interpretieren, die nicht bevormunden, sondern zuhören, fragen und versuchen zu verstehen. In einer sinnvollen Psychotherapie muß sich der Eßsüchtige im therapeutischen Prozeß als *aktiver Partner* erleben können, der unter der Leitung des Therapeuten auf »Entdeckungs- und Forschungsreise« geht. Dem Therapeuten kommt gewissermaßen eine Hebammenfunktion zu; die Erkenntnisse sollten also, um bei diesem Bild zu bleiben, im Prinzip nach einem längeren Entwicklungsprozeß vom Analysanden selbst hervorgebracht werden. Das beinhaltet auch, daß sich der Therapeut beim Deuten und Interpretieren zurückhält. Er behält das Recht und die Aufgabe, Einwände, Bedenken, Korrekturen, Beobachtungen und Zusammenhänge einzubringen. Er muß immer wieder Impulse geben und ermutigen, auch unangenehme Gedanken und Gefühle zuzulassen bzw. auszusprechen und zu bearbeiten.

Am Rande sei hier erwähnt, daß eine Psychotherapie in unserem Sinne durchaus keine trockene, durchweg unangenehme und vielleicht qualvolle Angelegenheit sein muß. Obwohl viel Ernsthaftigkeit dazu gehört, kann es auch sehr viel Spaß machen, sich immer mehr »auf die Schliche zu kommen«, zu entdecken, welche Umwege man macht, um dann eventuell doch nicht ans Ziel zu kommen. Jeder kann sich selbst und anderen gegenüber eine gewisse heitere Gelassenheit und Humor entwickeln, womit man eher vorankommt als mit Verbissenheit und zwanghaften Mechanismen.

Ist es erst einmal gelungen, hinter seine eigene »Kulisse« zu blicken und dabei einige der vielfältigen unbewußten Selbsttäuschungsmechanismen zu erkennen, steht ein weiterer entscheidender Schritt in der Therapie an: *Verantwortung dafür zu übernehmen.* Wir haben bereits mehrfach beschrieben, daß Eßsüchtige, wie andere Neurotiker auch, gerade das Gegenteil zu erreichen versuchen, nämlich Eigenverantwortung, wo immer es geht, abzuwälzen. »*Ja,* ich würde wirklich gerne für meine Prüfung arbeiten, *aber* ich kann nicht, weil ich das bei meinen Eltern nicht lernen konnte, und im übrigen sind die Anforderungen von der Uni sowieso viel zu hoch«. Sie sehen sich als machtlos und als ein Opfer der Umstände; ja – aber, wenn dies und das anders wäre, dann... Menschen mit Eßstörungen haben z. B. große Schwierigkeiten damit, in direkter Form »nein« zu sagen, für ihre Entscheidungen geradezustehen und diese auch gegen eventuellen Widerstand zu vertreten. Sie lassen stattdessen ihren Körper sprechen, wofür sie fast nie zur Verantwortung gezogen werden. Im Volksmund heißt es nicht umsonst, daß man für sein Aussehen nichts kann. Dient das Übergewicht einer Frau z. B. dazu, Männern zu verstehen zu geben, daß sie kein Interesse an einem sexuellen Kontakt hat, dann steht für sie an, für dieses Bedürfnis Worte zu finden, sie muß lernen, für das, was sie will oder nicht will, Verantwortung zu übernehmen. Dazu gehört auch, daß jeder einzelne herausfindet, wo das für ihn ideale Gewicht liegt, bei dem er sich wohlfühlt. Die Therapie muß also auch dazu anregen, gängige Schönheitsideale zu überprüfen und gegebenenfalls in Frage zu stellen sowie gesellschaftliche Zusammenhänge aufzuzeigen, die mit diesen Idealen in Beziehung stehen. Jeder Übergewichtige steht vor der Aufgabe, für seinen Körper Verantwortung tragen zu lernen, indem er sein Fett im Laufe der Zeit als zu sich gehörig anerkennt, seinen Körper nicht mehr vernachlässigt, sondern wieder eine Beziehung zu ihm herstellt, z. B. in Form von Körperpflege, durch Sport oder durch die Art, sich zu kleiden.

Wenn wir eben ausgesagt haben, daß Eßsüchtige aufgeben müssen, z. B. mit dem Körper »nein« zu sagen, dann bedeutet das, daß sie etwas *Neues erlernen* müssen. Die vielfältige Symptomatik von Eßstörungen ist ja ein Versuch, Mängel auszugleichen und dient als Schutz. Deshalb müssen ungenügend entwickelte Fähigkeiten erweitert und teilweise ganz neu dazugelernt werden. Dabei sollten besonders problematische Situationen genau durchgearbeitet werden (z. B. wie halte ich mir einen Mann vom Leib, wenn ich mit ihm keine Intimität möchte). Gemeinsam erarbeitete Handlungsalternativen können vorübergehend hilfreich sein, weil sich der Betroffene damit nicht mehr nur hilflos als Opfer fühlt, sondern versuchen kann, etwas Neues auszuprobieren. Denn wir dürfen nicht vergessen, daß das Essen eine Stütze, eine Beruhigung darstellen kann. Würde jemand diesen Mechanismus nun einfach ersatzlos aufgeben, könnte das unter Umständen zur Auslösung von starken Depressionen führen. Er braucht also zunächst andere Stützen. Von zentraler Bedeutung ist außerdem, seine Gefühle immer genauer wahrzunehmen, diese ernster zu nehmen und sie richtig interpretieren zu lernen. Für Bedürfnisse gilt ähnliches: Jeder Eßsüchtige sollte lernen, sie wahr- und ernstzunehmen und Wege zu finden, sie zu befriedigen bzw. durchzusetzen. Die Therapie sollte einen Rahmen bieten, in dem konstruktive Auseinandersetzungen erlernbar sind. Jeder Mensch muß für ein zufriedenes, erfülltes und aktives Leben alle drei wesentlichen Lebensbereiche, Liebe, Arbeit und Gemeinschaft befriedigend bewältigen lernen; dies gilt auch für Eßsüchtige. Das schließt ein, daß unrealistische Wünsche und Vorstellungen, beispielsweise maßlose Bedürfnisse nach Verwöhnung, bearbeitet werden. Natürlich müssen auch sexuelle Hemmungen und Störungen aller Art, Schamgefühle, Kontaktschwierigkeiten und vieles mehr zum Gegenstand der therapeutischen Arbeit gemacht werden.

Es ist immer wieder interessant zu beobachten, wie Eßsüchtige im Laufe der Therapie ein *anderes Verhältnis zu ihrem Problem* bekommen. War es am Anfang noch Anlaß, sich zu bestrafen und zu verachten, dann kann später z. B. ein starkes Hungergefühl (bei eigentlicher Sättigung) oder sogar ein Eßanfall zu einem Warnsignal werden: »Ich habe einen Eßanfall! Was habe ich nur übersehen, wo habe ich mich nicht genügend

vertreten? Wann bin ich über meine Gefühle hinweggegangen? Ich muß die letzte Zeit genau zurückverfolgen, bis ich an den Punkt komme. Am besten ich rufe gleich Cris an, um mit ihr zu reden.« So kann es gehen – das Symptom ist zu einem »warnenden Freund« geworden. Der Idealfall wäre dann, nicht erst bis zum Eßanfall zu warten, sondern schon beim Aufkommen des starken Hungergefühls entsprechend zu reagieren.
Um aber mit jemanden über seine Eßproblematik sprechen zu können, braucht man unbedingt ein Gegenüber, das auch genügend Verständnis und entsprechendes Wissen hat. Woher soll nun ein Eßsüchtiger diesen Menschen nehmen, wenn er bis vor kurzem noch mit seinem Problem allein war? Eine *Gruppentherapie,* in der es den Teilnehmern nicht (wie in der psychoanalytischen Therapie) verboten ist, auch außerhalb der Therapiezeiten miteinander in Kontakt zu treten, kann hierfür hilfreich sein. Die Teilnehmer sind somit nicht allein auf den »allmächtigen« Therapeuten angewiesen, sondern können sich im Rahmen ihrer neu erlernten Fähigkeiten selbst weiterhelfen. Die therapeutische Gruppe wirkt auch besonders am Anfang gegen das Gefühl, ausgestoßen zu sein, indem sie Möglichkeiten zur Solidarisierung bietet. Die Gruppenmitglieder kommen zunächst mit dem Gefühl in die Gruppe, mit ihrem Problem allein zu sein. Fast jeder hütet seine Schwierigkeiten wie einen ganz besonderen Schatz. Indem nun einer nach dem anderen über sich spricht und seine Zustände beschreibt, findet eine Art Inflation statt: »Wenn alle persönliche Schwierigkeiten haben, dann ist das, was ich so sorgsam verheimliche, ja gar nichts Besonderes, das ich weiter hüten muß ...« Es ist immer wieder beeindruckend, mitzuerleben, wenn Eßsüchtige über ihre Symptomatik sprechen, besonders am Anfang einer Therapie, wenn z. B. eine neue Gruppe zusammengestellt wird. Die Erfahrung hat jedoch gezeigt, daß reine Eßsuchtgruppen therapeutisch gesehen ungünstig sind, weil die Gruppenmitglieder zu sehr um sich und um das Eßsuchtsymptom kreisen. Sie können schlecht von sich selbst absehen, was aber ihre Entwicklung beschleunigen könnte. Es ist wesentlich günstiger,

wenn sie ihre Problematik als *eine* Form neurotischer Lebensbewältigung verstehen lernen und nicht als etwas ganz Besonderes. Erkenntnisse über sich selbst kommen nämlich wider Erwarten nicht nur dadurch zustande, daß jemand ständig über sich spricht, sondern auch dadurch, daß er bei anderen zuhört, die über ein Problem reden und mit der Gruppe daran arbeiten. Zuhörer können dabei oft viel eher etwas bei sich erkennen und zugeben, als wenn sie selber sprechen.
Die Gruppentherapie ermöglicht nicht nur, durch Identifikation zu Erkenntnissen zu kommen, sondern bietet auch die Chance, sich mit Gruppenmitgliedern zu identifizieren, die schon Fortschritte gemacht haben. Eine Gruppe kann auch gegen die mögliche Fixierung auf den Therapeuten wirken und stellt ein stärkeres Korrektiv dar als ein einzelner Therapeut. Die therapeutische Gruppe muß den Rahmen für neue emotionale und rationale Erkenntnisse sowie korrigierende Erfahrungen bilden, muß immer wieder anregen, fördern, ermutigen und fordern. Sie soll auch ein Übungsfeld für neue, gesündere zwischenmenschliche Umgangsformen sein, die dann schrittweise in das tägliche Leben übertragen werden. Nach sozialem Rückzug stellen die Kontakte in der Gruppe häufig die ersten intensiveren Beziehungen zu Menschen dar; diese Bemühungen laufen nicht konfliktlos, sondern bieten oft Anlaß zu Auseinandersetzungen, die mit Hilfe der Gruppe und des Therapeuten ausgetragen werden sollten. Auch Spannungen, welche die ganze Gruppe erfassen, sind keine Seltenheit; sie können Anlaß geben zu gruppendynamischen Gesprächen, in denen versucht wird, Beziehungsstrukturen und Konflikte für alle durchschaubar zu machen.
Besonders am Anfang einer Therapie können *Einzelgespräche* sehr hilfreich sein. Sie bieten die Möglichkeit, auch außerhalb der Gruppensitzungen intensiver und detaillierter in regelmäßigen Abständen über sich zu sprechen. Zudem sind die Ängste, sich offen mit seinen Schwächen darzustellen, für viele unter vier Augen zunächst geringer. Einzelgespräche sollen zusätzlich den Einstieg in die Gruppe ermöglichen und bei

zurückhaltenden, schüchternen Menschen die Zeit überbrükken, bis sie die Möglichkeiten der Gruppentherapie voll nutzen können. Gleichzeitig können in den Einzelsitzungen die Erfahrungen und Erlebnisse in der Gruppe ausgewertet werden. Für viele ist es auch wichtig, in dem Therapeuten eine zuverlässige Bezugsperson zu haben.

Immer wieder ist zu beobachten, daß Eßsüchtige Hilfe von außen suchen, weil sie sich selbst keine Veränderung zutrauen, sie *zweifeln an der Therapie,* die sie gerade machen, besonders dann, wenn schwierige Phasen anstehen. In solchen Zeiten liebäugeln sie wieder stärker mit einer »ganz besonders erfolgversprechenden Diät bzw. Therapiemethode«, nehmen z. B. erneut Appetitzügler oder versprechen sich Hilfe von einer göttlichen Kraft. Auf der einen Seite wollen sie an ihrer Psyche arbeiten, auf der anderen suchen sie Wege, ihr Symptom aufrecht zu erhalten. So werden z. B. mitunter Rezepte ausgetauscht, um möglichst ungestraft essen zu können.

Besonders am Beginn der Therapie ist noch bei vielen der Wunsch in ungeminderter Form vorhanden, so weiteressen zu können wie bisher; sie suchen im Grunde genommen nicht nach einem Weg, psychisch zu gesunden, sondern nach Möglichkeiten, ohne Folgen essen zu dürfen. Nicht wenige dicke Menschen sind auf latent Fettsüchtige eifersüchtig, weil diese so viel essen können wie sie wollen, man ihnen aber ihr Problem nicht ansieht. Der aufrichtige Wunsch, sich grundlegend zu ändern, und das Bemühen darum, seine Symptomatik beizubehalten, stehen sich oft, besonders am Beginn der Therapie, fast gleichstark gegenüber. Das bekannte »Unglück« ist vielen lieber, weil vertrauter, als das unbekannte »Glück«. Selbst nach längerer erfolgreicher Therapie treten die Wünsche nach dem alten Lebensgefühl in Belastungssituationen wieder auf. Neurotische Menschen wehren sich dagegen, ihre Schutzmechanismen aufzugeben, indem sie sich aus der Therapie zu »schleichen« versuchen; sie wollen die Ebene der direkten Konfrontation mit der Gruppe und dem Therapeuten verlas-

sen, indem sie über Banalitäten zu streiten beginnen, herumkritteln oder z. B. zu spät kommen. Einige verlieben sich in den Therapeuten, womit sie ebenfalls die Ebene einer direkten, unmittelbaren Auseinandersetzung verlassen. Sie schaffen sich sozusagen einen Nebenkriegsschauplatz. Bei manchen Menschen kann man sogar auf Abwehrverhalten, also Störmanöver warten. Sie werden in bestimmten Abständen erzeugt, nämlich immer dann, wenn ein unangenehmer Schritt ansteht. Bei anderen entsteht Widerstand, wenn in einer Sitzung der Kontakt zum Therapeuten besonders intensiv geworden ist, was nicht in ihr Lebenskonzept paßt.
Motor für diese meist unbewußten Vorgänge ist die Angst vor vielfältigen Aufgaben oder Anforderungen, denen sich der Betreffende nicht gewachsen fühlt. Dabei ist nicht ausschlaggebend, ob diese objektiv schwierig sind oder nicht, ob real vorhanden, vermutet oder nur befürchtet; entscheidend ist das Gefühl der Bedrohung. So kann es die Angst eines Erwachsenen sein, wirklich erwachsen zu werden, d. h. für sich und sein Leben Verantwortung zu übernehmen; oder die unbewußte Angst eines Kindes abzunehmen, weil es befürchtet, Konflikte mit seiner überfürsorglichen Mutter heraufzubeschwören, deren einziger Lebensinhalt die Pflege ihres Kindes ist.
Psychotherapie ist harte Arbeit an sich selbst, für die es keinerlei Patentrezepte gibt und schon gar keine Schnellverfahren. Denn was sind schon ein paar Monate oder Jahre Therapie gegen Jahrzehnte eingeschliffenen neurotischen Verhaltens? Zumal zu diesem Zeitraum auch noch die prägendsten Lebensjahre, die Kindheit zählen. Nur aufrichtige und kontinuierliche Arbeit führt zum Erfolg.
Hier stellt sich nun die Frage, was als Erfolg, als »Gesundheit« angesehen werden kann? Ist jemand dann gesund, wenn er sein Symptom los ist, wenn er z. B. schlanker geworden ist oder sich mit seinem vielleicht geringen Übergewicht angefreundet hat? Was kann man überhaupt von einer Therapie verlangen, gibt es nach deren Beendigung keine Probleme mehr? Wer sich in eine Psychotherapie begibt mit dem Ziel, vor problematischen

Situationen gefeit zu sein, wird mit Sicherheit enttäuscht, weil das weder ein psychotherapeutisches Verfahren noch irgendeine andere Methode leisten kann. Allerdings kann man lernen, mit auftauchenden Problemen angemessen umzugehen, sie besser als bisher zu bewältigen, d. h., ohne die starren und unzureichenden neurotischen Lösungsstrategien auszukommen. Würden wir dem Wunsch vieler fettsüchtiger Menschen nachkommen und das Ziel der Therapie in der Normalgewichtigkeit sehen, dann blieben weite Bereiche der Störung unbeachtet. Es wäre nur ihr Symptom behoben, nicht aber die gesamte seelische Erkrankung, was zur Folge haben könnte, daß es bald wieder auftaucht, oder ein anderes in Erscheinung tritt. Für uns ist es auch kein endgültiger Therapieerfolg, wenn aus einem Fettsüchtigen ein latent Fettsüchtiger geworden ist, der sein Normalgewicht nur mit einem zwanghaften Kontrollsystem halten kann.

Von Symptomfreiheit kann man nur sprechen, wenn ein eßsüchtiger Mensch nicht mehr mit ängstlichen Gedanken um sein Gewicht, um seine Figur oder um die nächste Diät kreist, und wenn sich sein Gewicht ohne besondere Anstrengungen selbst reguliert, d. h., daß es sich auf einem der Konstitution entsprechenden Niveau einpendelt. Dieses Gewicht kann dann durchaus von dem geltenden Normalgewicht und erst recht vom Idealgewicht abweichen. Ein weiteres Kriterium für Gesundheit ist auch, ob der ehemalige Eßsüchtige gelernt hat, sich in seinem Körper wohlzufühlen, ob er mit seinem Gewicht zufrieden ist, auch wenn es vielleicht etwas über dem liegt, was er früher für erstrebenswert hielt. Von geringen Gewichtsschwankungen abgesehen, gehört zur Gesundheit auch, daß das Gewicht über einen langen Zeitraum konstant bleibt.

Diese Ausführungen sollen nicht darüber hinwegtäuschen, daß auch nach Jahren immer wieder, beispielsweise in extremen Belastungssituationen, das Bedürfnis nach einer übersteigerten Nahrungsaufnahme auftauchen kann. Jeder Mensch greift in ihm ausweglos erscheinenden Situationen auf alte Mechanismen zurück, die er sich gerade in besonders schwierigen Zeiten aufgebaut und lange praktiziert hat. So kann jemand, der jahrelang nicht mehr arrogant auftrat, weil er innerlich stärker geworden war und sich inzwischen auf andere Weise schützen konnte, wieder auf diesen alten Mechanismus zurückgreifen, wenn er keinen anderen Ausweg sieht. Kleine Rückfälle gehören also dazu, sie müssen durchaus nicht den Anfang einer neuen Welle von Eßanfällen bedeuten, wenn der Betreffende dieses Ereignis ernstnimmt und am besten gemeinsam mit anderen analysiert, was dazu geführt hat. Meistens ist es dann nicht nur der als belastend empfundene Anlaß, sondern es lassen sich weitere Problemfelder erkennen.

Von einer *gelungenen Psychotherapie* sprechen wir allgemein dann, wenn jemand besser mit sich und anderen Menschen auskommt, wenn er ein befriedigendes Sexualleben führt, wenn es ihm möglich ist, nahe und intensive zwischenmenschliche Beziehungen aufzubauen und zu pflegen, wenn er einen zufriedenstellenden, erfüllenden Beruf anstrebt bzw. ausübt. Sein Verhalten sollte auch in Einklang mit der Gemeinschaft stehen, in der er lebt, seine Handlungen sollten nicht gegen die Interessen des sozialen Fortschritts, einer humaneren, mitmenschlichen Gesellschaft stehen. Gesundheit bedeutet also in unserem Sinne nicht nur Symptomfreiheit, sondern auch soziales Interesse zu entwickeln. Dazu gehört, daß man für sich volle Verantwortung übernimmt und nicht angesichts der vielen anstehenden Probleme der Menschheit den Kopf in den Sand steckt. Was jemand im kleinen Rahmen gelernt hat, z. B. wie er seine Rechte gegenüber einer Hausverwaltung vertritt, anstatt wie früher einen Eßanfall zu produzieren, sollte nun auch im größeren Maßstab praktiziert werden.

Um einem derartigen Begriff von Gesundheit näher zu kommen, muß eine Therapie auch Bildungsarbeit leisten und aufklären. Neurotische Menschen machen ihre Kleinheitsgefühle häufig an ihrem Aussehen fest, sie sind unerschütterlich in der Annahme, daß ihre Nase zu groß, die Beine zu kurz oder der Bauch zu dick sei. Hier empfinden sie sich unzulänglich, während sie im Hinblick auf ihr mangelndes soziales Engagement kaum Minderwertigkeitsgefühle empfinden. Ein verantwortungsbewußter Therapeut wird diese Diskrepanz nicht aus dem Auge verlieren und dem Klienten dabei helfen, sich weitergehend zu engagieren und soziales Interesse zu entwickeln, sobald dessen übermäßige Beschäftigung mit sich selbst nachgelassen hat. Die Nacherziehung, wie Psychotherapie auch bezeichnet werden kann, muß den ehemaligen Eßsüchtigen mit der Fähigkeit entlassen, sich selbst lebenslang weiter zu erziehen und zu entwickeln, um ein lebensbejahender, engagierter, demokratischer Mensch zu werden.

Obwohl bei der Eßsuchttherapie die Arbeit an der gesamten Persönlichkeit im Mittelpunkt stehen muß und nicht das Eßverhalten oder Diäthalten und Abnehmen, dürfen wir diesen Bereich nicht außer acht lassen. Besonders am Anfang einer Psychotherapie spielt er immer wieder eine dominierende Rolle. Nicht selten ist zu beobachten, daß Eßsüchtige zu ihrem Entsetzen während der Therapie *zunächst einmal zunehmen,* anstatt schlanker zu werden oder ihr Gewicht zu halten. Das ist auf mehrere Gründe zurückzuführen: Beginnt die wohlwollende, akzeptierende Atmosphäre der Therapie zu wirken, so kann es leicht dazu kommen, daß der Druck nachläßt, ihr Essen und Trinken um jeden Preis zu kontrollieren. Beginnen Eßsüchtige damit, gut zu sich zu sein, fallen ihnen als erstes bestimmte Nahrungsmittel ein, die sie sich schon lange versagt haben. Lassen sie im Zuge dieser neuen Tendenz dann auch noch die ständigen, quälenden Diäten weg, kann das Gewicht erst einmal ansteigen. Experimentieren Übergewichtige in dieser Form, so erleben sie ihr Zunehmen meistens nicht als so tragisch, weil sie eher in dem Gefühl leben, daß es auf ein paar Kilo mehr oder weniger auch nicht ankommt.

Anders ist es bei normalgewichtigen Eßsüchtigen, die ja – häufig an der Grenze zu leichtem Übergewicht – um jedes Pfund kämpfen. Geben sie ihre zwanghaften Kontrollmechanismen auf und es kommt zu einem höheren Gewicht, dann erleben sie dies leicht als Katastrophe und als eindeutigen Beweis für die »miserable Therapie«. Übrigens entspricht in

vielen Fällen ein etwas höheres Gewicht viel eher ihrer Konstitution als das erhungerte Traumgewicht.
Ein weiterer Grund für ein vorübergehendes Zunehmen ist darin zu sehen, daß eine Therapie schmerzliche Tatsachen ans Licht bringt und den Analysanden mit unangenehmen Gefühlen konfrontiert, denen er vorher ausgewichen ist. Anstatt sich einer Auseinandersetzung zu stellen, flüchten sich fettsüchtige Leute wie gewohnt ins Essen, das sie als Allheilmittel einsetzen. Solange sie noch nicht gelernt haben, anders mit unlustvollen Gefühlen umzugehen, werden sie auch den Schwierigkeiten in der Therapie mit dem Trostpflaster Essen begegnen. Bei anderen ist zu beobachten, daß sie sich völlig gehen lassen mit dem Gefühl, Therapie zu machen, also ihr Schicksal in gute Hände gelegt zu haben. So hoffen sie dann, auf eine magische Art und Weise durch die Therapie abzunehmen.
Das bringt uns zu der Frage, *wann und unter welchen Bedingungen es sinnvoll bzw. erfolgversprechend ist, eine Diät durchzuführen.* Nicht alle Übergewichtigen, die eine Psychotherapie machen, brauchen eine Diät, um abzunehmen, weil sie über einen längeren Zeitraum ganz langsam aber stetig Gewicht verlieren, bis es sich unter Umständen nach Jahren auf einem individuellen Stand einpendelt. Andere Menschen, besonders stark Übergewichtige, nehmen nicht so ohne weiteres ab, sie müssen sich, wenn sie schlanker werden wollen, eine Diät aussuchen, bei der sie sich persönlich am wohlsten fühlen. Ein Fettsüchtiger wird aber nur dann entscheidend und dauerhaft abnehmen können, wenn er nicht mehr unbewußt dick sein will, d. h., wenn er sein Fett nicht mehr einsetzt, um sein Persönlichkeitsideal zu schützen. Er wird nur so viel abnehmen, wie sein Unbewußtes zuläßt.
Wichtig ist in jedem Fall, daß die Entscheidung, eine Diät zu machen, von ihm selbst kommt und er sich weder vom Partner, den Eltern, Freunden noch gar dem Therapeuten gezwungen fühlt. Genau wie die Psychotherapie auf Freiwilligkeit basiert, muß auch die Diät ganz und gar eine Sache sein, für die er sich die nötige Hilfe von anderen holen kann. Ob der Zeitpunkt für

eine Diät richtig gewählt ist, kann auch daran erkannt werden, mit welcher Erwartung der Übergewichtige damit beginnen will. Hat er beispielsweise die irrationale Vorstellung, daß damit alle Probleme verschwinden, oder sieht er es als eine verstandesmäßige Aufgabe für sich an, Gewicht zu verlieren, um sich körperlich und auch psychisch wohler zu fühlen? Leider mußten wir immer wieder feststellen, daß nicht nur Laien, sondern auch Ärzte und Psychologen unrealistische Erwartungen und Hoffnungen hinsichtlich der positiven Folgen einer Gewichtsreduzierung fördern. Sie gaukeln den fettsüchtigen Menschen vor, daß als Belohnung für das Schlankwerden die Lösung aller Lebensprobleme winkt.
Eine günstige Voraussetzung, abzunehmen und das Gewicht zu halten, besteht darin, eine angemessene Vorstellung vom körperlichen Zustand nach der Diät zu haben. Das erwünschte Gewicht muß dem Körperbau entsprechen und darf keinesfalls darunter liegen. Vor dem Beginn einer Diät sollten sowohl das Eßverhalten als auch die Eßgewohnheiten analysiert worden sein, um technische Hilfen erarbeiten zu können. Es ist unbedingt notwendig, daß die Fettsüchtigen damit begonnen haben, verschiedene Bedürfnisse differenzierter wahrzunehmen und ihre Körperwahrnehmungen richtiger zu interpretieren. Hierbei ist die Hilfe des Therapeuten und der Gruppe außerordentlich wichtig. Der Übergewichtige sollte auch zu experimentieren begonnen haben: was passiert z. B., wenn ich mich auf meinen Appetit bzw. auf mein Hungergefühl verlasse; wenn ich lange verschmähte Lebensmittel esse; was geschieht mit mir, wenn ich wirklich mal Hunger habe, was ich ja sonst um jeden Preis vermeiden will; wie geht es mir nach einer Auseinandersetzung; wie, wenn ich meine Bedürfnisse erkenne, zulasse und versuche, sie zu verwirklichen; oder wie fühle ich mich nach sportlicher Betätigung? Abnehmen ist für einen Fettsüchtigen nicht einfach, das muß deutlich gesagt werden, aber es ist möglich, wenn er sich nicht ständig durch gescheiterte Versuche Mißerfolge holt. Der therapeutische Prozeß kann durch ständige Anläufe abzunehmen unnötig verlängert wer-

den, deshalb plädieren wir dafür, jeweils gründlich zu überprüfen, ob eine Diät wirklich angebracht ist.
Manche Eßsüchtige fühlen sich während einer Abmagerungskur wohler als sonst, weil sie dabei das Gefühl haben, in ihrem Leben etwas zu bewirken. Für viele birgt eine Diät jedoch ein *erhöhtes Risiko* bzw. nicht zu unterschätzende *Gefahren* in sich. Bruch weist darauf hin, daß besonders junge Menschen mit einer labilen gefühlsmäßigen Einstellung durch eine Diät so stark in ihrem Sicherheitsgefühl beeinträchtigt werden können, daß die Gefahr akuter Verhaltensstörungen, ja sogar die einer Psychose besteht (Bruch 1960, S. 299). Für diese Menschen bedeutet das Essen Befriedigung und die Möglichkeit, unangenehme Erfahrungen zu vermeiden, indem sie sich allen aktiven Handlungen und Situationen entziehen. Bei einigen Fettsüchtigen ruft das Einhalten der Diätvorschriften Spannungen, ständige Enttäuschungen und Unannehmlichkeiten hervor, die die schon bestehenden Schwierigkeiten im Leben verstärken und noch größere Störungen zur Folge haben können. »Stunkard beobachtet ungünstige Reaktionen gegenüber einer Gewichtsreduzierung in einem ganz unerwartet hohen Prozentsatz (ca. 50 Prozent) bei 100 unausgesuchten korpulenten Frauen. Schwere Störungen der Emotionalsphäre in Verbindung mit einer Diätkur wurden bei 9 von 25 genau untersuchten Patienten beobachtet« (Bruch 1960, S. 299).
In diesem Zusammenhang sollte auch vor drastischen Abmagerungsversuchen gewarnt werden. Kontinuierliches, auch etappenweises Abnehmen hat sich unserer Erfahrung nach gut bewährt. Längere Diätzeiten müssen unbedingt unter Aufsicht eines Arztes oder anderer Sachkundiger durchgeführt werden. Insbesondere bei schwer gestörten Menschen, die schon seit ihrer Kindheit stark übergewichtig sind, ist zu überlegen, ob sie nicht mit einem gewissen Übergewicht besser leben können, als sich immer wieder Diätprozeduren auszusetzen.
Trotz allem ist der Entschluß, eine Diätkur durchzuführen, mitunter schnell gefaßt. Schon schwieriger ist es, sie auch *durchzuhalten.* Aber am schwersten ist es, einen *Rückfall* zu

ertragen. Viele Eßsüchtige haben zwar auf der einen Seite Angst davor, sich bei der Diät einschränken zu müssen, erleben aber auf der anderen Seite auch ein Hochgefühl, solange sie sich an die strengen Regeln halten können und den ständigen Versuchungen widerstehen. Jeder Schritt auf die Waage, der einen Abwärtstrend erkennen läßt, erhöht das Gefühl von Stärke und Autonomie gegenüber ihrem Körper; verächtlich sehen sie auf ihre letzten Eßanfälle zurück. Gleichzeitig mit diesem Höhenflug tauchen immer wieder Angst und Zweifel auf, ob sie auch durchhalten, denn sie merken, daß sie dieses großartige Gefühl nicht sich selbst verdanken, sondern dem System, das sie mit Mühe einhalten. Immer wieder tauchen Versuchungen auf, um ein Haar hätten sie einen falschen Bissen oder ein Stück Kuchen zuviel zu sich genommen, was das ganze krampfhaft durchgeführte Ritual zerstören könnte. Irgendwann ist es dann so weit, der Rückfall ist da, das Hochgefühl weicht Niedergeschlagenheit, Resignation und Kleinheitsgefühlen. Die unentrinnbare Folge sind erneute Eßanfälle, weil jetzt sowieso alles egal ist. Dazu kommt ein schneller Gewichtsanstieg, oft sogar über den Stand vor dem mißlungenen Versuch, was wieder neuen Grund für starke Selbstzweifel und Selbsthaß gibt.

Manchen Übergewichtigen ist das Abnehmen wichtiger als schlank zu bleiben. Es verleiht ihnen ihrem Körper gegenüber ein Gefühl von Selbstbestimmung, das ihnen im täglichen Leben fehlt. Wenn sie schlank blieben, würde ihnen dieses Machtgefühl entgehen.

Wir wollten mit diesen Hinweisen auf die Probleme, die bei Diätversuchen auftauchen können, noch einmal unterstreichen, wie sinnlos diese sein können. Unserer Erfahrung nach ist die Rückfallquote enorm hoch, manche Autoren sprechen sogar von 95 Prozent mißlungener Versuche außerhalb einer Psychotherapie. Oft bekommen eßsüchtige Analysanden schon nach kurzer Dauer der Therapie ein Gefühl von Kraft, Fähigkeit und Autonomie, das sie dazu motiviert abzunehmen, um unter Beweis zu stellen, daß sie keine Hilfe brauchen. Meist mißlingen derartige verfrühte Bemühungen und ziehen eine erneute Gewichtszunahme mit allen negativen Folgen nach sich. Ob eine Diät erfolgreich durchgeführt und das erreichte Gewicht auch gehalten werden kann, hängt also entscheidend vom Stand der Entwicklung in der Therapie ab – vorzeitige Versuche abzunehmen schaden in jedem Fall mehr als allgemein vermutet wird.

Selbst wenn es unter großen Anstrengungen gelungen ist, abzunehmen, bleibt oft genug der sehnsüchtig erhoffte Erfolg aus. *Nach der Diät, in schlankerem Zustand,* machen viele die ernüchternde Erfahrung, daß sich außer ihrer äußeren Erscheinung kaum etwas geändert hat. Der Umgang mit anderen ist genauso schwierig wie vorher, ja es kommen sogar noch Probleme hinzu, weil der alte Schutzwall aus Fett plötzlich nicht mehr vorhanden ist, und neue Formen des Umgangs mit dem Leben noch nicht genügend ausgebildet sind. Sie fühlen sich in ihrem »neuen« Körper fremd, ungeborgen und nicht mehr zu Hause. Abgesehen davon, daß sie ihren neuen Ausmaßen noch nicht trauen, können sie auch schlecht mit sich umgehen und fühlen sich unsicherer als vorher. Dieses Bündel von unangenehmen Gefühlen kann schnell zu einer unerträglichen Last werden. Um sich von ihr etwas zu befreien, greifen sie zum Essen – der Teufelskreis schließt sich. Wir können hier deutlich erkennen, daß die Therapie einer Eßstörung auf keinen Fall mit der Reduzierung des Gewichtes beendet sein kann.

Fügen wir die Erfahrung einer latent fettsüchtigen jungen Sozialpädagogin an, um noch deutlicher zu machen, wie wenig das Wohlbefinden von dem tatsächlichen Körpergewicht abhängt:

Carmen machte längere Zeit Urlaub im Ausland. Dort wanderte sie gemeinsam mit ihrem Freund in den Bergen, was recht anstrengend war. Nach jedem Frühstück bekam sie Angst, zuviel gegessen zu haben, und beschloß, sich bei der nächsten Mahlzeit wieder einzuschränken. Aufgrund der Wärme hatte sie keine langen Hosen mitgenommen, an denen sie ihr Gewicht hätte einschätzen können.

Ihre weiten Kleider waren dazu völlig ungeeignet, und Waagen gab es weit und breit nicht. Carmen fühlte sich immer schlechter und beschloß, sobald sie wieder zu Hause sein würde, eine Diät zu machen. Dort angekommen, stellte sie mit Erstaunen fest, daß sie sieben Pfund abgenommen, also ihr immer erträumtes, aber bisher nie erreichtes Traumgewicht hatte. Sie konnte sich nicht einmal richtig darüber freuen, sondern war sehr betroffen, weil ihr dieses Erlebnis in bisher nie dagewesener Deutlichkeit zeigte, daß ihre Gefühlsproblematik nichts mit dem eigentlichen Gewicht zu tun hatte, sondern allein ein Problem ihres Charakters war. Darüber hinaus war es für sie ein untrügliches Zeichen dafür, daß sie ihren Körper ohne Hilfsmittel nicht realistisch einschätzen konnte.

Zusammenfassend kann gesagt werden, daß der Gesundungsprozeß fettsüchtiger Menschen auf zwei Ebenen, z. T. parallel, verläuft. Um schlanker werden zu können, muß die Energiebilanz verändert werden, d. h., daß der Übergewichtige weniger essen muß, als er verbraucht – daran führt kein Weg vorbei. Da dieser Veränderung aber z. T. erhebliche unbewußte Kräfte entgegenwirken, besteht die zentrale Aufgabe der Eßsuchttherapie darin, den psychischen Anteil aufzuarbeiten und die Defizite der Persönlichkeit auszugleichen, damit die Fettsüchtigen die Kraft zum Abnehmen bekommen. Zur *Veränderung der Energiebilanz* gehört auch, daß der Fettsüchtige mit Hilfe der Psychotherapie insgesamt *aktiver* wird, denn seine ganze Lebensart ist darauf ausgerichtet, jeden Handgriff mit möglichst geringem Energieaufwand zu vollbringen. Obwohl Sport ein gutes Therapeutikum wäre, sind fettsüchtige Menschen dazu kaum oder erst nach langer Therapie bereit. Eine schnelle Methode abzunehmen ist es natürlich nicht, sondern eher eine Möglichkeit, ein besseres Gefühl für den Körper und Freude an der Bewegung zu bekommen.

Eine psychotherapeutische Bearbeitung der Fettsucht ist kein schneller Weg zum Erfolg, wie sich das viele wünschen, sondern eine gründliche Korrektur, die das Problem an der Wurzel greift. Viele begnügen sich immer wieder damit, eine Methode zu suchen, bei der sie schnell und möglichst ohne große Eigenleistung abnehmen können. Am einfachsten ist es, in eine entsprechende *Klinik* zu gehen. Dort wird einem das »Abspekken« häufig sehr leicht gemacht. In einer Urlaubsatmosphäre, in der der Alltagsstreß wegfällt, bereiten Fachkräfte schmackhafte, kalorienarme und großvolumige Speisen vor; fast wie im Schlaraffenland braucht sich der Übergewichtige nur an den gedeckten Tisch zu setzen – und das alles per Krankenschein. Ein Psychologe ist auch in der Klinik zum Gespräch bereit, man muß dazu nicht einmal das Haus verlassen, und die Therapiegruppe findet einen Stock höher statt. Der Erfolg ist groß, der Patient nimmt zur Freude aller ab, bis das gesteckte Ziel mehr oder weniger erreicht ist. (Besonders beeindruckend sind die Ergebnisse nach einer Null-Diät in der Klinik.) Dann erfolgt die Entlassung mit dem Hinweis, die angefangene Therapie fortzusetzen, d. h. weiterhin nach Diätvorschrift zu essen und sich einen Therapeuten zu suchen. Sobald der entlassene Patient und ehemalige Übergewichtige aber wieder den Schonraum der Klinik verlassen hat, ist er schutzlos mit »glänzender Fassade« dem Leben ausgesetzt, das er jetzt genauso wenig bewältigen kann wie vorher. Oft hat er nicht einmal lernen können, wie man all die leckeren Speisen zubereitet, mit denen er, ohne hungrig zu sein, abnehmen konnte.

An diesem Beispiel wird deutlich, wie sinnlos ein Abnehmen in der Klinik sein kann, weil es nicht einmal hinsichtlich der Einhaltung einer Diät Hilfe zur Selbsthilfe ist, geschweige denn eine Hilfe für die Bewältigung der anstehenden Lebensaufgaben. Sich selbst sinnvoll zu ernähren ist selbst dann schwierig, wenn keine psychischen Barrieren vorhanden sind, denn die Fehlerquellen sind groß. Will man sich nicht an eine genau vorgeschriebene Diät halten, dann muß man lernen, relativ viel zu beachten. Nahezu jeder Eßsüchtige wird wissen, daß Fisch wenig Kalorien hat, aber wenige wissen, daß z. B. Aal oder Hering den Kaloriengehalt von Brot überschreitet.

Der Hauptgrund, der gegen eine schnelle Reduzierung des Gewichtes spricht, ist aber, daß die Psyche des Betreffenden dieser abrupten Veränderung nicht folgen und standhalten kann, also den neuen Bedingungen nicht gewachsen ist, weil er in der kurzen Zeit zu wenig dazulernen konnte. Das hat eine erneute Entmutigung, verbunden mit einem Wiederansteigen des Gewichtes, zur Folge. Viele Fachleute haben das längst erkannt und Konsequenzen daraus gezogen. »Ich plädiere deshalb schon lange für ambulante Entfettungskuren, in denen der Patient mit den Schwierigkeiten, die er durch seinen Beruf, Familie usw. hat, fertig werden muß. Wenn es nur im Krankenhaus gemacht wird, geht er nach Hause und ist bald wieder in den gleichen Schwierigkeiten« (Bahner 1963, S. 642). Die Erfahrung, daß es vielen Übergewichtigen eher schadet als nützt, in der Klinik abzumagern, wird in Fachkreisen überall und immer wieder gemacht. Die Tatsache, daß private Kurkliniken daran festhalten, dürfte an mangelnden Kenntnissen oder an ihrer Profitgier liegen. Weshalb auch in vielen anderen Einrichtungen weiter zum Nachteil der Betroffenen gehandelt wird, bleibt für uns zunächst ungeklärt. Gibt man dort immer wieder dem starken Drängen des Übergewichtigen nach, ist man neueren Erkenntnissen gegenüber zu wenig aufgeschlossen, oder werden dort die eigenen Erfahrungen nicht genügend ausgewertet?

Gesprächsprotokoll

Obwohl wir uns bemüht haben, möglichst anschaulich zu schreiben und viele Beispiele einzufügen, hatten wir doch manchmal das Gefühl, das unmittelbare Erleben Eßsüchtiger nicht plastisch genug beschreiben zu können. Es besteht auch immer die Gefahr, die Realität zu verfälschen. Besonders wenn es um die Therapie geht, kann sich der Wunsch des Therapeuten nach Erfolg leicht als Fehlerquelle einschleichen. Das Ergebnis wäre dann eine illusionäre Beschreibung des therapeutischen Prozesses. Deshalb haben wir beschlossen, an dieser Stelle diejenigen zu Wort kommen zu lassen, die als Eßsüchtige Erfahrungen mit Therapie gemacht haben. Sie können am glaubwürdigsten über ihre Erlebnisse berichten,

und der Leser hat die Möglichkeit, diese mit unseren theoretischen Aussagen zu vergleichen.
Da Wolfgang seit Jahren mit Eßsüchtigen psychotherapeutisch gearbeitet hatte, boten wir ihnen einen Gesprächstermin in seiner Praxis an. Die Teilnehmer der Gesprächsrunde wurden also nicht danach ausgewählt, ob sie schon lange oder besonders erfolgreich in der Therapie waren. Wir finden, daß das folgende Gesprächsprotokoll ein beeindruckendes Dokument geworden ist, das uns auch persönlich stark berührt hat, weil es einen tiefen Einblick in das Leben und die Gefühlswelt eßsüchtiger Menschen erlaubt. Große Achtung haben wir auch vor dem Mut der Beteiligten, so offen über sich zu berichten. Obwohl Wolfgang ihnen anbot, ihre Namen für die Veröffentlichung zu verändern, lehnten sie dies – mit einer Ausnahme – am Ende des Gespräches ab und wollten zu sich und ihrer Problematik stehen.
Beim Abschreiben der Tonbänder ist nach Möglichkeit der Wortlaut erhalten geblieben, der Text wurde zum besseren Verständnis nur leicht überarbeitet, ohne dabei den Sinn zu entstellen. Die Zwischenüberschriften wurden von uns im nachhinein eingeführt, um die Lesbarkeit des Gesprächsprotokolls zu verbessern.

Gesprächsteilnehmer:

Bettina ist 1954 geboren, arbeitet in ihrem Beruf als Arzthelferin. Sie kam vor ca. 2 Jahren normalgewichtig in die Therapie. Einzelstunden nahm sie vom Anfang abgesehen nur in großen Abständen und besuchte die Gruppen unregelmäßig.
Katrin ist Jahrgang 1951, Apothekerin und befindet sich in einer Heilpraktikerausbildung. Sie begann ihre Therapie vor ca. 2 Jahren. Damals war sie übergewichtig, nahm zunächst wöchentlich Einzelstunden, später wurden die Abstände immer größer. Therapiegruppen besuchte sie in der ersten Zeit regelmäßig, bis sie ganz darauf verzichtete.
Klaus ist 1953 geboren, Zahntechniker und studiert Zahnmedizin. Er kam vor ca. 1½ Jahren stark übergewichtig in die Therapie und machte regelmäßig sowohl Einzel- als auch Gruppentherapie.

Maria ist 1963 geboren, besucht das Gymnasium und kam vor ca. einem halben Jahr stark übergewichtig in die Therapie. Seitdem nimmt sie regelmäßig Einzelsitzungen und besucht eine Therapiegruppe.
Petra ist Jahrgang 1957, studiert Medizin und begann ihre Therapie vor ca. 1¾ Jahren stark übergewichtig. Sie machte sehr intensiv Einzel- und Gruppentherapie.
Renate ist 1957 geboren, studiert Germanistik und Skandinavistik. Sie kam vor über 2 Jahren stark übergewichtig in die Therapie und machte periodisch sowohl Einzel- als auch Gruppentherapie.
Die Angaben beziehen sich auf das im Dezember 1980 durchgeführte Gespräch.

Dicksein als Problem – Situation vor der Psychotherapie

Wolfgang: Ihr wißt ja schon ungefähr, worum es gehen soll. Vor allem ist es mir wichtig, daß ihr wißt, daß dieses Gespräch kein Loblied auf die Therapie sein soll, sondern daß es wirklich um eure Erfahrungen dabei geht, sowohl positive als auch negative. Und zwar habe ich mir hier ein paar Fragen überlegt, die ich während des Gesprächs nach und nach einbringen werde. Eine erste Frage wäre, wie euer Problem vor der Therapie konkret aussah, wie ihr euch da gefühlt habt, wie ihr es empfunden habt.
Klaus: Also, der direkte Anlaß, in die Therapie zu gehen, war das Übergewicht bei mir und unzählige Diäten, die ich hinter mich gebracht habe, die immer sehr erfolgreich waren, jedes System für sich, solange ich es betrieben habe. Ich habe immer gut abgenommen und dann eben immer wieder zugenommen. Sowie die Diät nicht mehr dabei war, sind die alten Eßmechanismen gelaufen – das waren auch ganz tolle Diäten, wo man sehr viel essen konnte ...
Wolfgang: Was war das zum Beispiel, ganz konkret? Atkins?
Klaus: Zum Beispiel diese Atkins Revolutionsdiät, die auf Ausschaltung der Kohlehydratkost beruht, wo der Körper dann nicht mehr in der Lage ist, das Fett und Eiweiß, das man dann in Unmengen zu sich nimmt, umzusetzen, man nimmt also tatsächlich wahnsinnig ab, fast als ob man Nulldiät macht. Aber

man ändert ja im Grunde genommen seinen Ernährungsstil nicht oder sein Umgehen mit dem Essen, weil man eben jede Menge essen kann, z. B. Fleisch. Das ist eine Sache, die ich lieber gegessen habe als Süßigkeiten. Im nachhinein ist mir so klar geworden, daß eben andere Sachen auch mit zu dem Lebensgefühl, zu der Lebenssituation gehört haben, die ich damals gehabt habe. Die Frauenproblematik zum Beispiel, keine Freundin zu haben. Das hat ja auch mit dem Übergewicht und dem Essen zu tun. Oder Beziehungsschwierigkeiten; ich war damals ein halbes Jahr aus einer Wohngemeinschaft raus, als ich den Schritt in die Therapie machte. Ich habe dann in meiner Einzimmerwohnung alleine dagesessen, mich nicht so toll gefühlt. Ich denke, das hängt auch damit zusammen, daß ich dann in die Therapie gegangen bin. Wäre es mir weiterhin gut gegangen, wäre ich arbeitsfähig geblieben, so wie ich das früher gekonnt habe, hätte ich über die Wohngemeinschaft doch eine Menge Beziehungen gehabt, keine eigenen, aber weil Leute einfach dagewesen wären, dann glaube ich, wäre nicht so schnell ein Anlaß dagewesen, in eine Therapie zu gehen.
Petra: Also ich kann mich daran erinnern, daß ich auch mal in einer Wohngemeinschaft gewohnt habe, und da hatte ich ein Hochbett. Das Schlimmste war, daß ich das Gewichtsproblem so verheimlichen mußte, es durfte keiner wissen, wieviel ich esse. Ich habe dann normal die Mahlzeiten mit den anderen gegessen, und dann hat es mich so gepackt. Ich habe gemerkt, ich kriege jetzt einen Eßanfall. Dann bin ich irgendwo zum Bäcker gegangen und habe heimlich ganz viel eingekauft und mich damit aufs Hochbett gelegt, das konnte ja dann keiner sehen. Ich habe mich da auch total zurückgezogen, habe mit den anderen unheimlich wenig gemacht, wenn die noch weggegangen sind. Ich habe dann immer Gründe vorgeschoben: mir ist schlecht, ich will noch lesen, das sollte dann keiner wissen, daß ich eigentlich oben auf dem Bett gegessen habe.
Maria: Mir ging es so, daß ich vor der Therapie nur ein Problem hatte, und das war für mich mein Eßproblem. Ich habe mich mit keinem anderen Problem beschäftigt, ich habe alle anderen

Probleme auf das Eßproblem zurückgeführt. Also Klaus, was du mit den Frauen angesprochen hast, ist bei mir mit den Männern so. Ich dachte: ja, du bist eben zu dick, deshalb klappt es auch nicht. Ich habe mich dann auch von Freunden distanziert, weil ich Hemmungen hatte, mit denen ins Schwimmbad zu gehen oder so ... Aber ich bin überhaupt nicht auf die Idee gekommen, daß ich noch andere Probleme habe, die habe ich einfach nicht gesehen ...

Katrin: Bis ungefähr zu dem Zeitpunkt, wo ich mit der Therapie angefangen habe, habe ich das auch als den Kernpunkt all meines Übels gesehen. Ja, alle Sachen, die mir nicht geglückt sind, die haben letztendlich immer damit zu tun gehabt, daß ich zu dick bin. Und dann habe ich, eigentlich seit ich zwölf Jahre alt bin, alle möglichen Diäten probiert, mit mehr oder weniger gar keinem Erfolg. Außer einer Nulldiät, aber alle anderen Diäten schlugen immer ins Gegenteil zurück. Wenn ich mal eine Diät halbwegs erfolgreich gemacht habe, dann war spätestens nach zwei Wochen das Gewicht wieder drauf, oder ich habe wieder gefressen, und irgendwann habe ich gemerkt, an den Diäten kann es nicht liegen, das liegt an was anderem. Denn vom Prinzip her leuchten mir alle ein, obwohl ich manche mehr oder weniger gut finde. Einfach kalorienreduziert leben. Leute, die dieses Problem nicht haben, die stellen sich das auch ganz vernünftig vor, daß das funktionieren muß, und das habe ich auch lange Zeit geglaubt. Als ich aber gemerkt habe, daß das nicht geht, bin ich so langsam dahintergekommen, daß es was anderes sein muß. Gleichzeitig habe ich doch gedacht, daß mir keine Beziehungen zu Männern glücken, oder daß ich auch sonst in allen möglichen Situationen Pech habe, das hat damit zu tun, daß ich zu dick bin. Das war so gespalten, und das wurde dann aber noch dadurch bestätigt, daß der Mann, den ich am allermeisten mochte, mir dann irgendwann gesagt hat, er wollte keine Beziehung mit mir, weil ich zu dick bin. Das war dann der Auslöser, daß ich mit der Therapie angefangen habe.

Bettina: Bei mir war das eigentlich so, daß ich vorher schon vor der Therapie ganz dünn war und ich dann auch gemerkt habe, daß bestimmte Probleme, wie Lernstörungen oder auch gerade Ängste vor Männern oder vor anderen Leuten, das ist alles geblieben, und ich habe dann auch wieder zugenommen. Ich habe mir eine Zeitlang immer gewünscht, Alkoholiker zu sein, weil ich dachte, wenn ich Alkoholiker bin, dann weiß ich wenigstens, wo ich mich hinwenden kann, dafür gibt es Hilfe. Ich habe dann auch schon gesagt, daß ich freßsüchtig bin, aber die Leute haben mich nur ausgelacht und gesagt, dann iß halt weniger ... Es war auch immer der Gedanke da, wenn ich alles um mich rum ändere, also die Wohnung und die Stadt und den Beruf, daß es dann endlich weg ist. Ich habe x-mal die Schule gewechselt. Ich habe auch meine ganzen Schwierigkeiten immer auf die Freßsucht zurückgeführt.

Renate: Also mein Lebensgefühl, bevor ich mit der Therapie angefangen habe, war so ein diffuses Gefühlsleben, daß ich überhaupt nichts differenzieren konnte und mich allem und jedem ausgeliefert gefühlt habe. Am meisten ausgeliefert gefühlt habe ich mich halt dem Essen. Ich habe auch überhaupt nicht verstanden, woher die Eßanfälle kamen, ich konnte das nicht ableiten, das war irgendwie rätselhaft, das kam über mich, in der Regel fünf, sechs Tage in der Woche, ich wußte nicht woher es kam. Mit Diäten habe ich eigentlich nicht so viel rumexperimentiert. Bei mir war es so: ich war erst auch ganz dünn, dann bin ich so mit 18 ganz dick geworden, innerhalb von ganz kurzer Zeit.

Wolfgang: Kannst du mal sagen, wie dünn und wie dick du gewesen bist?

Renate: Also, zwischen 15 und 18 habe ich um 45–50 Kilo gewogen, dann habe ich innerhalb eines Jahres um die 25 Kilo zugenommen, also in meinem achtzehnten Lebensjahr.

Wolfgang: Mit wieviel Kilo kamst du dann in die Therapie?

Renate: Ich schätze so mit 72, ich weiß aber nicht genau, ich habe mir auch damals das Wiegen abgewöhnt, aber jedenfalls über 70. In dieser dünnen Zeit, da habe ich eben auch wenig gegessen, Möhren und so was.

Petra: Was die Katrin sagte, war bei mir auch so gewesen, meine ganzen Lebensprobleme, die habe ich gar nicht gesehen, sondern nur das Eßproblem, was das Wichtigste war; und daß ich erst anfangen kann zu leben, wenn ich dünn bin, daß ich jetzt überhaupt nicht richtig leben kann, also immer erst, wenn ich mal dünn bin, dann kannst du das machen. Was auch furchtbar war, daß ich mich fürs Essen auch gehaßt und abgelehnt habe und daß ich dann gegessen habe und mich hinterher dann total schlecht gefühlt habe und dann dachte: jetzt muß ich mich bestrafen und ganz rigide Hungerkuren machen. Dann weiß ich noch, als ich mit der Therapie ganz kurz angefangen hatte, da hat Brigitte mich gefragt, ob ich mich nicht so akzeptieren könnte, wie ich jetzt bin, also mit dem Gewicht. Und da war ich total schockiert, daß sie mich überhaupt so was fragen konnte. Daß ich mich so akzeptieren kann, das war für mich überhaupt nicht denkbar.
Wolfgang: Ich fände es ganz interessant, wenn wir nochmal zusammentragen könnten, wie die Eßanfälle bei euch ausgesehen haben. Ihr sagt das so locker dahin, wenn ihr immer von Eßanfällen redet, aber die ganze Not, die darin gesteckt hat, was ich dann auch teilweise als erschütternd empfunden habe, wenn ihr das erzählt habt, das taucht in dem Begriff einfach gar nicht auf, der ist fast steril.
Katrin: Ich merke jetzt, daß ich mich schon richtig anstrengen muß, um mich daran zu erinnern. Nicht, daß ich jetzt frei von solchen Anfällen bin, aber nicht mehr in der Form wie früher. Ich kann mich entsinnen, wenn ich solche Tage gehabt habe, oder auch Wochen, ganz egal, Monate, daß ich dann ... ich bin bloß aus der Wohnung raus, auf die nächste Bäckerei zugesteuert, dann habe ich das im Gehen verschlungen, zwei, drei Teilchen, die ich mir da geholt habe. Dann bin ich zu Woolworth rein und da gleich in die Schokoladenabteilung und habe mir Süßigkeiten gekauft und mich in den Bus gesetzt, dann zur Uni gefahren, zum Beispiel. Habe dann, während ich im Bus saß, die Süßigkeiten aufgegessen, immer ganz heimlich, nur mal in der Tasche gewühlt, es knisterte dann ein bißchen,

ganz unbeteiligt so ein Stück nach dem anderen reingeschoben, damit auch niemand sieht, wie gierig ich jetzt da drauf bin. Und dann war vielleicht noch nicht die erste Veranstaltung rum, da wollte ich schon wieder in die Kantine, damit ich dann mit den anderen zur richtigen Zeit zusammen Mittagessen konnte, so daß es nicht so auffällt. Dann habe ich noch gegessen, wenn die anderen schon wieder woanders waren. Dann auf dem Heimweg ungefähr das gleiche Spiel. Ich habe dann vielleicht zum Abendessen mit anderen zusammen auch gar nicht so viel gegessen, aber danach bin ich noch x-mal an den Kühlschrank gegangen. Und immer, wenn jemand kam, habe ich nur schnell den Saft rausgenommen und Saft eingegossen, damit niemand sieht, daß ich jetzt schon wieder am Essen bin...

Renate: Hast du auch gekotzt?

Katrin: Nein, ich habe nie gekotzt, ich konnte nicht kotzen, kann heute noch nicht kotzen. Und an eine schlimme Sache kann ich mich auch noch erinnern, das war eine extreme Zeit, da habe ich in einem Sommer auch ca. 20 Kilo zugenommen. Da war ich in Amerika und es ging mir hundeelend. Ich habe nichts von alldem, was ich mir vorgenommen hatte, realisiert. Ich saß in einem Appartmenthaus und war mutterseelenallein, da habe ich an einem Tag so ein ganzes Toastbrot gegessen und jede Menge Eis. Zwischendurch bin ich immer wieder runtergelaufen, habe mir schon so Keile in die Hose genäht, weil sie nicht mehr zuging, und da bin ich wieder zum nächsten Chinesen, weil die auch nachts aufhaben und habe mir noch ein Toastbrot geholt, da habe ich aber auch nicht gekotzt.

Bettina: Ja, solche Pakete, ganz frisches Brot, wo du auch gar kein richtiges Sättigungsgefühl hast, sondern nur so ah, es schlingt sich so runter, und du möchtest das nächste haben, und es ist überhaupt kein Genuß, nicht mal ein Sättigungsgefühl, das habe ich bei Vollkornbrot noch, ... nur immer schlingen, dieses Gefühl im Hals zu haben, daß der Hals voll wird, ... das war so das Wichtige da dran.

Petra: Es ist dann egal, was zu essen da ist. Also ich weiß noch, ich hatte immer einen Hunger auf irgendwas mit Süßigkeiten,

und wenn absolut nichts mehr in der Wohnung war, dann habe ich irgendwas, trockene Haferflocken oder trockene Cornflakes, irgendwas, oder trockenes Brot, ich habe es auch nicht gekaut oder genossen, sondern immer nur rein und richtig gestopft und ohne Ende, bis ich wirklich nicht mehr konnte und mit Bauchschmerzen dalag. Ich konnte es auch nicht stoppen.
Klaus: Ich habe auch solche Toastbroterfahrungen, und über die ganze Zeit meiner Freßsüchtigkeit spielt auch der Alkohol eine Rolle. In dem Moment, wo ich dann ein bißchen Alkohol getrunken habe, habe ich fürchterlichen Heißhunger verspürt. Es gibt aber auch noch eine andere Sorte, so nach dem Motto: Schaut her, was bin ich für ein großer Mann, was kann ich alles essen. Ich erinnere mich an meine Lehre, da hat der Meister an seinem Geburtstag für alle einen ausgegeben. Wir sind in die Pizzeria »Roma« gegangen und haben zu zweit die »Pizza Familia« mit einem riesigen Durchmesser bestellt. Als mein Gegenüber aber keinen Appetit mehr hatte, habe ich sie ganz allein aufgegessen. Dann war dummerweise noch eine zuviel bestellt, die habe ich dann noch hinterher gegessen. Irgendjemand wurde dann mit seiner Hälfte nicht fertig, aber Klaus hat dann auch das geschafft. Ich war unheimlich stark, so etwa: was ich kann, kann keiner...
Wolfgang: Praktisch als Ausdruck und Dokumentation von Männlichkeit, könnte man das sagen? Oder wie würdest du es interpretieren...
Maria: Ich habe immer gefressen, wenn ich mich irgendwie allein gefühlt habe. Dann bin ich zum Kühlschrank gegangen und habe mir ein Brot gemacht, meine Bücher genommen, habe mich in irgendeine Ecke verzogen und habe mich sehr wohl dabei gefühlt, das Buch zu lesen und dabei so ein Nutellabrot zu essen. Dann bin ich alle zwei Minuten aufgestanden und habe mir noch ein Brot gemacht, weil ich diesen Genuß irgendwie nicht bremsen konnte. Dann mußte ich auch immer aufpassen, daß ich nicht zu viel nehme, daß es meine Eltern gemerkt hätten. Also habe ich dann immer von irgendwas nur ein bißchen genommen, auch den letzten Schund

teilweise, auch Knäckebrot mit Ketchup oder so was, die unmöglichsten Sachen, die eigentlich überhaupt nicht geschmeckt haben. Mein Taschengeld, das konnte ich dann auch nicht sparen. Ich brauchte nur mal zwei Mark zu haben, dann bin ich auch gleich zu Woolworth gegangen, habe mir da eine Tüte voller Snickers geholt, sie aufgefressen, und dann gab es Mittagessen und mir war eigentlich kotzübel. Aber ich habe immer weiter gefressen, obwohl mir kotzübel war. Ich habe es eben nicht gekonnt, in dieser Snickertüte meinetwegen auch nur zwei Stück drin zu lassen. Ich mußte die immer hintereinander aufessen. Obwohl mir nach einer Weile wirklich schlecht von soviel Schokolade wurde. Nach zwei Stunden habe ich gedacht, Mensch, wenn du jetzt noch ein bißchen Schokolade hättest. Ich mußte einfach alles hintereinander aufessen.
Renate: Bei mir waren die Freßtage eigentlich zum Schluß fast jeden Tag. Das war eine Entwicklung. Morgens fing es noch relativ entspannt an. Da habe ich noch mit Genuß gefrühstückt. Dann, so gegen zwölf ging es los, zum Bäcker. Ich habe damals noch mit einer Frau zusammengewohnt, hier in Berlin. Da habe ich dann auch die ganzen Sachen gegessen, die ihr gehörten. Meistens habe ich versucht, erstmal alles zu essen, was in der Wohnung war, und wenn das weg war, bin ich nach draußen gegangen. Habe mir irgendwas Weites angezogen und dann eingekauft. Und abends bin ich oft noch in Kneipen gegangen. Eine der schlimmsten Erinnerungen ist, wo ich in der Gneisenaustraße in allen Pizzerien war, vom Mehringdamm an hoch bis zum Südstern, habe ich überall, in jeder Pizzeria eine Pizza gegessen.
Bettina: Sind ja sehr viele Pizzerien dort!
Renate: Ja, ich habe mich da hingesetzt, alleine. Das habe ich oft gemacht. Mit einem relativen Genuß fing es an, und dann wurde es irgendwie immer hektischer, diese Pizzen habe ich nur so reingeworfen, und am liebsten hätte ich mir eine Augenbinde vorgebunden, damit mich keiner erkennt. Und ich habe natürlich zwischendurch auch oft gekotzt, sonst hätten die Mengen nicht in den Bauch gepaßt.

Wolfgang: Wieviel Pizzen waren das ungefähr?
Renate: Pizzen? Fünf, sechs ... das habe ich nicht so oft gemacht, weil es so teuer war.
Bettina: Bei mir war das eigentlich ziemlich trennend. Es gab eine Zeit, wo ich noch nicht gekotzt habe, da habe ich noch zu Hause gewohnt. Wenn ich gefrühstückt habe, ging ich in die Schule, und dann bin ich aus dem Unterricht rausgestürzt in irgendein Geschäft und habe mir so etwa vier Tafeln Schokolade gekauft und bin mit dieser Schokolade nach Hause gegangen. Inzwischen hatte ich die schon alle aufgegessen, dann mußte ich zu Hause mittagessen, habe das dann gerade in mich hineingewürgt, da brach mir dann schon der Schweiß aus. Meine Mutter hat sich darüber aufgeregt. Damals war ich wirklich ziemlich dick, d. h. ich war im Grunde so dick wie jetzt, aber ich fand mich damals sehr dick. Und nach dem Essen, es dauerte vielleicht zwei Stunden, dann bin ich schon wieder zum Kühlschrank gerast. Dann habe ich meiner Mutter mal die Pralinenschachtel aus dem Schrank geklaut, die hatte sie als Geschenk zum Mitbringen ... da hat sie sich immer aufgeregt, wieso ich die wegnehme. Oder ich bin nach dem Essen ein paar Mal losgefahren und habe Schokolade gekauft. Beim Abendessen habe ich dann nichts gegessen, weil ich eigentlich nichts mehr reingebracht habe. Dafür bin ich nachts wieder aufgestanden. Und dann kam die Zeit, wo ich gekotzt habe. Ich erinnere mich daran: in der Zeit habe ich nicht gearbeitet, ich war arbeitslos. Ich bin schon morgens aus dem Bett raus in einen Laden und habe 12 Stück Cremeschnitten gekauft, die habe ich alle nacheinander aufgegessen, dann habe ich gekotzt und meistens mehrere Stunden gewartet. Dann habe ich nochmal 12 Cremeschnitten gegessen, oder ich habe angefangen mit Pizza und dann ein ganzes Pfund Nudeln und noch Schokolade hinterher, also irrsinnige Mengen. Da fing dann auch meine Geldnot an, das waren oft 20–30 Mark am Tag. Seitdem geht es eigentlich nach diesem Schema. Jetzt ist es oft so, daß ich den ganzen Tag versuche, normal zu essen und dann auch nachts noch einen Anfall kriege, dann fahre ich mit dem

Auto zur Tankstelle. Ich erinnere mich an eine Szene, da habe ich noch in der Reichsstraße gewohnt, da hatte ich kein Auto, es war im Winter 79, wo so viel Schnee war, da bin ich nachts mit der U-Bahn bis zum Bahnhof Zoo gefahren, da ist ein Geschäft in der U-Bahn, das so lange offen hat. Als ich dann zu Hause war, da hatte ich unterwegs schon alles aufgegessen und habe mich totgeärgert, auch über diese anderthalb Stunden, die dabei draufgingen. Und befriedigt war ich eigentlich auch nicht. Dann erinnere ich mich auch an Szenen auf Festen, wo ich nach Hause gegangen bin, weil ich kotzen wollte. Das war eigentlich das Schlimmste, wenn ich gehen mußte, die anderen aber noch dageblieben sind. Ich mußte aber nach Hause, weil ich unbedingt kotzen wollte.

Renate: Ich habe einen guten Trick, um bei Feten zu kotzen. Immer wenn die eine Badewanne hatten, habe ich das Wasser voll aufgedreht, oder wenn sie ein Waschbecken hatten, habe ich das Waschbecken voll aufgedreht, das war dann so laut, daß man es nicht gehört hat.

Katrin: Ich habe mir manchmal gewünscht, ich könnte kotzen.

Viele: Ja, ich auch ... Ich habe es mal versucht, aber ...

Katrin: Der Hals war ganz aufgekratzt, mir war übel, aber ich konnte nicht kotzen. Und dann habe ich mich noch mehr gehaßt dafür. Was ihr verschiedentlich gesagt habt, da kann ich mich mit vielen Sachen auch identifizieren, außer mit dem Kotzen. Vor allen Dingen auch, daß ich mich selber dafür immer gehaßt habe, wenn ich das gemacht habe. Dann wollte ich versuchen, das mit Kotzen abzubiegen, aber das ging nicht, dann habe ich das auch gelassen und stattdessen den Selbsthaß voll über mich rollen lassen.

Renate: Ja, mit dem Kotzen ist es irgendwie eine sehr gefährliche Sache. Bei mir ist es eher so, daß ich Leute beneide, die nicht kotzen. Bei denen ist der Druck auch nicht so groß, man kann es ja immer wieder ausgleichen. Ich habe immer gedacht, nach jedem Eßanfall, wenn dann gekotzt ist, dann ist es wieder gut für heute. Nichts war gut, der nächste Eßanfall kam. Also körperlich macht das einen unwahrscheinlich fertig.

Meine ganzen Atemwege, der Hals und so, das war alles immer leicht entzündet, und ganz rote Augen habe ich immer danach gehabt. Mir sind oft die Äderchen um die Augen rum geplatzt. Man kann auch kotzsüchtig werden, je öfter man das macht. Inzwischen bin ich es nicht mehr, aber ich war es.

Bettina: Das würde ich auch sagen, daß ich kotzsüchtig bin. Es geht mir nicht nur ums Essen. Wenn ich z. B. wahnsinnige Angst vor etwas habe, vor Prüfungen oder auch vor Verabredungen, also wenn ich irre Angst habe, dann ... Nach dem Kotzen bin ich auch körperlich so geschwächt, dann zittere ich eigentlich nur, so daß diese Angst einfach verschwunden ist. Es ist irgendwie ein Spannungsabfall, der dann dadurch weggeht. Es ist nicht der Essensgenuß allein. Ich habe dann richtig tageweise das Bedürfnis zu kotzen. Ich habe jetzt sehr viele andere Frauen kennengelernt, die auch kotzen und die das eigentlich alle bestätigen, daß es nicht nur ums Essen geht. Also ich kann es manchmal kaum erwarten, daß ich gegessen habe, will eigentlich bloß noch kotzen, da kann ich sogar noch was liegen lassen, muß nicht alles aufessen.

Katrin: Ja, was da noch dazukommt, daß andere, die damit nicht vertraut sind, mit solchen Zuständen, daß die einen entweder nur für unbeherrscht erklären oder sich das überhaupt nicht vorstellen können. Also, welche Not dahintersteckt, das können sich andere Leute nicht vorstellen. Selbst als ich in der Wohngemeinschaft war, ich bin mit meinen Diätversuchen, die ich damals gemacht habe, eigentlich nur verspottet worden. Ach, jetzt macht sie mal wieder eine Diät! Lady Atkins und weiß der Teufel, was sie alles zu mir gesagt haben. Was wirklich dahintersteckt, auch wirklich an Sucht zum Teil, was auch keine anderen Auswirkungen hat, als eine Sucht. Nachts alles was man noch zur Verfügung hat in Bewegung zu setzen, um noch irgendwo was zum Fressen zu kriegen! Das können sich andere Leute gar nicht vorstellen, oder wenn sie das mitkriegen, dann wird man immer noch in die Kategorie gepackt, die kann sich nicht beherrschen, ist charakterschwach oder irgend so was. Daß es tatsächlich was Schlimmes ist, was man meistens ohne Hilfe von anderen nicht beseitigen kann, das ist in den wenigsten Köpfen bis jetzt drin.

Maria: Was mir manchmal geholfen hat, meine Freßanfälle zu beseitigen, ist, daß ich einfach geschlafen habe. Das war manchmal so, daß ich den ganzen Tag verpennt habe. Am Abend habe ich dann trotzdem noch gefressen, aber dann eben nicht mehr so viel. Das hing auch sehr stark zusammen. Kaum kam ich aus der Schule, da bin ich dann schlafen gegangen, und bin dann eben nicht wach geworden, konnte mich nicht mehr hochkriegen, so daß ich praktisch meinen ganzen Tag sehr sinnlos zugebracht habe. Mit Schlafen und mit Essen.

Katrin: Hast du dich dann besser gefühlt, wenn du geschlafen hast?

Maria: Ja, im Grunde genommen habe ich gewußt, ich sollte jetzt meinetwegen meine Schularbeiten machen oder ich sollte jetzt mit meinen Freunden zusammen sein, aber das kam erst hinterher, die Vorwürfe. Das ist genau so wie mit dem Essen. Während man es macht, hat man immer noch die andere Seite, eigentlich macht es ja Spaß, aber hinterher kommen erst mal die Vorwürfe.

Wolfgang: Dieses Schlafen ist ja für dich eine Art gewesen, irgendwie mit deinem Problem umzugehen. Mich würde jetzt interessieren, was ihr dann unternommen habt, um mit eurer Eßsucht fertig zu werden, um sie zu bewältigen. Diäten habt ihr zum Teil schon gesagt.

Strategien zur Bewältigung der Eßsucht

Klaus: Ich wollte nochmal kurz zu dem anderen Komplex etwas sagen. Ich wollte auf andere Weise etwas verheimlichen. Ich habe mich zwar unwohl gefühlt, wenn ich morgens mit vollem Magen aufgewacht bin, habe mich dennoch an den Frühstückstisch gesetzt, weil ich meiner Mutter gegenüber verheimlichen wollte, daß ich in der Nacht ihren Kühlschrank geplündert hatte. Das hat sie nämlich nicht gemerkt, weil ich so eine geschickte Art drauf hatte, zu überblicken, wovon ich wieviel nehmen konnte. Was ich vorher von der Pizzeria erzählt habe, das mit der Stärke, das habe ich oft produziert. Auf Feten war ich eben der, der am meisten, am schnellsten und die letzten Reste aufaß. Immer Superlative habe ich produziert und habe mich mit dem Essen stark dargestellt. Ich war auch immer der Schwerste, z. B. habe ich mich lange Zeit so in männlicher Umgebung bewegt, also unter Motorradfahrern, und da geht es ja auch ne ganze Menge so um körperliche Stärke. Obwohl ich körperlich nie stark war, habe ich immer einen gewaltigen Eindruck erreicht, einfach durch meine Massigkeit. An mich hat sich keiner rangetraut, ich habe da oft Situationen erlebt, wo andere ganz fürchterlichen Ärger bekommen hatten, da ist mir einfach nichts passiert, weil die Leute immer dachten »holla«. Das habe ich dann so genossen und auch ein bißchen ausgelebt, d. h. ich habe vielleicht damals eine viel positivere Haltung gehabt. Ich habe aber auch einen ganz schlechten Zugang zu meinen Gefühlen gehabt. Ich habe gar nicht mitgekriegt, wie schlecht es mir damals eigentlich ging.

Petra: Ich glaube sowieso, daß das bei Frauen noch ganz anders ist als bei Männern, weil wir oft von irgendwelchen Bauarbeitern angesprochen werden und blöde Bemerkungen zu hören bekommen. Es ist mir unheimlich oft so gegangen, da bin ich extra wegen einer Baustelle über die Straße gegangen. Ich habe manchmal unheimlich Umwege gemacht, um nur nicht an der Baustelle vorbei zu gehen. Früher kam da die Bemerkung: du hast ja'nen ganz schön dicken Hintern, oder: olala, oder so. Das hat mich so getroffen, und ich glaube, das ist bei Männern wahrscheinlich weniger, daß die sich so Bemerkungen anhören müssen.

Andere Frauen durcheinander: Ich kenne das auch – Oder im Schwimmbad – Kann ich nur bestätigen.

Renate: Ich glaube, es gibt für Frauen fast keine Möglichkeit, da wirklich offiziell Wert daraus zu schöpfen. Vielleicht unbewußt, aber nicht so, daß man sich wirklich darstellen kann damit, also so, daß man Wert daraus schöpfen kann. Ich glaube, ich habe mich auch dargestellt, aber irgendwie habe ich mich dabei schlecht gefühlt.

Wolfgang: Kannst du das nochmal sagen wie?

Renate: Ja, das ist ein bißchen schwierig, das geht jetzt so vermischt – vor und während der Therapie. Auf jeden Fall weiß ich, daß ich mit meinem Dicksein irgend so ein Stück Unnahbarkeit oder Undurchdringlichkeit dargestellt habe. Und auch irgendwie Hilflosigkeit. Wenn ich mit Leuten zusammengewohnt habe, habe ich mich immer dargestellt als die arme Hilflose, die so viel essen muß, und irgendwie konnte ich mich da rausreden vor Verantwortung. Z. B. habe ich eben meiner Freundin andauernd Sachen weggegessen, und ich bin nie auf die Idee gekommen, das wieder zu kaufen, ich war ja die arme Eßsüchtige, ich brauche das ja nicht zu kaufen. Und so habe ich mich auch oft rausgeredet.

Wolfgang: Aber ich erinnere mich auch daran, daß du am Anfang der Therapie mal erzählt hast, auch in Superlativen zu denken, daß du z. B. auf einem Studentenfest durch den Raum gegangen bist und das Gefühl hattest, du bist hier die Originellste und Gewichtigste. Du pfeifst was auf diese Werte hier, Schlankheit z. B.

Renate: Ja, aber ich habe mich dabei nicht gut gefühlt, ich bin auch nicht bestätigt worden von anderen, wenn ich viel gegessen habe, dann haben die doof gekuckt, also wenn ich das mal öffentlich gemacht habe, bei Feten oder so, dann haben manche Leute auch spitze Bemerkungen gemacht: Bist du schon wieder in der Küche, sieht man ja auch, oder so ... Und wie Klaus eben gesagt hat, daß die Leute ihn teilweise auch ganz gut fanden, daß er Anerkennung gekriegt hat, bei mir war das nicht so. Ich bin teilweise schon angegriffen worden dafür.

Klaus: Aber auch nur eine ganz kurzfristige Anerkennung. Also z. B. ging es ja auch über Alkohol trinken. Dicke Leute können meist etwas mehr Alkohol vertragen, wer sehr viel gegessen hat, kann am meisten Alkohol vertragen – also ich. Ich habe oft Leute unter den Tisch gesoffen, wenn man das so sagen kann. Ich habe also immer noch ein Bier mehr reingekriegt und bin noch nicht umgefallen. Das war dann so ein ganz kurzfristiger Erfolg. Und da ist mir doch auch auf die Schulter geklopft worden. Ich war dann auch ganz schön fertig. Und der nächste Tag verkatert, und so war es dann schon nicht mehr so gut.

Renate: Mich hat nie einer gelobt, daß ich so viel essen kann, im Gegenteil. Das mußte ich dann immer selber machen. Ich glaube, der Unterschied ist, daß ich das Positive selbst produziert habe.

Bettina: Ich kann mich an das Gegenteil erinnern, da habe ich so 48 Kilo gewogen, das war, als ich angefangen habe zu hungern, da habe ich ganz doll abgenommen, ich war mit so einer Skigruppe mit. Da war ich die Einzige, die die ganze Zeit überhaupt nichts gegessen hat, es waren ungefähr zehn Tage, ich war also erst mal die Dünnste von den Frauen, bloß die Männer fanden mich nicht mehr gut, das habe ich überhaupt nicht begriffen, ich dachte, die müßten jetzt alle auf mich fliegen, das geschah überhaupt nicht, weil ich total mager gewesen war. Ich habe also die zehn Tage überhaupt nichts mehr gegessen, habe mich zum Essen hingesetzt und kam mir so toll vor und dachte, die müßten mich alle bewundern. Ja, und dann war Silvester, und da habe ich zwei Gläser Punsch getrunken, und dann war ich so besoffen, daß ich angefangen habe rumzufressen, und dann war bei mir dieses Bild der Heldin zusammengebrochen. Als ich dann nach Hause kam, meine Mutter war völlig schockiert, weil ich total abgemagert war. Ich fand es dann toll, wie sie sich gesorgt hat um mich. Ich war krank und mußte im Bett liegen, alle haben sich aufgeregt, weil ich so dürr war. Dieses Gefühl, das kenne ich und das wollte ich immer wieder erreichen. Als ich dann zugenommen habe, wollte ich immer wieder so dünn sein, daß sich meine Mutter unheimlich aufregt.

Katrin: Um auf deine Frage zu kommen; irgendwann, als ich gemerkt habe, ich leide so sehr unter dem Druck, daß ich das auch nicht mehr alleine schaffen kann, habe ich ganz vielen

Leuten, zu denen ich etwas Vertrauen hatte, davon erzählt. Hauptsächlich Frauen – fast nur Frauen, und die haben sich auch zum großen Teil meine Kümmernisse mit Anteilnahme angehört, aber es war eigentlich nie eine Frau dabei, der das genauso ging, sondern es waren immer nur welche, die vielleicht sich über ihre Figur Probleme gemacht haben, aber die nicht unter diesem Freßproblem gelitten haben. Die mir dann Ratschläge gegeben haben, was ich noch mit einer Diät probieren kann, oder wenn wir häufiger zusammen waren, dann haben sie versucht, mich beim Essen zu unterstützen, bzw. beim Nichtessen, indem sie mit mir aufgepaßt haben. Ich war mit einer Frau über längere Zeit befreundet, die hatte in meinen Augen die Idealfigur, sie selber hatte auch keine Probleme mit ihrem Aussehen, sie fand sich so o.k., hatte auch jede Menge Bestätigung von Männern. Wenn wir zusammen waren, war sie immer die, die die Aufmerksamkeit abkriegte, und das hat auch unsere Beziehung irgendwie belastet. Weil ich ihr das dann zwar nicht ganz bewußt, aber irgendwie doch immer noch zum Vorwurf gemacht habe, daß sie mehr kriegt als ich.

Es hat auf jeden Fall eine Spannung in der Beziehung geschaffen, die nicht gut war. Ihre Hilfe bestand dann darin, wenn ich gerade wieder einen Freßanfall kriegte, und alle auch am Schokolade essen waren, dann hat sie mich, in dem Glauben, mir was Gutes zu tun, geschubst oder auch angemacht, je nachdem, daß ich jetzt wieder esse, und ich sollte es doch besser sein lassen. Das hat mich so gewurmt, daß ich zum Trotz noch mehr gegessen habe. In diesen Situationen habe ich dann ganz oft gedacht: wieso redet die mir jetzt rein, ich konnte gar nicht mehr sehen, daß ich sie irgendwann auch drum gebeten habe, sondern ich habe nur noch gesehen, die verdirbt mir jetzt meinen Spaß. Ich habe nicht mal Spaß mit Männern, den die dauernd hat, jetzt läßt sie mich nicht mal essen. Wir haben uns oft deswegen gestritten. Wir waren mal zusammen im Urlaub, die Hälfte der Zeit war deswegen vermiest, weil wir uns dauernd deswegen in den Haaren lagen. Ich habe es damals nicht gebracht – oder es war mir gar nicht klar – ihr dann sagen zu können, hör mal, so geht das nicht, das schaffe ich so nicht, wenn du mir das immer vermiest oder mich auch freundlich darauf hinweist. Das war dann eine immerwährende Kabbelei. Ich habe dann auch wieder heimlich gegessen.

Maria: Ich habe ein Mädchen in meiner Klasse gehabt, der ging es ganz genauso wie mir, und wir haben uns daraufhin zusammengetan, uns aber nie über unsere Eßanfälle ausgesprochen. Das mache ich heute auch zum ersten Mal so direkt. Aber eben die Konsequenzen erzählten wir uns, daß wir uns beide nicht trauten ins Schwimmbad zu gehen. Das fanden wir beide unheimlich faszinierend, daß es uns genauso ging, weil jede gedacht hat, sie wäre die einzige auf der Welt, die sich nicht traut aus diesem Grund ins Schwimmbad zu gehen, weil es im Grunde ja so lächerlich ist. Dann haben wir zusammen gefastet, sie ist dann irgendwann mal ins Krankenhaus gegangen und hat dann zehn Kilo weniger gewogen als ich. Dann kam da auch schon wieder ein unheimliches Konkurrenzverhältnis auf. Dann bin ich zu ihr gegangen und habe gesagt, in den Herbstferien, da können wir ja mal zusammen fasten, da sie auch schon wieder ganz schön zugenommen hatte. Nach den Herbstferien hat sie nach einer Woche aufgehört, und ich habe dann noch zwei Wochen weitergefastet. Ich hatte dann ein irres Gefühl dabei. Jetzt habe ich noch ein paar andere Freundinnen, die eine hat auch so ein bißchen Figurprobleme, leidet auch darunter, aber die hat niemals in dem Maße wie ich z.B. Anstrengungen unternommen, das zu ändern. Die wollte mir eine Freude machen und hat mir eine Überraschung gemacht. Und zwar kam ich einmal nach Hause und mein ganzer Schreibtisch war voll von Süßigkeiten, die tollsten Sachen; die haben das überhaupt nicht geschnallt, daß es genau das Falsche war. Praktisch als Belohnung, daß ich jetzt drei Wochen gefastet hatte. Es war schon beinahe komisch, so eine Platte voller Süßigkeiten, da konnte ich mich natürlich auch nicht mehr halten. Ich hätte auch ohne diese Platte wieder zugenommen, aber ... viele Freunde verstehen es gar nicht, was es heißt,

Eßprobleme zu haben, obwohl die eine auch selber Figurprobleme hatte, das hat sie gar nicht geschnallt, wie falsch ihre Überraschung im Grunde genommen war. Und ich konnte das jetzt auch nicht richtig sagen, weil die sich ja unheimlich viel Mühe gemacht hatte. Meine Mutter war dann auch unheimlich sauer.

Renate: Ich habe eigentlich auch gerade gerne dicken Frauen, die ich getroffen habe, davon erzählt, und die Ergebnisse waren verschieden. Bei manchen, die auch wirklich eßsüchtig waren, da haben wir uns eigentlich gegenseitig nur bestärkt. Das war besonders stark nach dem Abi, als ich in England war. Da waren sehr viele dicke Frauen. Wenn dünne Frauen dazukamen, haben wir die schleunigst dick gemacht, das war eine richtig ansteckende Krankheit. Wir waren da zehn Frauen und allesamt übergewichtig. Das war eine Methode, und dann eine andere Methode war, mit meinen Eltern, mit meiner Mutter zu Hause, da habe ich immer Verträge abgeschlossen! Daß ich dann bei-was-weiß-ich-hundert Mark Strafe zahle, wenn ich dann nicht bis zum ersten März soundsoviel wiege. Das hat auch überhaupt nichts geholfen, ich habe das dann einfach nie bezahlt, die Strafe – ich habe mich einfach nicht dran gehalten.

Bettina: Kleider habe ich gehabt, den ganzen Schrank voll. Größe 34, in die ich mich immer reinhungern wollte. Meine Mutter hat sich aufgeregt, was ich mir dauernd für Klamotten kaufe, die ich nie angezogen habe, die ich immer anziehen wollte, wenn ich dann dünn war. Mein ganzer Schrank war voll mit solchen Klamotten. Das habe ich irgendwann mal gelesen: kaufen Sie sich Kleider immer eine Nummer kleiner. Dann gab es sogar eine Zeit, da war ich so dünn, da paßten die Hosen zwar, aber dann stand der Bund weg, und ich habe die für teures Geld enger nähen lassen. Manche Sachen habe ich vielleicht zwei oder drei Mal angehabt, und die habe ich jetzt alle verschenkt. Da habe ich hunderte von Mark für ausgegeben, für diese Klamotten. Und ich habe mir geschworen, bis zum Urlaub, da bist du soundso dünn, und dann habe ich mir auch einen Bikini gekauft, aber ich bin nicht in Urlaub gefahren, deshalb. Ich habe dann getan, als wäre ich krank, das war ganz schlimm, weil das wirklich der einzige Grund war, daß ich mein Gewicht nicht hatte, daß ich nicht mitgefahren bin.

Maria: Ja, so ein Urlaub war für mich auch immer ein Punkt, wo ich mich wieder zu einer Abmagerungskur aufraffen konnte. Daß ich mir immer gesagt habe, im Bikini ist es dann so peinlich, oder auf einer Klassenreise, z. B., das geht ja nicht, daß du da so dick bist. Da waren meinetwegen noch drei Monate Zeit bis zu dieser Klassenreise, da habe ich mir gedacht, also drei Monate, na ja, da hast du ja noch Zeit, fängst du zwei Monate vorher an. Dann hatte ich aber auch keine Lust. Ein Monat vorher wollte ich dann schon etwas weniger essen, das klappte aber auch nicht. Zwei Wochen vorher dachte ich, Mist, jetzt wiegst du ja immer noch so viel, jetzt machst du das ganz radikal. Dann habe ich mir gedacht, wenn du 2 Wochen lang jeden zweiten Tag nichts ißt, dann müßtest du noch zu deinem Idealgewicht kommen. Dann hatte ich nur noch eine Woche Zeit, und da habe ich gedacht, du ißt einfach jeden Tag nichts. Das habe ich dann wieder nicht durchgehalten. Dann hatte ich nur noch zwei Tage, da ist mir auch richtig schlecht dabei geworden, weil ich gar nichts mehr zu mir genommen habe. Im Grunde genommen hat man das gar nicht gesehen, ob ich jetzt abgenommen habe, aber schon wenn man irgendwas getrunken hat, dann hat man das irgendwie am nächsten Morgen auf der Waage gesehen. Es war jedenfalls immer günstiger, nichts zu trinken. Das Resultat auf der Klassenreise war, daß ich genauso aussah, wie vor zwei Monaten, da hatte sich überhaupt nichts geändert. Bei jedem Urlaub ist das bei mir bis jetzt so gelaufen.

Wolfgang: Und wie waren eure Erfahrungen mit Ärzten und Kliniken?

Katrin: Ich würde gerne noch zu der anderen Frage etwas sagen, weil mir dazu noch was Wichtiges eingefallen ist: eine Strategie, mich dagegen stark zu machen. Und zwar als ich angefangen habe, mit anderen Frauen darüber zu reden, habe ich von denen sehr viel Bestätigung bekommen und den

Hinweis, auf andere Werte zu gucken. Ich wäre doch so eine dufte Frau, ich würde dies können und jenes machen. Weil es auch immer wieder darum ging, daß ich keinen Erfolg mit Männern hatte, konnten wir uns auch immer ziemlich bald darauf einigen, daß die Männer doof sind, daß sie nicht auf andere Werte gucken können, sondern nur auf's Äußere. Aber sobald ich mich dann in einen Mann verliebt hatte, war das auch wieder weg. Oder es war dann auch nur so eine trotzige Haltung, aber es hat mir im Grunde nichts genützt. Das waren zwei Realitäten, auf der einen Seite die Realität von Frauen, Bestätigung zu bekommen, zum Teil sogar auch auf mein Äußeres bezogen, wie weich ich z. B. wäre. Meistens bezog sich die Bestätigung aber auf meinen Kopf, der Rest des Körpers, das war ja nicht so wild, nicht so wichtig. Für meinen Körper hat eine ganz andere Realität gegolten, und deswegen hat mich das immer wieder ein Stückchen gekräftigt, aber letztendlich hat es nichts genützt. Also, ich wollte immer wieder abnehmen. Ich habe auch gemerkt, das ist ein Punkt, über den ich nicht weg komme, nun will ich was verändern!

Erfahrungen mit Ärzten und Selbsthilfegruppen

Klaus: Ja, für mich ist da auch noch so ein Bereich. Ich kann mich erinnern, bis ich von zu Hause ausgezogen bin, war meine Mutter verantwortlich für meine Ernährung. Ich habe ihr ganz schön dazwischen gepfuscht mit meinen Eßanfällen. Ich habe es allerdings bis zur Therapie nie als Eßanfälle empfunden, ich hatte nie das Gefühl, jetzt frißt du wieder, und jetzt ist das ein Anfall oder vielleicht auch eine Phase, sondern ich habe einfach mitgekriegt, ich bin zu dick. Später, als ich in einer Wohngemeinschaft lebte, hatte ich eine regelrechte Atkins-Zeit, um mich auszuhungern. Damit kannte ich mich auch unheimlich gut aus. Ich habe auch meinen gesamten Bekanntenkreis immer vollgeredet, wie man das macht. Die waren dann auch alle ganz begeistert. Zum Beispiel die Hose, die ich heute seit 3 oder 5 Jahren zum ersten Mal wieder trage, die habe ich damals angehabt, und da war ich vielleicht so wie jetzt durch diese Diät, bis ich wieder zugenommen habe, die Diät war sehr erfolgreich. Ich komme jetzt zu deiner nächsten Frage, Wolfgang. Ich habe eine Nulldiät im Krankenhaus gemacht. Ich bin zu einem Arzt, von dem ich wußte, der schreibt dich garantiert krank. Ich bin hingegangen und habe mich krank schreiben lassen und da sagte er schon, Sie sind aber ganz schön übergewichtig, kein Wunder, wenn Sie Herz-Kreislauf-Probleme haben. Und dann hatte er das vorgeschlagen, ob ich das nicht mal machen wollte. Bevor ich zum Arzt gegangen war, hatte ich ein halbes oder dreiviertel Jahr in einer Zahnarztpraxis als Zahntechniker gearbeitet und habe mich da total überfordert, machte zwischen 70 und 80 Stunden in der Woche und war eigentlich nie zu Hause. Abends bin ich dann regelmäßig noch in die Kneipe bis nachts um zwei, habe sehr viel Alkohol getrunken und war körperlich ziemlich kaputt. Dann bin ich zum Arzt gegangen, um mich krankschreiben zu lassen. Damit ich also rauskam aus der Arbeitssituation. Ich dachte, daß es nur die Arbeitssituation gewesen ist. Es waren bestimmt noch andere Faktoren. Da gab es eine Menge in der Wohngemeinschaft, was schief lief, und das auch auf mich eingewirkt hat. Aber ich habe es nicht mitgekriegt. Sonst kenne ich auch alte Hausärzte von früher, die dann Appetitzügler verschreiben, das habe ich dann probiert, mit dem Erfolg, daß ich dann denselben Hunger hatte, damit war überhaupt nichts zu regulieren, obwohl es die Guten waren, Recatol oder sowas, aber es hat nie was bewirkt. Bei der Null-Diät im Krankenhaus war mir alles abgenommen, ich mußte nur da sein, bekam nichts zu essen und wurde ärztlich kontrolliert. Ich mußte da eigentlich nicht viel tun, außer rumliegen und die Zeit abwarten, bis ich das Gewicht erreicht hatte. So 3–4 Wochen und danach habe ich alles wieder drauf gehabt. Ärzte habe ich als Leute mit einem großen Zeigefinger empfunden: »Ihr Sterberisiko ist wesentlich erhöht und denken Sie an Herz- und Kreislauf« und überhaupt. Ansonsten war ich immer ganz froh, wenn ich wieder draußen war. Die haben mir eigentlich nie was sagen können oder mir irgendwie ein Stück Hilfe geben können.

Maria: Also, bei mir stand immer der Schularzt an, wo man sich untersuchen lassen mußte – messen und wiegen und was weiß ich, was die da alles gemacht haben. Das war für mich auch immer ein ganz großer Horror, dieser Schularzt. Die hat mich dann reingebeten und ich sollte mich ausziehen, was mir unheimlich peinlich war. Das war so eine ganz kleine dürre Frau, und da bin ich mir so doof vorgekommen, wie die in Brusthöhe da stand, da bin ich mir so trampelig vorgekommen. Die fing dann auch an: Sie sind ja viel zu dick, warten Sie mal einen Moment. Dann hat sie mir drei Kalorientabellen mitgegeben, obwohl das für mich nichts Neues war. Sie hat mir also gesagt, was ich essen darf und was ich nicht essen darf, als ob ich das nicht alles gewußt hätte. Ich habe mir das alles angehört, bin rausgegangen und dachte, das ist eigentlich überflüssig gewesen. Aber ich habe mir dann auch gesagt, jetzt fängst du wirklich an abzunehmen. Die hat mir wirklich gesagt, ich darf keine Süßigkeiten essen und kein Brot, als ob ich das nicht wüßte.

Klaus: Ich habe auch 10 verschiedene Listen zu Hause, immer bei jedem Arzt mitbekommen. Ich kannte das alles schon auswendig.

Maria: Ja, als ob das das Problem wäre.

Katrin: Ich bin deswegen schon gar nicht mehr gern zum Arzt gegangen, das heißt gerne geht ja niemand. Aber wenn wirklich mal ein Arztbesuch anstand, habe ich mir drei, vier Mal überlegt, gehe ich hin oder gehe ich nicht hin, weil ich wußte, daß die unvermeidliche Frage kommt, wollen sie nicht mal abnehmen? So als ob ich mir das selber noch nie überlegt hätte. Die hatten dann nichts anderes anzubieten, als irgendwelche schlimmen Appetitzügler, oder ich bekam eine Kalorientabelle in die Hand gedrückt. So als wären sie die ersten, die auf die tolle Idee gekommen sind. Das hat mich so wütend gemacht.

Bettina: Ich war mal bei einem Psychiater noch bevor ich in der Klinik war. Da hatte ich eigentlich das Gefühl, daß der das als

Suchtproblem verstanden hat, und er hat mir erstmal Bionorm aufgeschrieben, dieses Eiweißpräparat. Das steht heut noch in meiner Küche rum. Dann hat er mir so ein komisches Ding über die Augen gehalten, und da war ich dann weggetreten. Er hat mir immer erzählt von einer Schokoladenfabrik, wo die Schokolade auf die Straße rausfließt und von einer Frau, die dort arbeitet, und dann sollte mir schlecht werden. Aber mir wurde überhaupt nicht schlecht, gar nichts passierte. Dann hat er mir autogenes Training beigebracht, was eigentlich ganz positiv war, und dann bin ich nach Hause gegangen und habe gefressen, das hat mich richtig angeregt. Ich bin da ein halbes Jahr hingegangen und habe meine Hypnose gehabt, aber irgendwann dachte ich, nun muß das auch mal anschlagen. Als ich in die Klinik kam, da muß ich sagen, da habe ich zum ersten Mal eine echte Hilfe bekommen. Da kam ich durch eine Berliner Drogenberatungsstelle von der Caritas hin. Erst wollten sie mich in eine Klinik bringen, wo Tablettenentzug gemacht wurde, weil ich durch die Appetitzügler tablettenabhängig war und vor allem auch irre viel Abführmittel genommen habe. Dann hat der aber gemerkt, daß das nicht das Grundproblem ist, sondern daß ich in eine spezielle Klinik muß, die Sucht als Sucht anerkennt. Ich kam nach Herrenalb in eine Klinik, da war zum ersten Mal eine Ärztin, die hat mich sofort gefragt, sag mal, kotzt du, ich dachte, woher weiß die das, und da war ich unter Leuten, die alle das gleiche Problem hatten. Ich habe da viele Magersüchtige und Freßsüchtige und vor allem die Mischformen kennengelernt. Die Therapie hat eigentlich schon sehr viel geholfen. Das einzige Schlimme war, daß wir da Schreiübungen machten, das habe ich noch nicht überwunden, ich sah da auch keinen Sinn drin. Das war nicht diese Janov Urschreitherapie, sondern was anderes. Daraufhin bin ich eigentlich dann hierher gekommen. In der Klinik ist mir klar geworden, daß das eigentlich ein psychisches Problem ist, und ich noch 10 Klinikaufenthalte hinter mich bringen könnte.

Petra: Ich war mal bei so einer Heilpraktikerin gewesen. Da habe ich mich auch unheimlich dran geklammert. Erstmal hat sie mir überall Akupunkturnadeln gesetzt, im Gesicht und an den Händen, überall. Dann hat sie gesagt, damit kriegt man das mit dem Essen weg, und immer wenn ich Hunger auf Süßigkeiten kriege, sollte ich mir einen Tropfen ganz starkes Pfefferminzöl auf die Hand machen und dann ablecken. Dann würde der Hunger nach Süßigkeiten vergehen. Außerdem sollte ich mich ganz anders ernähren, nur noch makrobiotisch, da dachte ich, das ist es jetzt. Ich habe mir nur noch braunen Reis und Müsli gekauft und dachte, wenn ich nur noch das esse, dann geht das Eßproblem weg. Ich habe mich immer an unheimlich viele Sachen geklammert.

Renate: Und wie hat das dann gewirkt, ging das mit dem Pfefferminzöl?

Petra: Nein, meistens bin ich gar nicht dazu gekommen, diesen Schritt zu machen, bei einem Freßanfall das Pfefferminzöl rauszuholen.

Bettina: Ich war mal in einem Institut für Suchtentwöhnung, das ist noch gar nicht lange her, 1½ Jahre, da war ich schon hier in der Therapie. Dort hat man auch erst eine Hypnosebehandlung gemacht und mir ein Tonband besprochen, wo drauf war: »Das Essen ist mir ganz gleichgültig«, und das sollte ich mir anhören. Dann hat man mir Akupressur beigebracht. Da mußte man auf die Oberlippe und den Bauch drücken, das habe ich nie gemacht. Ich bin immer erst aufs Essen losgestürzt, dann ist mir hinterher eingefallen, ich hätte ja Akupressur machen müssen. Da habe ich 100 Mark für bezahlt, für diesen ganzen Mist.

Petra: Also ich glaube, daß ich ein paar Mal an der Grenze war, irgendeine andere Sucht zu kriegen – Tablettensucht z. B. Ich habe zwei Sachen rausgefunden, wo ich absolut nicht mehr essen konnte, das waren einmal Captagon Aufputschtabletten. Da war nichts mehr drin mit essen, und dann habe ich Drogen genommen. Ich wußte, wenn ich die nehme, kann ich auch nicht mehr essen. Das habe ich manchmal bewußt als Appetitzügler eingesetzt.

Maria: Was denn für Drogen?

Petra: LSD zum Beispiel.
Bettina: Das habe ich auch gemacht, speziell um nicht zu essen. Ich habe 3 Tage hintereinander LSD genommen und 3 kg abgenommen. Oder Alkohol, das fing dann morgens an, eine halbe Flasche Sekt mit Mineralwasser verdünnt. Es gibt ja sogar Alkoholdiäten. Da muß man 1 Liter Wein über den Tag verteilt trinken, das erste Glas angewärmt, das habe ich auch gemacht, als Wochenendkur.
Klaus: LSD habe ich nicht genommen, aber in der Wohngemeinschaft war eine Zeit Haschischrauchen sehr en vogue. Da habe ich aber festgestellt, wenn ich was geraucht hatte, dann war es noch viel schöner mit dem Essen. Das waren richtige Freßorgien, die wir dann abgezogen haben. Die anderen hatten auch so eine Intention, und dann haben wir uns Stunden in der Küche befunden und gegessen und gegessen. Ich hatte dann auch ganz heiße Phantasien, ich kann mich an eine Sache erinnern, weil die so herausragend war. Wir hatten eine ganz große Henkeltasse, die hatte sich jemand fürs Frühstück gekauft. Damals war in der Wohngemeinschaft Haferflocken mit Milch und Kakao in Mode. Da kann man ja auch eine Tasse nach der anderen von essen. Ich habe mir das reingeschaufelt. In meiner Vorstellung wurde die Tasse immer größer und größer. Zum Schluß war sie in meiner Vorstellung so riesig, daß man innen mit einer Treppe runtergehen konnte. Da wurde mir plötzlich bewußt, weil das so braun war, daß ich aus der Tasse Scheiße löffelte, und da konnte ich nicht mehr essen. Aber sonst weiß ich eigentlich nur, daß wir dann gegessen haben, bis zum geht nicht mehr.
Maria: Ich hatte auch eine andere Sucht. Ich habe mit dem Rauchen angefangen. Immer wenn ich geraucht hatte, brauchte ich nicht essen. Das war immer so ein Ausgleich. Das Kiffen hat bei mir auch nichts mit dem Essen zu tun. Das ist wie mit dem Zigarettenrauchen. Es verleitet mich nicht zum essen, es ist eher ein Ersatz fürs Essen.
Bettina: Ich war mal in einer »Overeater-Gruppe«. Da ist das Prinzip so, daß man den ersten Bissen einfach seinlassen muß,

so wie der Alkoholiker das erste Glas stehen lassen muß. Die haben auch eine Diät – eine ganz kohlehydratarme Diät – wo man nur bestimmte Sachen essen darf, z. B. keinen Zucker, weil damit ein Freßanfall ausgelöst wird. Die Leute, die da drin waren, waren alle nicht »trocken«, die hatten in Abständen immer wieder ihre Freßanfälle. Die andere Erfahrung, die ich gemacht habe, war einmal der Brigitte-Diät-Club, in München. Dort haben wir uns mit Strickzeug getroffen, haben uns gewogen und neue Diätpläne ausgearbeitet. Hier in Berlin wollte ich wieder in einen rein, da hatte ich auch schon meine Freßsucht erkannt. Die haben mich aber gar nicht aufgenommen, weil ich die vorschriftsmäßigen 20 kg Übergewicht nicht aufzuweisen hatte. Ich habe das mit dem Kotzen auch einer Frau am Telefon erzählt, aber sie hat es überhaupt nicht verstanden, war völlig zu und hat es nicht akzeptiert. Ich habe dann an die Zeitschrift »Brigitte« geschrieben, wie mir das ergangen ist, habe aber nie eine richtige Antwort darauf bekommen.

Petra: So etwas mit einem Diätclub habe ich auch einmal gemacht, allerdings privat. Über eine »Tip«*-Anzeige habe ich zwei Frauen kennengelernt, die auch abnehmen wollten. Wir haben uns einmal in der Woche gewogen und immer ausgearbeitet, was wir in der nächsten Woche für eine Diät machen. Die Gewichtskurve ging immer im zick-zack, hoch und runter. Dann habe ich gedacht, so geht das nicht weiter. Derjenige, der das Ziel nicht erreicht hatte, mußte DM 10,– zahlen. Das nützte auch nichts, und wir haben die Strafe auf DM 20,– erhöht. Danach haben wir es dann ganz gelassen. Die erste positive Erfahrung für mich war eine Selbsthilfegruppe, eine Anti-Diät Gruppe mit Frauen. Da haben wir uns klar gemacht, welche Hintergründe das Essen hat und haben ziemlich hemmungslos darüber geredet. Wir haben auch überlegt, woran das liegt, und daß man sich wirklich erlauben kann, alles zu essen.

* Berliner Zeitschrift

Klaus: Direkt Diätclubs habe ich nie mitgemacht. Ich habe mich nur eine Zeitlang daran orientiert, was im ZDF Gesundheitsmagazin lief (IDR »Iß das Richtige«). Da wollte man dem Gewicht mit Verhaltenstraining beikommen. Eine Sache, die ich nicht übernehmen konnte. Ich hätte mir das regelmäßig ansehen müssen und hätte auch diese Übungsschritte, die sie dort empfohlen haben und die Ernährungsrezepte befolgen müssen. Dann habe ich mir auch die tollen Artikel in der »Brigitte« angesehen, habe sie verschlungen, besonders die Bilder »Vorher« – »Nachher«, aber ich war nie in der Lage, das umzusetzen. Ich konnte von mir aus nicht sagen: »Jetzt fange ich mal damit an«. Dann kam ich auf die »Diät-Revolution« von Atkins, das fand ich für mich möglich, weil ich auf nichts verzichten mußte. Kalorienreduzierung war einfach nicht drin für mich. Das hieße ja auch, Mengen zu reduzieren. Deswegen hatte mich Atkins damals überzeugt, weil ich immer noch viel essen durfte. Ich habe auch sehr viel mit meinen Freunden über das Dicksein und die Probleme, die daraus entstehen, gesprochen. Was mir damals gar nicht so bewußt war – was sie mir später erzählt haben – nämlich daß ich sie eigentlich immer vollgelabert habe und sich nie etwas geändert hätte. Zum Schluß haben sie mich gar nicht mehr ernstgenommen, sondern gedacht, jetzt erzählt er wieder davon, haben mir zwar den Tip gegeben, na, dann iß mal jetzt weniger ... Im Grunde genommen ist alles gleich geblieben, es war keine Entwicklung drin.
Wolfgang: Dann muß ja offensichtlich bei euch allen irgendwann der Schritt gekommen sein, wo ihr euch gesagt habt, das hat keinen Sinn, nur immer eine Diät nach der anderen zu machen. Eure Versuche sind ja auch alle fehlgeschlagen. Irgendwann seid ihr auf die Idee gekommen, eine Psychotherapie zu machen. Mich würde jetzt interessieren, wie der Prozeß dahin aussah. Ihr habt es ja schon angedeutet. Mit der Überlegung – ich will jetzt eine Therapie machen – ist doch sicher eine bestimmte Erwartung verbunden gewesen. Man kann sagen, daß ihr in jede der Therapien, die ihr vorher gemacht habt, eine gewisse Heilserwartung gelegt habt. Auch

kann ich mich aus den Gesprächen mit euch daran erinnern, daß ihr mit leuchtenden Augen über eine neue Diät berichtet habt, die ihr ausprobiert habt. Die ersten Tage gingen auch immer ganz gut, bis dann spätestens nach ein, zwei, drei Wochen der große Zusammenbruch und die Enttäuschung kam. Wenn ich mich richtig entsinne, dann seid ihr auch mit so einer Heilserwartung in die Therapie zu mir gekommen.

»Heilserwartungen« an die Therapie

Klaus: Zum Stichwort »Heilserwartung«. Die hatte ich sehr, sehr stark. Zur Frage, wie ich überhaupt zur Therapie gekommen bin: Das ging bei mir nach meiner Nulldiät los. Im Krankenhaus hatte ich die ersten Träume, darin spielte meine Mutter eine Rolle, ich hatte ohnmächtige Gefühle, danach war eine Reise, da hatte ich mich, wie so oft auf Reisen, mit den Leuten zerstritten und bin alleine von Jugoslawien nach Deutschland zurückgefahren. Damals gab es für mich auch wieder unverständliche Träume. Ich dachte, irgendwas ist da doch nicht richtig, daß du so träumst. Ich habe das aber nicht weiter umsetzen können, hatte auch damals nach dem Krankenhausaufenthalt ein sehr schönes Gewicht, das verlor sich aber wieder. Es ging den üblichen Weg, die Kilos stiegen an, ich stand wieder mit 110 kg im Raum, vielleicht waren es auch nur 100, es hat ja sowieso immer im übergewichtigen Bereich geschwankt. Ich bin ja auch mit den Diäten nie in den normalgewichtigen Bereich gekommen. Dann hatte ich mich mit einer alten Freundin unterhalten, über meine Situation mit Frauen. Ich hatte immer gedacht, weil ich so dick bin, mag mich keine, hatte aber auch immer erwartet, daß mich die Frauen ansprechen, daß ich im Grunde gar nichts dafür tun muß. Ich habe mich bei ihr wieder ausgeheult, da sagte sie: wenn du nach den Diäten immer wieder zunimmst, dann hat es vielleicht doch eine psychische Seite, guck doch, ob du da nicht was machen kannst. Das war für mich ein Anlaß, im »Tip« nachzublättern.

Daraufhin habe ich dann bei Wolfgang angerufen. Ich denke, ich hatte schon eine Erwartung. Ich war etwas gelangweilt, als ich in der Therapie hörte, hier gibt es keine Abnahmerezepte. Das wollte ich zwar nicht, aber im Hinterkopf hatte ich doch den Wunsch oder die Vorstellung: ich mache jetzt ein halbes oder ein dreiviertel Jahr Therapie, dann bin ich mit meinem Gewicht da, wo ich hinwill, also bei meinem Idealgewicht. Ich hatte nicht nur die Erwartung, daß die Therapie das ganz automatisch macht, sondern auch, daß es ganz schnell geht. Das ging dann aber ziemlich in die Hose. In der Therapie habe ich dann mein höchstes Gewicht gehabt, ich glaube 113 kg, im Mai habe ich mit der Therapie angefangen, Weihnachten war ich so schwer. In dieser Zeit habe ich mir erlaubt, alles zu essen, in dem Bewußtsein, ich kann essen, was mir schmeckt, ich muß ja auch rausfinden, wie ich mich gut ernähre. Ich hatte viele Vorstellungen, wie ich das mache – und das mit dem Abnehmen macht dann die Therapie. Ich gehe mal fleißig in die Gruppen, und als Nebeneffekt nehme ich ab.
Maria: Ich bin mit einer ganz schön resignierten Haltung in die Therapie gekommen. Ich hatte vorher das Susie-Orbach-Buch gelesen. Dadurch kam ich das erste Mal darauf, daß es psychische Ursachen bei mir haben könnte, habe aber auch nicht so richtig daran geglaubt. Ich stand nach dem Lesen etwas besser vor mir da, weil ich mich ja auch vorher sehr für meine Freßanfälle verachtet hatte. Als dann eine Frau wie die Susie Orbach ankam, die gesagt hat, es ist psychisch, hat es mich entschuldigt. Ich habe es jedenfalls als Entschuldigung empfunden. Das Buch hat mir in jedem Falle geholfen. Dann habe ich die Anzeige gelesen und habe gedacht, ich habe schon alles ausprobiert, versuchst du das auch. Aber ich habe keine große Erwartungshaltung an die Therapie gehabt. Am Anfang hat mich Wolfgang auch oft gefragt: »Wie hast du dich in der letzten Stunde gefühlt?« Ich konnte mit diesen Fragen noch überhaupt nichts anfangen. Ich dachte dann immer, na wartest du mal ab, was die Therapie mit dir macht. Eigentlich eine ganz schön passive Haltung. Im Laufe der Therapie habe ich mich

entschlossen, keine Diäten mehr zu machen und mich erst einmal so zu akzeptieren, wie ich bin. Ich merke auch, daß ich überhaupt keine Diät mehr schaffen würde, und daß ich mich auch viel wohler fühle, seit ich keine mehr mache. Obwohl ich mich auch mit meiner jetzigen Figur nicht wohl fühle. Aber der ganze Streß mit dem Abnehmen hat mich so frustriert; z. B. jeden Morgen auf die Waage zu steigen. Die Therapie hat mir dabei geholfen, daß ich meine ganzen anderen Probleme erst einmal entdeckt habe und lerne, damit umzugehen.

Renate: Ich habe mit der Therapie begonnen, als ich gerade ein Jahr in Berlin war. Dieses Jahr war für mich eine totale Drucksteigerung. Als ich mit der Therapie angefangen habe, habe ich mich gefühlt, wie kurz vor der Explosion. Ich dachte, wenn jetzt nicht irgendwas passiert... Ganze Lebensbereiche lagen im Argen, meine Wohnsituation mit einer Frau, meine Eßanfälle wurde immer teurer, öfter, schlimmer, ausschweifender. Meine Männerbeziehungen immer merkwürdiger, chaotischer. Dann wollte ich auch anfangen zu studieren, hatte aber Angst davor. Dann hatte ich das Buch von Susie Orbach entdeckt und »Psychodiät«. Dann kam ich darauf, daß das bei mir mit psychischen Schwierigkeiten zu tun hat. Ich habe dann 1 oder 2 Monate lang »Tip« und »Zitty«* durchgeguckt. Ein bißchen Druck war auch von der Frau, mit der ich zusammengewohnt habe, dahinter. Die hat gesagt, entweder du machst jetzt was, oder wir ziehen auseinander. Das war für mich so angstbesetzt, mich von der Frau zu trennen. Sie hat mir dann irgendwann den Hörer gehalten, als ich bei Wolfgang angerufen habe. Sie hat gewählt und gesagt, so jetzt bitteschön. Dann habe ich das gemacht. Das war so halb freiwillig. Die Erwartung war auch da, abzunehmen, aber auch Erste-Hilfe-Leistung im Hinblick auf die Beziehung zu der Frau und auch der Uni. Zuerst habe ich ein richtiges Klammerverhältnis zur Therapie gehabt.

Katrin: Wie ich zur Therapie gekommen bin, habe ich schon am

* Berliner Zeitschriften

Anfang gesagt. Ich hatte nicht mehr die Erwartung, daß ich da abnehmen werde, obwohl das nach wie vor mein großer Wunsch war, dünner zu werden. Ich hatte schon bevor ich in die Therapie gekommen bin, aufgehört mit den Diäten. Der dringendste Anlaß war, daß ich mit meinen Männergeschichten besser klarkommen wollte. Das war wohl schon ein Schritt weiter, also nicht: ich bin zu dick, sondern daß etwas anderes dahintersteht. Das war zwar noch gekoppelt, aber im Vordergrund stand: ich möchte andere Männerbeziehungen haben und deshalb gehe ich in die Therapie. Ich hatte dann auch die Vorstellung gehabt, das müßte ganz schnell gehen. Ich war lange Zeit unheimlich ungeduldig, ich bin es auch jetzt noch manchmal. Ich hatte mir auch nicht mehr Zeit geben wollen, als ein halbes Jahr, dann muß ich das hinter mir haben.

Maria: Ich möchte noch etwas hinzufügen. Am Anfang der Therapie habe ich gedacht: prima, jetzt brauchst du nicht mehr abzunehmen, das macht jetzt die Therapie für mich. Ich bin zwar inzwischen so weit zu sagen, das macht die Therapie nicht für mich, aber ich bin sehr froh, daß ich soweit bin, daß ich mich wohl fühle, ohne Diäten zu machen. Das war auch ein Grund für mich, die Therapie zu machen.

Petra: Bei mir war das so, daß ich damals wieder in einem ziemlichen Teufelskreis steckte von Essen und Schlechtfühlen, dann habe ich wieder gegessen. Das war so eine Hilflosigkeit. Als ich die Anzeige sah, dachte ich, ich rufe da mal an. An Therapie habe ich gar nicht gedacht, ich habe immer nur den Satz im Kopf gehabt: »Das Übel an der Wurzel beseitigen«, oder so, mir war alles egal, ich dachte, ich muß irgendwas machen. Ich habe dann mit der Erwartung angerufen, daß ich mein Eßproblem lösen will. Eine ganze Therapie wollte ich gar nicht machen. So langsam hat es sich dann gedreht, so daß ich sehen konnte, was da alles für Probleme hinterstecken.

Bettina: Jemand hatte mir gesagt, ich muß entweder in die Overeater-Gruppe oder zu den Anonymen Alkoholikern. Da war ich ein paar Mal und bin jedes Mal fressend weggegangen, dann dachte ich, das kann es nicht sein – dann habe ich bei einer

Selbsthilfegruppe angerufen und gleichzeitig auch bei dir, und jetzt mache ich beides. Dann bin ich auch mit irren Erwartungen hierhergekommen, natürlich wollte ich noch abnehmen und dachte auch, na, machst du noch ein Jahr. Ich hatte immer die Vorstellung, ich kriege ein ganz normales Verhältnis zum Essen, dann kann ich auch zwei Stück Kuchen essen und dann ist Schluß.

»Nichts geht von heute auf morgen« – Erfahrungen in der Therapie

Wolfgang: Dann seid ihr ja von mir sehr enttäuscht worden.
Katrin: Das kann ich von mir nicht so sagen. Als ich mit der Therapie angefangen habe, habe ich durch alles, was sich in der Zeit ereignet hat, von selber nicht mehr so viel essen wollen. Ich habe während der Zeit auch abgenommen, ohne Diät zu machen. Nicht wahnsinnig viel, aber es war ein angenehmes Gefühl, was ich manchmal schon früher hatte, aber ganz selten. Ich habe ein direktes Gefühl zu mir bekommen, so daß ich wußte, wann ich essen will und wann nicht. Dann habe ich auch aufhören können. Ich habe erst einmal gedacht, das ist ja toll, daß das so schnell funktioniert. Weil ich am Anfang auch ziemlich schnell begriffen habe, es war wie ein Rausch, was ich alles sehe und begreife, gleichzeitig reagiert auch mein Körper darauf und läßt mich spüren, wann ich Hunger habe und wann nicht. Das ging ein halbes Jahr, während der Zeit habe ich abgenommen, tendenziell ging es mir ziemlich gut. Bloß habe ich dann irgendwann merken müssen, daß es doch eine sehr langwierige Sache ist. Daß ich das, was ich 28 Jahre lang gelernt habe, nicht in zwei Jahren umlernen kann. Die allerwichtigste Erfahrung, die ich in der Therapie gemacht habe, sowohl mit dem Essen als auch mit meinen Problemen ist, daß nichts von heute auf morgen passiert. Das war immer mein Wunschtraum, schon der in der Schule, daß es über Nacht einen Riesenknall geben würde und dann ist alles ganz anders. Alles ist so schön, wie ich mir das immer gewünscht habe, alles würde mir

zufliegen, diesen Traum habe ich irgendwo immer noch gehabt. Diese Wunschvorstellung, es muß von irgendwo her passieren, nicht, daß ich das machen muß. Ja, das habe ich gelernt, daß ich das selber machen muß, und daß es millimeterweise geht, daß es wirklich nur immer kleine Schritte sind. Mit diesen kleinen Schritten habe ich ein anderes Verhältnis zu dem bekommen, was an meinen Träumen real ist, was ich wirklich weiterträumen kann, ob ich das irgendwann erreichen kann, und was ich davon streichen muß.

Maria: Für mich war die Therapie eine ungeheure Befreiung, gerade am Anfang, weil ich endlich mitgekriegt habe, was ich für Probleme habe, die ich sonst gar nicht wahrgenommen habe. Mein Problem mit Männern, für meine Tagträume habe ich mich immer verachtet, konnte damit überhaupt nichts anfangen. Es ist mir auch am Anfang in der Therapie unheimlich schwer gefallen, darüber zu reden. Ich weiß noch, als ich über meine Tagträume geredet habe, das war mir so peinlich. Ich bin nach den ersten Stunden rausgegangen, ganz verklärt, hatte jedesmal ein Aha-Erlebnis, das war ganz toll, fand ich.

Wolfgang: Würdest du dich trauen, hier einen Tagtraum, der dir so peinlich war, zu erzählen?

Maria: Also zum Beispiel – soll ich jetzt einen erzählen?

Wolfgang: Wenn du magst.

Maria: Also zum Beispiel, daß ich furchtbar leide oder daß ich von irgend jemandem furchtbar zugerichtet worden bin und daß mich andere Leute, in die ich z. B. gerade verliebt bin, daß die mich dann in den Arm nehmen und mich trösten. Oder daß ich irgendwelchen Leuten unheimlich imponiere, daß ich was ganz Irres auf dem Klavier vorspiele, wo ich mir ganz genau ausmale, wie ich diesen Leuten imponiere, im allgemeinen ist es nur eine bestimmte Person, der ich dann imponieren will. Das variiert dann immer unheimlich. Mir fallen immer neue Sachen ein, ich male mir dann in meinen Tagträumen immer noch mehr aus, Tagträume von Sexualität – mehr fällt mir jetzt nicht ein.

Katrin: Dieses Strickmuster kenne ich auch. Gerade diese beiden Themen, die du angesprochen hast. Jemandem zu imponieren, oder jemand kommt und hilft.
Klaus: Diese herbe Enttäuschung, die du angesprochen hast in bezug auf meine Heilserwartungen. Ich habe gedacht, die Therapie macht es, und dann stand ich da, mit einem Gewicht, wie nie zuvor. Ich hatte dann auch ein bißchen Angst bekommen, als ich merkte, ich komme die 3 Stockwerke hier zur Therapie nur noch keuchend hoch. Das habe ich dann in der Gruppe angesprochen. Ich habe mich dann wohlgefühlt, daß es von den Therapeuten und der Gruppe aufgegriffen wurde. Wir haben auch ganz praktisch darüber gesprochen, wie gehen wir mit einem Freßanfall um. Da kamen Vorschläge, sich z.B. anzurufen. Das fand ich dann gut. Ich habe Erinnerungen daran, daß ich in der Gruppe gesprochen habe, so im März, das waren drei Stunden, da habe ich mich hingestellt und gesagt, es geht eigentlich gar nichts mehr. In der Uni läuft es nicht mehr, ich kann nicht richtig lernen, mit dem Gewicht bin ich an einem Punkt angelangt, wie nie zuvor, fühle mich vollkommen hilflos, mit Beziehungen. Es war ein ganzes Kartenhaus eingestürzt, und ich habe es das erste Mal so benannt. Ich habe heute noch eine Erinnerung daran, daß es ein ganz wesentlicher Punkt für mich war, daß ich mich mit all meiner Schwäche dargestellt habe. Danach ging es dann ganz seicht los, eigene Verantwortung für mein Gewicht zu übernehmen und für mein Abnehmen, dann habe ich Ostern meine erste Fastenzeit während der Therapie gemacht. Diese drei Sitzungen waren ein Schlüsselerlebnis, da ist irgendwas aufgeknackt worden. Ich bin dadurch in die Lage versetzt worden, eigenverantwortlicher mit meinem Übergewicht umzugehen. Ich hatte das Gefühl, daß das ein größerer Schritt war, als je zuvor.
Wolfgang: Ich erinnere mich noch sehr gut an deine Stunden damals. Bei dir war mir so deutlich, daß die Diätversuche, die du vor der Therapie gemacht hast, völlig unsinnig waren, weil du dein Übergewicht unbewußt noch gebraucht hast. Wir haben dir damals gesagt, daß erst dann, wenn der psychische

Anteil geklärt ist, der Moment kommt, wo eine Diät erfolgversprechend sein kann.
Klaus: Ja, über das letzte dreiviertel Jahr habe ich ja eine ganze Menge abgenommen. Ich habe aber trotzdem Phasen gehabt, wo Freßanfälle wieder da waren, über eine ganze Woche lang. Ich hatte mir immer Ziele gesetzt, ein Gewicht, das ich erreichen wollte. Manchmal mußte ich aber drei Anläufe machen, um diese Stufe zu erreichen. Wenn ich das jetzt mit dem was du gesagt hast in Beziehung setze, muß ich sagen, daß auf der psychischen Seite noch viel zu tun ist. Weil mir beim Abnehmen immer wieder Knüppel im Weg liegen.
Wolfgang: Ich meinte auch nicht, daß man irgendwann einmal psychisch gesundet ist, und dann kann man eine Diät machen, sondern daß die Auseinandersetzung mit sich selbst auch parallel mit einer Diät laufen kann. Wenn der psychische Anteil aber noch so groß ist, kann eine Diät keinen Erfolg haben.
Klaus: Stimmt, da fällt mir ein prägnantes Beispiel ein. Eine Situation aus dem Jahre des Zunehmens in der Therapie. Ich war nach der Gruppe zusammen mit Petra in der Kneipe und hatte mir vorgenommen, mich mit ihr an diesem Abend zu unterhalten. Irgendein Problem hatte ich im Kopf. Aber jemand anderer aus der Gruppe hatte mich in Beschlag genommen, der hat erzählt und erzählt und erzählt. Ich habe so halbherzig zugehört, habe aber nicht die Kurve bekommen zu sagen, du, ich möchte mich jetzt lieber mit der Petra unterhalten, sondern habe mich den ganzen Abend mehr oder weniger rumgeärgert. Ich habe auch gar nicht so richtig mitgekriegt, daß ich hätte sagen können, ich will lieber mit Petra reden, wußte auch nicht wie. Dann habe ich zu Hause erlebt, wie ich in der Küche stand und wirklich auf dem Arm eine Toastreihe ausgelegt in meinen Mund hineingeschoben habe und darüber vollkommen verzweifelt war und überhaupt nicht verstanden habe, warum. Am nächsten Tag habe ich dann eine Einzelstunde gehabt und dadurch gemerkt, was los war. Wenn ich hätte nein sagen können in der Situation, dann hätte ich auch nicht essen brauchen. Für das fehlende nein, also für das Fehlen

meines eigenen Durchsetzungsvermögens, habe ich dann in der Küche gesessen und gegessen.

Maria: Ich habe, seit ich die Therapie mache, unheimliche Angst, wieder eine Diät zu machen. Ich habe davor Angst, die Diät nicht durchzuhalten, weil ich natürlich auch viel zu hohe Ansprüche an mich stelle und gleich 15 kg abnehmen will. Ich hätte Angst davor, daß ich die ganze Therapie in Frage stellen würde. Ich habe seit der Therapie keine Diät mehr gemacht. Wenn ich jetzt eine Diät machen würde, würde ich mich wieder in den Zustand von vorher hereinbringen, auch wenn ich jetzt viele Gründe erkannt habe, warum ich esse.

Renate: Als ich mit der Therapie angefangen habe, habe ich erst einmal zugenommen, in den ersten vier, fünf Monaten, und ich habe mich dafür nicht gemocht. Aber was ich noch genau weiß, daß ich mich nach der ersten Therapiestunde nicht mehr so verloren gefühlt habe. Mit der Entscheidung, Therapie zu machen, habe ich irgendwie einen Schritt getan, um etwas zu verändern, auch wenn die Veränderung noch nicht so spürbar war. Ich kann mich noch deutlich erinnern, wie ich Ende September 1978 die Therapie angefangen habe und im Dezember in Urlaub gefahren bin. Der Abstand von einer Therapiestunde zur anderen dauerte deshalb länger als eine Woche. Das war so furchtbar gewesen in den Ferien, und ich habe gefressen wie immer zu Weihnachten. Aber ich habe gewußt, ich komme zurück nach Berlin und kann dann darüber reden, und das war dann alles nicht so schlimm, es war nicht so finster und trübe und dunkel und unabänderlich furchtbar. Das war wie ein kleiner Lichtblick in einem dunklen Zimmer.

Petra: Das Beste, was für mich bei der Therapie am Anfang war, daß ich verstanden wurde. Ich habe mich immer für sehr abartig gehalten, nicht für normal. Dann kam aber die Erfahrung, das haben viele andere auch, es ist etwas völlig »normales«, und daß andere Leute dafür Verständnis haben und mich annehmen, und daß wir darüber geredet haben. Am Anfang der Therapie hatte ich auch den Wunsch, so schnell wie möglich abzunehmen. Davon bin ich aber dann abgerückt, habe versucht, mich erst einmal so zu mögen, wie ich war. Ich habe versucht zu begreifen, daß mich die Leute auch so mögen. Ich bin auch mir gegenüber in eine Beobachterposition hereingekommen. Was ist eigentlich mit dem Essen los? Auch was Klaus gesagt hat, trifft auf mich zu, das nicht-durchsetzen, bzw. abgrenzen können. Mir hat das Essen unheimlich viel Entscheidungen abgenommen. Ich kann mich noch an eine Situation erinnern, wo ich gerade zwei Monate in der Therapie war. Ich hatte einen Flug in die Türkei gebucht. Im letzten Jahr hatte ich da einen Mann kennengelernt, in den ich verliebt war, ich hatte ihm auch geschrieben, und es stand für mich ganz fest, daß ich dahin will. Ich fing vor der Reise an zu essen und rapide zuzunehmen. Später konnte ich die Situation richtig beobachten und bin darauf gekommen, daß ich eigentlich viel zu große Angst hatte, da hinzufahren – wegen dem Mann, auch speziell deshalb, weil der ja auf mich wartete. Ich habe den Flug abgebucht und dann war das mit dem Essen total vorbei. Ich bin nicht hingefahren. An solchen Beispielen wird mir bewußt, daß dahinter unheimlich Ängste stecken. Ich habe bemerkt, wenn ich nicht esse, daß ich dann viel mehr Gefühle wahrgenommen habe, die ich früher nicht so gemerkt habe.

Bettina: Ich bin auch mit solchen Erwartungen herangegangen. Zuerst ging es mir ganz gut und dann ganz schlecht, und ich habe mich auch nicht mehr getraut, in die Therapie zu gehen, weil ich keinen Mut hatte, meinen Rückfall einzugestehen. Ich bin immer größere Zeiten zwischendurch weggeblieben. Manchmal ging es mir dann auch sehr gut. Ich habe mich aber nicht getraut zu kommen, wenn es mir so schlecht ging. Das hat sich wie ein Faden immer durchgezogen. Ich habe jetzt erst vor einem halben Jahr gelernt, daß das eine Sache ist, die noch Jahre andauern wird.

Abschied von einem »guten Freund«, dem Eßproblem – Veränderungen durch die Therapie

Wolfgang: Petra, du hast schon gesagt, daß das Eßproblem an sich gar nicht das Hauptproblem war, auch du, Maria. Immer wenn ihr das Eßproblem einmal nicht so stark gespürt habt, wurde deutlich, daß eine ganze Palette von unterschiedlichen Problemen und Gefühlen dahintergesteckt hat, die ihr vorher gar nicht erkannt habt. Vielleicht können wir dazu noch ein paar Gedanken zusammentragen.
Renate: Also bei mir war die Erkenntnis ein bißchen schwierig, ich habe mich darum gedrückt. Ich habe bestimmte Verbesserungen in bezug auf das Essen festgestellt. Das Essen schmeckte mir mit der Zeit wieder etwas besser, die Freßanfälle blieben auch aus, und ich habe dann unglücklicherweise einen Mann kennengelernt – ziemlich schnell nach dem Therapiebeginn. Da hatte ich ja auf einen Schlag viele Probleme gelöst. Auf der einen Seite hatte ich nicht mehr so viele Freßanfälle, auf der anderen Seite endlich einen Mann. Und als die Freßanfälle immer weniger wurden, da habe ich immer weniger Fragen an die Therapie gehabt und mir gesagt: »so, jetzt geht es dir gut, du hast alles erreicht, was soll jetzt noch die Therapie?« Ich habe dann die Therapie ein halbes Jahr lang nur halb laufen lassen, bin oft nicht hingegangen – es entstanden riesige Lücken und Zeiten, wo ich überhaupt nichts mehr gemacht habe. Das hat fast ein Jahr gedauert. Jetzt habe ich wieder eine Art Neuerung; das fand so im Frühjahr statt, daß ich gemerkt habe, daß ich nicht mehr mit mir klarkommen kann. Hinter meinem Eßproblem stand etwas ganz anderes, mir ist aufgefallen, daß mein Hauptproblem der Schritt zum Erwachsensein und zur Selbstverantwortung war, und daß ich mich da drum gedrückt habe.
Wolfgang: Kannst du das vielleicht nochmal mit ein paar Sätzen umschreiben, was es für dich heißt, erwachsen zu werden?
Renate: Meine große Angst ist, was ich machen soll, wenn ich

mit dem Studium fertig bin. Ich schaffe es immer, mein tägliches Leben einzurichten und danach ist eine große Leere, ich habe keine Perspektive.

Klaus: Ich kann mich gut erinnern, als ich in die Therapie kam. Nachdem ich von meinem Dicksein und meinen Eßproblemen erzählt hatte, wurde ich gefragt, ob ich denn noch andere Probleme hätte. Da fiel mir dann gerade noch ein, ja ich möchte gerne eine Freundin haben, und das klappt immer nicht. Ich dachte ja immer: »Weil ich dick bin, habe ich keine Freundin.« Der erste Therapieschritt war, daß ich sagen gelernt habe: »Ich bin dick, damit ich keine Freundin kriege«. Das war die erste Erkenntnis in der Therapie, irgendwie sehr atemberaubend. Ich hatte auch ein Gefühl der Wahrhaftigkeit dabei. Bloß hat sich auf dem Sektor bis heute nicht viel getan, weil ich dem auch ein bißchen aus dem Weg gehe. Es gibt noch eine Reihe ganz anderer Probleme, die mir in der Therapie deutlich wurden. Vorhin habe ich das mit der Durchsetzung in der Situation mit Petra erzählt. Früher habe ich immer größere, wichtigere Entscheidungen von anderen fällen lassen, z. B. von meiner Mutter. Es ging immer um ein Auto, das ich verkaufen wollte. Ich habe sehr lange dazu gebraucht, und es war eine wahnsinnige Anstrengung für mich. Es gibt noch einen Bereich: unangenehme und traurige Gefühle habe ich eigentlich immer ausgeklammert, obwohl sie trotzdem da waren. Das war ein ganz schönes Problem, diese Gefühle auszuklammern. Wenn ich z. B. am Sonnabend abends alleine zu Hause war, keine Verabredung hatte und nicht wußte, mit wem was machen, da bin ich in die Küche marschiert, habe mich so vollgepackt mit Essen, daß ich nur noch vor dem Fernseher sitzen konnte. Dann war dieser Bereich abgetötet und das Gefühl der Einsamkeit und Leere weg. Ich hatte jetzt ein ganz vordergründiges Gefühl: der Bauch war prall und mir war so ein bißchen übel, und der Kreislauf sackte in dem Moment auch ein bißchen ab. Ich war ganz schlapp und lag auf dem Bett. So konnte ich diesen Dingen auch aus dem Weg gehen, das habe ich oft so erfahren.

Bettina: Ich kann mich da auch an eine Szene erinnern, das war jetzt im Sommer, da hatte ich wirklich lange Zeit nicht mehr so viele Freßanfälle, nur etwa zweimal in der Woche. Ich war aber trotzdem schön schlank, da hatte ich eine Beziehung zu einem Mann, und die ging zu Ende, und da stand ich nun mit meinem tollen schlanken Körper und war so richtig hilflos. Ich habe einfach eine wahnsinnige Angst bekommen, und dann habe ich, wie in ganz frühen Zeiten, wieder angefangen zu fressen. Ich hatte den Eindruck, eigentlich greife ich auf ein ganz altes Verhalten zurück, weil mir nichts anderes eingefallen ist. Durch Zufall, durch das Fest, bin ich jetzt wieder hier in die Therapie gekommen, und es geht mir wieder bedeutend besser. In der Therapie sind mir Sachen gesagt worden, die ich zwar vorher wußte, aber ich konnte es nicht annehmen, diese Ungeduld z. B. Ich habe jetzt gelernt, wenn ein Freßanfall kommt, zu versuchen, ihn abzustoppen. Dann versuche ich rauszukriegen, was es eigentlich ist, mit wem ich Schwierigkeiten habe. Ich versuche dann die Person, um die es sich gerade dreht, anzurufen und irgendwas zu klären. Oft sind es irgendwelche Unstimmigkeiten. Es gibt aber auch Tage, wo ich nicht erkennen kann, was es jetzt eigentlich ist, das fällt mir erst drei Tage hinterher ein, was es gewesen sein könnte.
Katrin: Ja, das habe ich bei mir auch entdeckt, daß Freßanfälle ganz oft mit Unklarheiten zusammenhängen, wenn ich mir über irgend etwas nicht klar bin – egal was –, daß ich dann erst einmal fresse. In der Zwischenzeit hat es sich so entwickelt, daß ich schon oft relativ bald mitbekomme, was los ist. Ich fresse, und ich habe diffuse Gefühle – keine eindeutigen, weder Trauer, noch Wut. Bei eindeutigen Gefühlen kann ich viel eher anfangen darüber nachzudenken. Ich habe dann auch zeitweise, wenn ich sehr viel Kraft in mir verspürt habe, das Gegenteil machen können, z. B. Entscheidungen fällen, wirklich selbständig was zu tun, auf Leute zuzugehen, oder sie auch abzuwehren, wenn ich sie nicht will. Das waren auch immer die Zeiten, wo ich am meisten abgenommen habe, nur Appetit hatte, wenn ich auch Hunger hatte, das ging wirklich

ineinander über. Eine ganz entscheidende Sache habe ich in diesem Sommer erlebt, als eine kurze Beziehung mit einem Mann zu Ende ging und ich ganz deutlich gemerkt habe, welche Fehler ich gemacht habe. Als die Beziehung zu Ende ging, kam dann auch zur Sprache, was ihm an mir nicht gefällt. Da ging es nicht mehr um meinen Körper, und da wußte ich nicht nur abstrakt, sondern völlig klar, so ganz in mir drinnen, in meinem Körper und in meinem Gefühl und in meinem Kopf: wenn diese Beziehung nicht mehr geht, dann ist nicht mehr mein Körper schuld, dann sind meine Fehler schuld, die ich an anderen auslasse und die in jede Beziehung mit hineinspielen. Das habe ich zwar schon oft genug in der Therapie gehört und konnte das auch einsehen – verstandesmäßig – aber richtig klar geworden ist mir das erst später, daß mein Freßproblem lange Zeit oder immer für Probleme mit anderen herhalten mußte.

Maria: Bei mir hat die Therapie auch unheimlich viele Gefühle freigelegt. Ich habe viel empfindlicher auf Belastungssituationen reagiert und viel schneller einfach angefangen zu heulen. In der Zeit, als ich jetzt von zu Hause ausgezogen bin, daß ich da unheimlich leicht in Tränen aufgelöst dastand, wenn mich jemand darauf angesprochen hat.

Wolfgang: Zu dir, Katrin, fällt mir noch ein, daß es für dich ein ganz wesentlicher Schritt war, dich überhaupt auf eine Beziehung zu einem Mann einzulassen. Du hast dich ja früher nur bei Männern engagiert, die für dich – zu diesem Zeitpunkt – nicht erreichbar waren. Du hast viel Mut aufgebracht, dich dieser Beziehung zu stellen und auch das Risiko einzugehen, das dabei eventuell herauskommen kann, daß außer dem Gewicht noch etwas anderes an dir problematisch sein könnte.

Katrin: Ja, das stimmt. Mir ist so im Laufe der Jahre klar geworden, daß ich mit diesem Dicksein wirklich eine Vermeidungsstrategie betrieben habe, was du auch gesagt hast, Klaus. Ich bin dick, damit ich keinen Mann habe. Da ist jede Menge dran. Diese Ängste Männern gegenüber sind mir während der Therapie klar geworden. Ich habe doch keine Angst vor Männern, die haben Angst vor mir, habe ich immer gesagt.

Wenn ich mich dann angesehen habe, konnte ich mir das auch vorstellen. Aber daß ich auch Angst vor denen habe, das habe ich erst nach und nach in der Therapie mitbekommen, daß ich Ansatzpunkte mit Männern vermieden habe.
Petra: In den letzten Monaten habe ich oft das Gefühl gehabt, daß ich mich jetzt so langsam mal auf den Weg machen müßte, das Eßproblem zu verabschieden. Aber ich komme so langsam von dieser Überlegung immer mehr weg, weil ich jetzt viele Sachen durchschaut habe, und die kann ich mir auch nicht mehr vormachen. Manchmal bin ich richtig traurig geworden, als ob ich einen guten Freund verabschieden müßte. Darüber haben wir bei uns in der Frauengruppe auch geredet. Wir haben festgestellt, wie schön das eigentlich war, mit dem Eßproblem. Man hatte gar nicht so viele Konflikte mit sich selber, weil es wirklich überall eingesetzt werden konnte. Ich konnte mich vom Leben zurückziehen, ich habe nichts gemacht und mich mit dem Essen gerechtfertigt, weil ich ja zu dick war. Irgendwelche Frusts oder Gefühlsaufwallungen kann man damit verkraften und vertreiben, also alles mögliche. Die Männer kann man sich vom Leib halten, als Sexualobjekt kommt man sowieso nicht in Frage, weil man viel zu dick ist. Wenn das alles weg ist, dann steht man richtig nackt im Leben, dann muß man alles so aushalten können. Das stelle ich mir viel schwieriger vor, im Leben zu stehen, ohne das Essen zu haben.
Bettina: Mit der Angst vor Männern, da kann ich mich an ein Fest vor Wochen erinnern. Da war ein Mann, der mir seit einem Jahr ganz gut gefällt, und ich habe ihn angesprochen. Vorher habe ich mich erst in die Küche gestürzt, mich vollgefressen. Auf dem Weg nach Hause hat es sich auch noch so ergeben, daß der im Auto mitgefahren ist. Ich dachte, jetzt hast du gefressen, und ich habe mich richtig durchschaut in dem Moment. Ich wollte wirklich nur fressen, damit ich dann auch einen Grund habe, nach Hause zu fahren und dann kotzen zu können, um dann sagen zu können: ich kann nichts mit dem anfangen. Ich hatte in diesem Moment auch die Angst vor einer Beziehung,

weil ich weiß, die Sache mit dem Dicksein funktioniert nicht mehr. Ich habe bei einer Beziehung auch immer Angst davor, daß sie kaputtgeht, nachdem die andere gerade kaputtgegangen war. Das ist die Angst, irgendwie verletzt zu werden.
Renate: Zu dem was Petra gesagt hat, fällt mir etwas ein, was bei mir eine relativ neue Erkenntnis ist. Ich habe doch gedacht, das Eßproblem sei für mich gestorben, weil es einfach nicht mehr aufgetreten ist. So ein richtiger Eßanfall mit Essen und Kotzen ist bei mir über ein Jahr her. Ich dachte, das kann nicht mehr auftreten, weil es so lange her war. Neulich ist mein Vater gestorben, und da habe ich gemerkt, wie für mich eine Rückzugsmöglichkeit kaputtgegangen ist. Da ist mir aufgefallen, daß das Essen für mich jetzt immer noch ein Rückzug ist, und ich denke mir, wenn jetzt alles schief geht, wenn die Beziehung zu Thomas kaputtgeht, dann fange ich wieder an zu essen. Essen ist also etwas, was mir Sicherheit gibt, ich habe damit wieder so einen Mechanismus, der mir dabei hilft, das durchzustehen. Also auf der einen Seite habe ich zum Essen eine positive Haltung, und auf der anderen Seite habe ich die Angst im Nacken, daß es nachher wieder von vorne losgeht. Nachdem mein Vater tot war, ist mir aufgefallen, daß mein Problem eigentlich noch da ist.
Klaus: Ich merke das immer ganz deutlich in Fastenzeiten. Am Dienstag bin ich von der Praxis, wo ich jetzt arbeite, angerufen worden, ich solle schnell kommen, wenn ich Zeit hätte, weil eine ganz dringende Arbeit ansteht. Ich hatte denen früher auch zugesagt, daß ich mal Noteinsatz mache. Ich habe mich sehr gebauchpinselt gefühlt, daß ich da auch angerufen werde, daß ich wichtig bin. Ich bin abends noch hingegangen, weil der Termin wirklich sehr knapp war und habe dagesessen und gearbeitet. Zu dieser Zeit habe ich gerade gefastet. Normalerweise kenne ich Hungergefühle beim Fasten überhaupt nicht, an den ersten zwei Tagen sind sie noch da, dann gehen sie aber weg. Ich habe dann in der Praxis gesessen mit der Vorstellung, ich muß jetzt die ganze Nacht durcharbeiten bis morgen früh und muß alles ganz schnell und ganz gut machen. Dann habe ich

plötzlich Hunger bekommen, ich habe brüllenden Hunger aus dem Magen verspürt, den ich sonst in Fastenzeiten gar nicht kenne. Ich habe dann überlegt, was jetzt los ist, habe Wasser getrunken, damit das Gefühl der Leere weg war. Dann bin ich darauf gekommen, daß wir in der Therapie schon öfter solche Sachen besprochen haben: du willst jetzt eigentlich viel zu viel, abends, nachdem du selber einen anstrengenden Tag hinter dir hast, noch was tun, und das noch ganz gut und ganz lange. Das ist eine Überforderung, ein Größenstreben, was dem gesunden Umgehen mit dir selber widerspricht. Kurz danach war das Hungergefühl weg, und ich habe mich wesentlich besser gefühlt. Ich habe mir gesagt, du machst es jetzt so gut, wie es geht und nur was ich schaffe. Ich habe schon oft solche Situationen erlebt, daß ich so ein Größenstreben hatte. Auch, was du gesagt hast, daß dir Fehler an dir bewußt geworden sind, finde ich wichtig. Ich glaube, ich bin früher mit dem Gefühl durch die Welt gelaufen, ich finde alles hundertprozentzig o.k. an mir, da ist nichts makelhaftes, es ist alles ideal. Meine Berufswahl im medizinischen Bereich, also ein Helferberuf, paßt ja auch noch dazu. Da kann man sich abschirmen gegen jegliche Kritik, denn ich helfe ja als zukünftiger Arzt den Menschen, da ist dann kaum Kritik möglich. Das sind Sachen, die mir durch die Therapie jetzt bewußt werden, daß ich meine makelhaften oder negativen Seiten deutlicher sehe und mich auch verändern kann.

Bettina: Das, was mich am meisten betroffen hat, war das Gefühl, daß ich jetzt genau weiß, das Essen nützt nichts mehr und ich weiß nichts besseres. Ich habe noch nichts gefunden, was ich dafür einsetzen kann. An manchen Tagen bin ich richtig verzweifelt.

Wolfgang: Du hast ja jetzt mit der Therapie eine ziemlich lange Pause gemacht und hast deine Therapie auch mit ganz großen Unregelmäßigkeiten betrieben. Im Moment drückst du starke Hilflosigkeit aus. Jetzt würde mich noch interessieren, ob ihr auch das Gefühl habt, die ihr regelmäßig dabei seid, ob ihr denkt, jetzt ist das Essen weg, und ich weiß absolut nicht, was dann kommen soll. Aber zuvor möchte ich noch etwas anderes sagen: ich empfinde hier irgendwie im Moment eine getragene Stimmung, z. B. als du, Petra, gesagt hast, du müßtest jetzt von einem guten Freund, einer Art Lebenshelfer in allen Lebenslagen, Abschied nehmen.

Katrin: Mir geht das nicht so, wie Bettina das eben beschrieben hat. Zum einen habe ich nicht das Gefühl, daß das Eßproblem weg ist. Ich kriege hin und wieder kleinere Anfälle, dann weiß ich, jetzt ist eine Zeit gekommen, da esse ich wieder mehr. Ich habe nicht das Gefühl, daß mich das so bedrückt, wenn es nicht da ist, daß ich nichts habe, mit dem ich mein Leben überstehen kann. Es ist wirklich eher so, daß ich mich darüber freue, daß die Abstände größer werden, und daß ich mich stärker fühle, daß ich wirklich real etwas daran verändern kann, was mich jahrelang immer genervt hat. Auch, daß ich das zweite Mal in meinem Leben den kurzen Versuch gewagt habe, eine Beziehung zu einem Mann anzufangen, wenn es auch noch so schmerzhaft war. Es gibt mir unheimlich viel Kraft, daß ich da was gelernt habe, und daß ich mit Leuten besser umgehen kann. Es ist unheimlich schwer, Leuten zu sagen, daß ich nicht will. Das habe ich früher nicht gebracht, und was habe ich mir damit Zeit um die Ohren geschlagen, mich geärgert und war genervt, hatte tagelang schlechte Laune und wußte nicht, wo es herkam. Inzwischen brauche ich deshalb nicht mehr zu fressen. Es fällt mir zwar nicht leicht, und ich mache mir deshalb Kopfzerbrechen, aber ich kann den Leuten sagen, wenn ich mit ihnen nichts zu tun haben will, oder wenn die mich so interessieren. Dann gehe ich nach Hause und dann fresse ich nicht, das merke ich ganz direkt. Ich beschäftige mich mit meinen Gefühlen, aber ich brauche nicht fressen, und das erleichtert mich unheimlich. Und wenn ich einen Freßanfall kriege, dann macht der mir nicht mehr so viel aus, weil ich denke, das wird schon wieder vorbeigehen. Ich gehe, wenn es länger anhält, eher wie eine verständnisvolle Freundin mit mir um, so eine, die dann sagt, wird schon wieder werden. Also ich hasse mich nicht mehr so, sondern ich bin eher verständnisvoll mit mir und beobachte mich mehr – manchmal erstaunt oder neugierig.

Klaus: Ja, das geht mir eigentlich auch so. Die Freßanfälle kommen einfach mal. In der letzten Zeit sogar eine ganze Woche lang. Das hat mich geschlaucht, ich war erst verzweifelt, weil es nun wieder so stark da war. Wenn es einen Tag da ist, dann hat man es noch akzeptiert, es war ja am nächsten Tag vorbei, aber als es dann erstmal gar nicht aufhören wollte, und ich in einer Phase war, in der ich wieder abnehmen wollte, war ich schon ganz schön enttäuscht. Ich bin erst ein Stückchen hilflos gewesen, aber dann wurde mir langsam klar, daß es schon vorbeigehen wird. Ich habe so viel gelernt, ich kann in manchen Situationen so gut mit mir umgehen, also ich werde irgendwann wieder die Kurve bekommen. Und dann darf ich eigentlich auch nicht vergessen, warum der Anfall gekommen ist. Ich habe mich wieder mal getraut, eine Frau anzusprechen. Das ist in die Hosen gegangen, sie hat mich abgelehnt. Ablehnungssituationen sind Situationen, mit denen ich Schwierigkeiten habe, kaum umgehen kann. Und wenn mich dann eine Frau ablehnt, bei der ich Gefühle entwickelt habe, ist es um so schlimmer. Das hat früher bei mir noch ganz andere Reaktionen hervorgerufen: massiver, exzessiver Alkoholkonsum – eine Nacht bei Prostituierten, was mich DM 600,– gekostet hat. Jetzt dauerte der Freßanfall nur eine Woche. Irgendwo hat sich bei mir was verändert, und wenn es jetzt noch manchmal so ist, o.k., dann nehme ich es auch so hin. Ich habe in der Therapie, was das Frauenproblem angeht, auch nicht so sehr viel gemacht. Sonst bin ich eigentlich froh, daß ich andere Umgangsweisen gelernt habe, wenn Situationen da sind, die mich belasten. Daß ich mir dann schon einen Reim machen kann, mich selber ein bißchen aufrecht erhalten kann, oder einen Weg zu Leuten suche, mit denen ich reden kann und statt des Essens ein Gespräch einsetze.

Renate: Bei mir ist es so, daß ich spüre, daß Essen als Rückzug im Moment nicht da ist. Ich spüre jetzt auch schon so manchen Angriff von anderen, den ich früher nie wahrgenommen habe.

Wenn mich jemand kritisiert, dann spüre ich das jetzt sehr intensiv, und Ablehnung spüre ich auch. Die Traurigkeit macht mich nicht furchtbar fertig, ich empfinde es als toll, daß ich was fühlen kann, kein Zudecken durchs Essen, sondern daß ich es jetzt richtig auf mich wirken lassen kann.

Wolfgang: Ich fand es sehr realistisch, wie ihr eben geschildert habt, daß ihr das Eßproblem nicht total los seid, sondern daß ihr noch von Zeit zu Zeit darauf zurückgreift. Es ist damit ähnlich wie auch mit anderen Problemen – z. B. meine zwanghaften Tendenzen: wenn es mir schlecht geht, dann greife ich auch jetzt immer wieder auf die zwanghafte Tendenz zurück, aber ich empfinde es heute überhaupt nicht mehr als Problem, so wie früher. Ich fand es schön, wie realistisch ihr das geschildert habt; daß nicht der Eindruck entsteht, nach ein bis zwei Jahren Therapie bin ich alles total los, sondern daß das ein langer Prozeß ist, der aus ganz vielen kleinen Einzelschritten besteht.

Bettina: Ich fühle mich wohl auch so hilflos, weil ich erkannt habe, ich muß es immer machen, d. h. Regelmäßigkeit reinbringen. Der zweite Schritt ist die Erkenntnis, daß ich erwachsen werden muß, daß *ich* was machen muß, daß ich nein-sagen lernen muß, daß ich mich ständig zu irgendwelchen Dingen entscheiden muß, daß ich das nicht mehr auf irgendjemanden oder irgendetwas schieben kann, denn ich bin immer nahe daran, das zu machen. Es gibt Tage, an denen es mir gut geht und ich mich wohl fühle und ich darin bestätigt werde, daß ich erwachsen werde. Aber es gibt auch Tage, wo ich das einfach noch nicht fertigbringe, obwohl ich weiß, was ich zu machen hätte, da ist einfach Angst dahinter. Mit dem erwachsen werden verbinde ich ganz stark Verantwortung übernehmen und – das alte Spiel – meinen Fehlern ins Auge zu blicken und mich mit Mittelmäßigkeiten abzufinden, also nicht mehr die Dickste, die Dümmste, die Beste, die Schlechteste zu sein, sondern einfach mal mittendrin zu sein.

Maria: Ich merke zur Zeit gerade, daß es wahnsinnig schwer ist, sich selber zu erziehen. Ich bin da jetzt gerade von zu Hause

ausgezogen, und ich bin siebzehn Jahre lang erzogen worden und habe das im allgemeinen als etwas Abstoßendes empfunden. Ich empfinde diesen Schritt als unheimlich schwer, jetzt selber an sich was ändern zu wollen, weil ich inzwischen an einem Punkt in der Therapie angelangt bin, wo sie beginnt unangenehm zu werden. Vorher habe ich immer gedacht, mein Problem mit Männern oder auch das Problem, daß ich mich nicht durchsetzen kann, das ist mein Hauptproblem. Ich finde es unheimlich schwierig, so etwas in der Therapie durchzustehen, es verlangt sehr viel von einem. Womit ich jetzt aber auch nicht sagen will, daß ich die Therapie abbreche, das würde ich niemals machen, glaube ich, also wenigstens im Moment nicht. Ich finde, daß eine Therapie auch dazu erzieht, eine Sache konsequent durchzustehen. Wenn ich das schaffe, die Therapie durchzuziehen, dann habe ich bestimmt etwas daraus gelernt.
Petra: Ich habe in letzter Zeit das Gefühl, daß mein Gewicht psychisch beeinflußt wird und daß ich nichts dagegen machen kann. Ich weiß nicht, ob ihr so etwas auch kennt? Ich habe wirklich das Gefühl, es ist allein eine psychische Sache, welchen Körperumfang ich im Moment habe. Ich mache eine Diät und trotzdem, wenn ich etwas zu viel esse, dann nehme ich sofort zu oder trotz Diät nehme ich gar nicht ab. Jetzt im Moment habe ich so eine Phase, in der ich esse und esse, aber nicht zunehme. Auch wenn früher eine Prüfung an der Schule war oder irgendwelche frustrierenden Situationen sind, in denen ich dann viel esse. Ich bin dann oft erstaunt, daß ich überhaupt nicht zunehme. Dann denke ich immer, die Waage stimmt nicht mehr. Ja, daß ich das überhaupt nicht beeinflussen kann, die Sache mit dem Zunehmen.
Bettina: Das kenne ich auch. Immer dann, wenn ich mir das Essen vom Kopf her gönne, dann nehme ich nicht so zu, als wenn ich bei jedem Bissen ein schlechtes Gewissen habe. Da werde ich schon beim Hinschauen dicker. Das ist die eigene Einstellung dazu.
Maria: Ja, ich habe auch gedacht, daß ich jetzt mit der Therapie eine andere Einstellung zum Essen gekriegt habe, so daß ich

keine Freßanfälle mehr kriegen dürfte. Das war die erste Zeit auch so, weil ich keine Diät mehr gemacht habe, ich habe mein Gewicht gehalten, das merke ich an meinen Hosen. Ich habe aber richtig gemerkt, ein paar Wochen, bevor ich ausgezogen bin, da hat meine Freßphase angefangen und die läuft auch immer noch – wenn auch nicht mehr so schlimm wie vor der Therapie – aber ich fresse doch mehr als ich Hunger habe. Es ist aber das erste Mal, daß ich das auch durchschaue und merke, daß es psychisch ist.

Kleine Erfolgserlebnisse, die Mut machen

Wolfgang: Was ist denn für euch eigentlich das Ermutigende an der Therapie, was ist der Grund dafür, daß ihr immer weitermacht? Ihr habt zwar nun eine Menge beschrieben, was euch gefällt und was ihr gelernt habt, aber es ist für mich nicht so richtig verständlich, warum ihr immer wieder weitermacht.
Bettina: Ich sehe einen Unterschied zwischen Leuten, die eine Therapie machen, und Leuten, die keine Therapie machen, da sind Welten dazwischen! Den Leuten, die keine Therapie machen, kann ich zwar alles erzählen, wie das ist, aber die gucken mich an und sagen: »na, dann iß doch'ne Karotte ...« Die Leute in der Gruppe, die sind einfach anders, die denken ganz anders, die haben ein anderes Bewußtsein, deshalb bin ich immer wieder darauf zurückgekommen.
Maria: Für mich ist die Therapie etwas, auf das ich immer wieder zurückgreifen kann, sie hat also dieselbe Funktion wie das Essen, nur daß das nicht so schädlich ist.
Wolfgang: Nicht ganz so schädlich ...
Maria: Ich weiß, daß ich nie alleine bin, daß ich immer jemanden habe, der mir hilft. Ich muß aber noch dazusagen, daß es für mich am Anfang ein Problem war, daß ich mir jemanden kaufen muß, der mir zuhört, daß es so etwas nicht aus Freundschaft gibt oder daß es bei Freundschaften nicht so geht, weil die Leute nicht so viel Kenntnisse haben. Aber um

nochmal auf den Willen zum Weitermachen zurückzukommen, die Therapie ist ein bißchen mein Zuhause geworden. Ich bin ja jetzt ausgezogen und habe gemerkt, daß ich von zu Hause nicht mehr erzogen werden kann. Jetzt suche ich mir Leute, von denen ich lerne, wie ich mich erziehen kann. Das ist für mich ein Weg, der mir ein bißchen zeigt, wo es langgeht.

Klaus: Für meine Ziele brauche ich viel Kraft, die ich aus der Therapie holen möchte. Wenn ich meinen Beruf sehe – Zahnarzt – dann führt mich das in eine Arbeitssituation, wo ich mich entscheiden muß, wieviel Geld ich mal verdienen will. Ich habe eine Menge Tendenzen in mir, zuviel zu arbeiten. Mit Geld kommt man in die Schickeria-Gesellschaft rein, das sind Kreise, die mir nicht so liegen. Im letzten Jahr bin ich ganz langsam in diese Kreise reingerutscht, habe Lokale gewechselt, Kontakte aus der Therapie fallen lassen, habe gemerkt, ich trinke ja mehr Alkohol. Auf dem Weg in diese Schickeria-Gesellschaft würde ich mich verlieren, meine Ziele aufgeben. Ich möchte aber davon nicht abkommen. Ich gehe wahrscheinlich daran auch körperlich kaputt. Das würde für mich bedeuten, daß ich viel arbeiten muß, um viel Geld zu verdienen. Ich kenne das von 99 Prozent aller Leute, die als Zahnarzt arbeiten. Eine ganz bittere persönliche Erfahrung: mein Vater ist mit 42 Jahren aufgrund dieser Zuvielarbeit gestorben ... Ich möchte es nicht so machen wie alle, sondern auch gesellschaftlich Veränderungen bewirken.

Katrin: Für mich war immer ein ganz entscheidender Antrieb, wieder in die Therapie zu kommen, daß ich lernen will. Ich stelle immer wieder etwas an mir fest, was mir nicht gefällt, was schwierig ist, und ich möchte begreifen, womit das zusammenhängt und möchte das verändern. Ich habe auch noch immer eine Vorstellung von meiner Persönlichkeit vor Augen, wie ich gerne sein möchte, ein Ziel, das ich erreichen möchte, so ein paar Ideale. Etliches habe ich inzwischen davon streichen müssen, aber es gibt Sachen, die ich nach wie vor anstrebe, bei denen ich auch das Gefühl habe, die bleiben stehen, die kann ich irgendwann erreichen. Dafür muß ich mich auch weiterhin verändern, also muß ich auch weiterhin lernen. Das ist mir so wichtig, daß ich dafür auch Therapie machen will, ja, dafür überhaupt was tun will.

Wolfgang: Ich stelle mir das auch so vor, daß euch eure ganz konkreten Erfahrungen auch Mut gemacht haben.

Bettina: Ja, bei meiner Arbeitsstelle war das ganz schlimm. Es war ja vor dem Sommer noch ganz furchtbar. Ich habe dann einmal in der Freitagsgruppe gesprochen. Dann habe ich mit Leuten aus der Gruppe zusammen gelernt. Ich weiß zwar nicht wie, aber meine Arbeitsstörungen gingen weg. Das waren Erlebnisse, die mich ermutigt haben, wieder mit der Therapie anzufangen, weil ich dachte, wenn das weggegangen ist, gehen die anderen Sachen auch weg. Eins nach dem anderen. Früher wollte ich eben immer alles auf einmal.

Klaus: Man kann ja Therapie auch als Persönlichkeitsentwicklung sehen. Darauf bezogen möchte ich eigentlich auch nicht aufhören, mich zu entwickeln. Ich will natürlich nicht ein Leben lang Einzelstunden nehmen, aber ich glaube auch, daß ich noch Hilfe brauche, denn in anderthalb Jahren habe ich nicht gelernt, mir einen Freundeskreis aufzubauen, der das gleiche für mich bedeutet, wie diese Therapiegruppen hier, in die ich gehe. Es ist noch ein deutlicher Grund da, weiterzumachen, bis ich es auch selber machen kann.

Petra: Bei mir ist auch so eine Sache, daß sich durch die Therapie meine Vorstellungen vom Leben ändern. Wenn ich daran denke, was ich vorher für Beziehungen hatte – das war so, daß wir meistens in der Kneipe hingen oder auf einer Fete; das waren für mich Freunde. Das sieht heute ganz anders aus. Jetzt kann ich teilweise sehr schöne Gespräche haben, ganz offene Gespräche, bei denen wir uns näher kommen, was früher gar nicht möglich war. Wenn ich mir auch so angucke, was ich früher für ein Männerbild hatte – ich fand immer betont männliche Männer toll oder dominante, mackerhafte, die mich eigentlich nie verstanden haben, denen bin ich immer hinterhergelaufen. Jetzt merke ich, wie toll eigentlich liebe, weiche Männer sind, wie entspannend das mit denen sein kann, mit denen zusammen zu sein, die mich auch verstehen, mit denen ich reden kann, die Verständnis für mich haben, die auch über ihre Probleme reden können. Das wäre vor der Therapie auch nicht möglich gewesen.

Wolfgang: Ich denke gerade an dich, Renate, du hast doch, ohne eine Diät zu machen, irre viel abgenommen, ich weiß nicht wieviel, aber man sieht es dir einfach an.

Renate: Du meinst, das wäre so eine Sache, die mir Mut gemacht hat.

Wolfgang: Weiß ich nicht, aber für mich ist es auffallend – deshalb denke ich schon ... Ihr seid ja fast alle Leute, die die Therapie relativ regelmäßig betrieben haben. Aber zwei, drei Jahre Therapie ist eigentlich noch keine Zeit für eine Veränderung. Was ist das schon z. B. verglichen mit 30 Lebensjahren? Dazu kommt noch, daß ja die ersten Lebensjahre so wichtig sind.

Katrin: Es ist für mich auch ermutigend zu sehen, daß ich seit der Zeit, wo ich die Therapie angefangen habe, nie mehr so wahnsinnig zugenommen habe, wie vorher. Ich habe abgenommen und auch wieder zugenommen, aber das alles in einem Bereich, der auf Abnehmen hinzielt, das pendelt immer hin und her, das Pendel geht aber eindeutig in Richtung Abnehmen. Das ist für mich einer der überzeugendsten Beweise, daß das richtig ist, was ich hier mache.

Maria: Für mich ist auch schon ein Erfolg, daß ich nicht mehr zunehme. Ich kann nicht beurteilen, ob ich abnehme, weil ich mich ja nicht mehr wiege. Ich erinnere mich, daß ich seit meinem 10. Lebensjahr jedes Jahr 10 kg zugenommen habe, praktisch bis zu meinem 16. oder 17. Lebensjahr. Ich bin so froh, daß das langsam zum Stehen gekommen ist, daß das nicht mit jedem Lebensjahr immer so weitergeht. Durch die Therapie habe ich jetzt auch ganz andere Maßstäbe bekommen. Früher war mein einziger Maßstab gewesen: du mußt abnehmen, und zwar gleich 20 kg. Jetzt bin ich mehr oder weniger schon zufrieden, daß ich mein Gewicht halten kann. Die Therapie bringt mich allgemein zu einer größeren Zufriedenheit mit mir selbst, es ist jedenfalls schon ein Ansatz vorhanden. Auf jeden Fall fühle ich mich langsam schon wohler, dadurch, daß ich mit meinen Maßstäben weiter runtergegangen bin.

Klaus: Ich habe mich gerade an meinen geheimen Wunsch erinnert, der heißt: alle Menschen auf der Welt sollen mich liebhaben. Da rein paßt der Begriff Geltungsstreben recht deutlich. Ich habe nämlich ein sehr starkes Geltungsstreben. Das drückt sich auch in meinem Studium aus. Ich studiere etwas, das gesellschaftlich sehr anerkannt ist. Der Zahnarzt ist in einer Position, wo viele zu ihm aufschauen. Ich bin gerade in einer Auseinandersetzung mit dem Begriff Geltungsstreben. Ich habe eine Menge Widerstände, mich damit auseinanderzusetzen, aber ich möchte daran bleiben. Eigentlich hat Wolfgang damit recht, wenn er sagt, 2–3 Jahre sind keine Zeit für eine Veränderung, obwohl mich so eine Aussage sonst oft ungehalten macht. Ich habe anderthalb Jahre gebraucht, um mit dem Begriff Geltungsstreben bei mir persönlich was anzufangen, zu entdecken, daß auch ich so etwas habe, und ich werde bestimmt nochmal so lange brauchen, um in der Hinsicht auch etwas zu verändern. Da kommen ja grundsätzliche Fragen auf, z. B. soll ich mein Studium überhaupt noch weiterführen, das kann ich nicht in einem Monat entscheiden. Auch die Frage, kann ich das, was ich jetzt mit einer kritisierenden Motivation mache, auch mit einer anderen machen?

Wolfgang: Ich denke, daß wir das Gespräch langsam zum Ende bringen sollten. Mir ist aufgefallen, daß ihr viel über Veränderungen bei euch erzählt habt, aber wenig darüber, daß ihr ja auch teilweise drastisch abgenommen habt.

Bettina: Bei mir ist das noch anders. Ich habe jetzt ein Gewicht, da hätte ich mich früher fett gefunden, ich wiege jetzt 61 kg und wollte immer 50 kg wiegen. Mein Idealgewicht liegt jetzt zwischen 58 und 60 kg. Dieses Gewicht hatte ich jetzt lange, und damit kann ich mich neuerdings unheimlich gut akzeptieren. Das war für mich der entscheidende Schritt überhaupt, daß ich mir nicht mehr kleine Hosen kaufe und nicht mehr 54 kg wiegen will. Für mich hing früher das ganze Glück von 54 kg ab.

Ich habe mein Gewicht einfach raufgeschraubt. Das war mir früher nicht möglich, der Gedanke, jemals mit 60 kg gut leben zu können.
Renate: Na ja, du warst ja auch, als du zu uns kamst, nicht dick.
Bettina: Ich habe mich aber wie eine Tonne gefühlt.
Renate: Aber es gibt schon ein paar objektive Kriterien, auch wenn die nicht im Gefühl sind. Ich habe zwar einerseits auch gelernt, mich mit 73 kg zu akzeptieren, andererseits fühle ich mich jetzt mit 59 oder 60 kg wesentlich wohler. Von daher wehre ich mich manchmal auch gegen Glorifizierungen wie z. B. »fat is beautiful«. Für mich gibt es schon Kriterien, bei denen man ein gesundes Gewicht und einen gesunden Körper hat. Ich merke es bei mir ganz deutlich, daß ich mich körperlich einfach wohler fühle. Was ich noch zu dem Therapieverlauf sagen wollte: Im ersten Jahr der Therapie habe ich eigentlich nicht abgenommen. Das kam erst im zweiten Jahr. Ich habe das überhaupt nicht bemerkt. Andere Leute haben mich darauf aufmerksam gemacht. Ich habe mich eigentlich als stagnierend empfunden und war auch so ganz glücklich und zufrieden. In letzter Zeit ist es gehäuft aufgetreten, daß Leute mich darauf aufmerksam gemacht haben. Jetzt gucke ich abends manchmal auf die Waage und denke, ich könnte noch ein bißchen abnehmen, vielleicht geht es noch weniger. Ich bekomme jetzt solche Träume, denn ich habe schon jahrelang nicht mehr unter 60 kg gewogen, etwa 6 Jahre nicht mehr.
Klaus: Ich habe heute einen schönen Gürtel an, den habe ich Ostern auch gehabt, der ist jetzt etwas länger; man kann das jetzt leider nicht auf Band aufnehmen.
Wolfgang: Wieviel cm sind es denn?
Klaus: 40 cm, schätze ich. Und in Pfund ausgedrückt sind das 60. Das macht sich jeden Tag, in jeder Lebenssituation bemerkbar. Ich wohne zwei Treppen hoch, die habe ich heute nicht gemerkt. Ostern habe ich noch ganz schön gepustet. Ich habe eine »Ente«, die Türen sind recht eng. Bis Ostern habe ich mich immer reingeklemmt, das ging zwar, aber jetzt kann ich ganz gut ein- und aussteigen. Es gibt viele Lebensbereiche, in

denen ich weniger ermüde, mich leistungsfähiger fühle. Z. B., wenn ich auf ein Fest gehe, kann ich schon eher im Raum stehen, fühle mich irgendwo betrachtenswerter. Ich kann mich erinnern, am Anfang der Therapie, wo das Übergewicht noch da war, da konnte ich mich nicht im Spiegel sehen. Mittlerweile kann ich für mich Modenschau machen, finde mich schön, kann mich gerne ansehen, das hat eine ganze Menge damit zu tun, daß ich so viel an Gewicht verloren habe. Ich fasse jetzt auch ins Auge, im nächsten Jahr öfter ins Freibad zu gehen, was ich ab einem gewissen Gewicht nicht mehr gemacht habe, weil ich mich einfach nicht wohl gefühlt habe. Ich merke es auch, wenn ich Kleidung kaufen gehe, es gibt einfach mehr Auswahl, die Hosen sind nicht dreißig cm länger, als sie eigentlich sein müßten. Das sind eigentlich sehr angenehme Erfahrungen.

Katrin: Das muß ich noch erzählen, das war für mich ein ganz tolles Erlebnis; daß ich in diesem Sommer das erste Mal seit langer Zeit gerne ins Schwimmbad gegangen bin, nicht nur gerne, weil ich schwimmen wollte, sondern weil ich Freude in meinem Körper hatte. Ich hatte Lust, mich in dem Badeanzug zu zeigen. Auch früher, als die Leute auf den Kreuzberg gezogen sind, da bin ich selten mitgegangen, nie gerne, und in diesem Sommer bin ich oft alleine auf den Kreuzberg gegangen, wenn das Wetter schön war und ich Zeit hatte, und ich habe mich gerne dort hingelegt. Ich habe nicht mehr dauernd den Gedanken im Kopf gehabt, wie sehen mich jetzt die anderen, wie sehe ich aus, sondern ich habe mich wohl gefühlt, in dem Badeanzug. Das habe ich wirklich, ich weiß nicht wann, jemals gehabt. Das ist nicht nur, weil ich ein bißchen dünner geworden bin als früher, sondern auch, weil ich mich anders fühle, also beides. Auf der einen Seite wiege ich wirklich weniger – wenn ich so an mir langkucke, ist mein Bauch manchmal platt und wölbt sich nicht mehr. Auf der anderen Seite ist es auch, wie ich mich in mir selber drinfühle, das kommt zusammen.

Petra: Ich habe jetzt das Bedürfnis zu sagen, daß sich nicht so viel ändert, wenn man dünn wird. Für mich ist das eine

unheimlich wichtige Sache, daß ich wirklich nicht denke, ich kann erst leben, wenn ich dünn bin, das habe ich begriffen. Wenn ich dünner werde, wird im Prinzip gar nichts anders. Meine Figurprobleme, also meine Problemstellen am Bauch oder Magen, die sind noch genauso da, wenn ich mein Idealgewicht habe. Ich kann mich erinnern, daß ich schon mal früher dünn gewesen bin, hatte aber öfter Probleme mit der Figur, obwohl ich von der Waage her das Idealgewicht hatte. Ich glaube, es ist ein unheimlich wichtiger Schritt, daß man jetzt schon anfängt zu leben, und wenn man dünner wird, lebt man ganz genauso. Also davon wegkommen, wenn ich erst einmal dünn bin, wird das Leben ganz toll. Man kann sich auch ganz fett fühlen, wenn man nur noch 100 Pfund wiegt.
Wolfgang: Ihr habt eben schon einen Themenbereich angeschnitten, nämlich das Verhältnis zum eigenen Körper. Am Anfang des Gesprächs habt ihr ganz oft gesagt: ich habe mich gehaßt, ich konnte mich nicht leiden, ich fand mich widerwärtig. Aus dem, was ihr jetzt zum Schluß gesagt habt, ist für mich wieder deutlich geworden, daß sich euer Verhältnis zum Körper geändert hat.
Renate: Ich finde ganz toll, was Klaus gesagt hat, daß er sich so gerne im Spiegel anguckt. Spiegel waren für mich immer ein großes Problem, auch Schaufenster, da bin ich immer vorbeigeflitzt, und habe immer zwanghaft in die andere Richtung geguckt. Oder in der U-Bahn, wenn ich vor der Tür stand und mußte mich dort sehen, das hat mir oft den Tag verdorben. Inzwischen bin ich manchmal richtig eitel, ich habe zwar immer noch selber keinen Spiegel, aber wenn ich bei anderen Leuten bin, gucke ich mich doch an, wie ich aussehe, manchmal sehe ich mich auch gerne von der Seite an, dann merke ich, daß der Bauch schmaler geworden ist, jetzt mag ich meinen Körper viel lieber leiden, ich mag ihn auch angucken.
Klaus: Ich habe ja auch irre lange keinen Spiegel gehabt, den habe ich mir erst vor einiger Zeit gekauft, weil ich mich eben, wie schon gesagt, nicht sehen konnte. Ein anderer Punkt ist, daß ich mich als schwabbelig empfunden habe, das ist was ganz

ekliges. Das ist für mich vergleichbar mit Wellfleisch mit Haaren, was ich nicht essen konnte, da wurde mir speiübel, so habe ich mich früher gefühlt. Ich bekomme jetzt manchmal so ein Gefühl von Weichheit, daß ich ein weicher Mann bin, körperlich. Ich hatte ein Idealbild gehabt, ich wollte athletisch, muskulös, also eher hart werden. Das Ziel ist zwar nicht weg, aber ich komme immer mehr dazu, daß ich ein weicher Mann bin, vom Typ her, an den man sich anlehnen kann und in den man ein bißchen einsinkt, anstatt hart, wie auf einem Brett zu liegen. Ich finde das jetzt auch eine schöne Sache. Darüber bekomme ich jetzt auch ein ganz anderes Gefühl zu mir. Noch etwas anderes: ich habe früher oft auf dem Stuhl gesessen, wobei ja der Bauch noch weiter nach vorne tritt. Ich habe ein Gefühl gehabt, das unter meinem Bauch lag; meinen Bauch habe ich als Fremdkörper empfunden. Jetzt bin ich schon so weit, daß ich anfange, meinen Bauch als zu mir gehörig zu akzeptieren. Das sind natürlich erst ganz kleine Anfänge. Ich fühle micht jetzt etwas wirklicher.

Katrin: Bei mir schwankt das nach wie vor, je nachdem, wie ich mich sonst fühle, ob ich mich gut fühle, ob ich Mut habe, ob ich ziemlich schnell sehe, was ich will und was nicht. Davon hängt auch ab, ob ich mich schön finde oder nicht, weniger davon, ob ich jetzt 73 oder 78 kg wiege. Das war früher so und ist auch noch heute so, nur daß mir das klarer ist.

Wolfgang: Mir ist noch etwas in den Sinn gekommen, das mir wichtig ist: Hat das eigentlich für euch eine Bedeutung gehabt, daß ich als euer Therapeut ein Mann bin?

Maria: Ja, bei mir auf alle Fälle. Ich habe das Gefühl gehabt, dadurch, daß ich mit einem Mann gelernt habe, über mich zu reden, bin ich auch in bezug auf andere Männer schon etwas offener geworden. Ich merke jedenfalls, daß ich, seit ich die Therapie mache, viel mehr Kontakt zu Jungen kriege. Ich merke, daß ich mit denen auch reden kann, früher habe ich nie im Leben mit Jungen über meine Probleme geredet, oder über uns.

Wolfgang: Mir ist das ernsthaft ein Problem und eine offene

Frage gewesen, die ich noch nicht mit euch besprochen habe. Gerade in der Frauenbewegung wird oft gesagt, daß das Eßproblem ein Frauenproblem ist, deshalb ist auch die Therapie Frauensache. Wir haben hier ja auch mehr Frauen in der Gruppe als Männer. Ich habe mir oft die Frage gestellt, ob ich da nicht in einen Bereich eingreife, in dem ich nichts zu suchen habe, ob ich das nicht den Frauen überlassen müßte, mit euch Therapie zu machen.

Bettina: Ich habe dich noch nie als Mann erlebt, der mich interessieren könnte, erst als ich dich auf deinem Fest gesehen habe, du hattest da ein weißes Hemd an, da dachte ich, du bist ja ein richtiger Mann, du sahst unheimlich toll aus an diesem Abend, da ist mir bewußt geworden, daß ich das die ganze Zeit ziemlich verdrängt habe. Dann hattest du auch deine Freundin dabei, die du ab und zu umarmt hast, das hat mich ziemlich verwirrt. Früher habe ich oft gedacht, wieso du dich mit der Eßproblematik auseinandersetzt, du bist doch so dürr, dann habe ich schon gedacht, du bist vielleicht magersüchtig. Gefragt habe ich aber nie. Ich habe nur gedacht, daß du durch die Christiane, deine frühere Freundin, darauf gekommen bist.

Katrin: Ich bin auch davon überzeugt, daß das schwerpunktmäßig ein frauenspezifisches Problem ist. Aber ich habe irgendwann auch gesehen, daß das etwas mit meinem Männerproblem zu tun hat. Deshalb fand ich es wichtig, daß ich bei dir als Mann Therapie mache. Darin habe ich ein Vorfeld zum Üben gesehen. Auch was du gesagt hast, Maria, einem Mann gegenüber mal meine Probleme zu äußern, offen und ehrlich zu sein. Die andere Sache ist, daß ich die Befürchtung hatte, wenn ich mich mit dem Problem weiterhin nur unter Frauen bewege, daß ich dann auf bestimmte Sachen hin auch nicht angesprochen werde. Ich habe mich eine Zeitlang auch hinter einer feministischen Ideologie versteckt, wo ich nicht an meine Probleme dranbrauchte, sondern alles auf die Männer schieben konnte, die sind schuld, da sie keine dicken Frauen mögen. Ich habe die Befürchtung gehabt, daß ich mich noch länger durchmogeln kann, wenn ich mein Problem nur mit Frauen angehe. Das war für mich auch der Punkt, die Therapie bei einem Mann zu machen.

Renate: Eine Art feministisches Bewußtsein ist bei mir eigentlich erst im Laufe der Therapie eingetreten. Ich habe zwar schon vorher Bücher darüber gelesen, aber kapiert habe ich eigentlich nicht, worum es sich da dreht. Dieses feministische Bewußtsein hat dich als Therapeuten eigentlich nicht problematisiert, weil ich auch zu diesem Zeitpunkt, als es hätte schwierig werden können, schon auf eine ganze Menge guter Erfahrungen mit dir zurückgreifen konnte. Eben auch wie die beiden schon gesagt haben, habe ich das erste Mal meine Probleme mit einem Mann besprochen, und auch das erste Mal einen Mann so offen erlebt. Du hast ja auch von deinen Schwierigkeiten erzählt. Vorher hatte ich immer so ein Männerbild: die sind so perfekt, und die haben keine Schwierigkeiten. Ich laufe immer dagegen an, die stehen aber da wie ein Felsen. Was ich allerdings ein bißchen verdrängt habe ist, daß du das Geschlecht Mann hast. Ich habe das sehr von der Kopfebene her geregelt, wir haben ja auch mal darüber gesprochen, vor was ich mich alles hüten wollte, weil ich vor der Therapie so viel über Therapeuten gelesen hatte. Daß die Therapeuten die Frauen sozusagen aufs Kreuz legen, oder daß sich Frauen in sie verlieben. Selbst wenn die Therapeuten die Frauen dann nicht aufs Kreuz legen, ziehen sie Selbstwertgefühl daraus, daß die Frauen sie anbeten. Von daher habe ich mir das von vorneherein verboten, mich für dich zu interessieren, das war einfach außer Diskussion. Teilweise habe ich auch, um mir dabei zu helfen, dich kritisiert, habe mir Punkte rausgesucht, die mir nicht gefallen haben an dir. Das war einfacher.

Wolfgang: Kannst du noch kurz beschreiben, ob und wie sich das für dich gelöst hat? Wie du das bearbeiten konntest?

Renate: Rangekommen bin ich wohl dadurch, daß ich mit dir darüber gesprochen habe, daß ich mich getraut habe, einfach mal Kritik an dir zu üben. Das hätte ich mich früher nicht getraut, weil es nicht in mein Bild paßte. Was mich dabei am meisten getroffen hat war, daß du zuerst gar nichts gesagt hast.

Du hast dich weder gewehrt noch irgendwas. Da ich einfach mal Gefühle dir gegenüber ausgelebt habe.

Wolfgang: Ausgelebt oder ausgesprochen?

Renate: Ausgesprochen. Das war ganz gut für mich, daß nichts passiert ist, nichts Positives, aber auch nichts Negatives. Es ist so entspannend für mich gewesen, daß ich jetzt auch eher Gefühle für dich zulassen kann. Du schmeißt mich weder raus noch gehst du mit mir ins Bett.

Katrin: Ich hatte mich ja am Anfang der Therapie ziemlich in dich verliebt, für kurze Zeit. Ganz am Anfang habe ich auch diese Angst gehabt, oh je, vielleicht verliebe ich mich in den Therapeuten. Dann habe ich den Wolfgang die ersten Male gesehen und gedacht, ne, in den verliebe ich mich nicht, irgendwann, vielleicht nach ½ Jahr habe ich mich dann doch verliebt, zwar nicht so heftig, aber ich habe gemerkt, daß ich dauernd an ihn denke, was er jetzt macht, wie er aussieht, und wie er denkt, dann habe ich erst einmal Angst gekriegt. Dann habe ich gemerkt, das behindert mich so in der Therapie, das muß jetzt zur Sprache kommen. Ich kann mich nicht ganz exakt erinnern, das war dann auch vermischt mit anderen Problemen, die dann gerade anstanden, die ich mit Wolfgang konkret hatte. Irgendwann bin ich dann damit rausgeplatzt, damit war das dann auch schon vorbei. Was ganz Wichtiges ist davon hängengeblieben, daß ich mich in den Wolfgang verliebt habe, weil er auch unerreichbar war. Das war für mich auch ein Schlüsselerlebnis. Daß ich mich ganz oft, eigentlich immer in Männer verliebt habe, die nicht erreichbar waren. Vom ersten Angucken fand ich den Wolfgang als Mann nicht besonders anziehend. Ich glaube, daß seine Unerreichbarkeit der Reiz war. Nachdem das ausgesprochen war, ist mir das auch sehr schnell klargeworden. Seitdem haben sich auch keine Gefühle in der Richtung wieder gerührt.

13. Schluß

Alle von uns beschriebenen Eßstörungen weisen große Gemeinsamkeiten auf. Dies gilt sowohl für die innerpsychischen Mechanismen, wie auch für den sozio-kulturellen Hintergrund. Die Auseinandersetzung mit den medizinischen Erkenntnissen machte uns deutlich, daß diese Disziplin keine befriedigende ganzheitliche Erklärung bieten kann, da sie die psychologische Komponente vernachlässigt.

Unsere Ausführungen zeigen, wie außerordentlich wichtig die psychische Dimension ist. Eine Eßstörung ist unseres Erachtens ein neurotisches Symptom wie viele andere auch, das aufgrund der individuellen Situation des einzelnen entwickelt wurde. Die Zusammenhänge zwischen den Kindheitsbedingungen, der weiteren Entwicklung, der jetzigen Lebenssituation und der Symptomatik sind klar zu erkennen. Auch zunächst völlig unbegreifliche Phänomene wie die Magersucht werden verständlich, wenn man die Entwicklungs- und Lebensbedingungen eines Menschen sowie seine unbewußte Zielsetzung im Leben erfaßt. Eßstörungen können als Notlösung für unbewältigte Probleme im zwischenmenschlichen Bereich und für ein ungelebtes Leben im weitesten Sinne betrachtet werden.

Jede neurotische Symptomatik ist in ihrer individuellen Ausprägung von den gesellschaftlichen und kulturellen Gegebenheiten abhängig. Letztlich können alle natürlichen menschlichen Funktionen, jedes Verhalten, neurotisch entgleisen. Nicht zufällig treten gerade in unserem Kulturkreis die verschiedensten Formen von Zwang, Sucht und Abhängigkeit verstärkt auf.

Die Therapie süchtiger Menschen stellt sowohl an den Abhängigen als auch an den Therapeuten hohe Anforderungen. Es ist

jedoch möglich, daß sich Eßsüchtige in einer geeigneten Psychotherapie von ihrem Symptom befreien bzw. damit umgehen lernen.
In den letzten Jahren wurden immer wieder neue Erkenntnisse über die Eßsucht gewonnen. Diese stehen jedoch oft isoliert nebeneinander; eine Zusammenarbeit der verschiedenen Disziplinen erscheint uns daher unbedingt notwendig. Ebenso wichtig ist eine breit angelegte Aufklärungsarbeit über das Phänomen Eßstörung mit seinen vielschichtigen Aspekten.

14. Literatur

Adler, A., (1927) Menschenkenntnis, Frankfurt a. M. 1972

Adler, A., (1930) Kindererziehung, Frankfurt a. M. 1976

Ansbacher, H. L./Ansbacher, R. R., Alfred Adlers Individualpsychologie, München 1972

Antons-Brandi, V., Einstellung zum Körpergewicht, in Zeitschrift für psychosomatische Medizin Nr. 18/1972

Bahner, F., Diskussion in Psyche Nr. 10/1963

Bernhardt, H., Fettleibigkeit, Stuttgart 1955

Bettelheim, B., Liebe allein genügt nicht, Stuttgart 1971

Boskind-Lodahl, M./Sirlin, J., Frauen zwischen Freß- und Magersucht, in Psychologie heute Nr. 3/1979

Bräutigam, W./Christian, P., Psychosomatische Medizin, Stuttgart 1973

Broschüre der DKV, Broschüre der Deutschen Krankenversicherungs-AG Köln/Berlin 1979

Bruch, H., Über die psychologischen Aspekte der Fettleibigkeit, in Medizinische Klinik Nr. 8, 1960

Bruch, H., Eating Disorders, London 1973

Bruch, H., Das Übergewicht und seine Bedeutung, in Collipp, P. J., Fettsucht im Kindesalter, Stuttgart 1978

Catering Journal, Nr. 45/1977

Collipp, P. J., Fettsucht im Kindesalter, Stuttgart 1978

Crisp, A. H./Harding, B./Kalucy, R. S./Lacey, H. H., The Long-Term Prognosis in Anorexia Nervosa: Some Factors Predictive of Outcome, in Vigersky, R. A., New York 1977

Ditschuneit, H. H./Ditschuneit, H./Jaus, E./Jäger, H., Klassifizierung der Fettsucht, in Klinikarzt Nr. 2/1978

Ernährungsbericht, Ernährungsbericht der Deutschen Gesellschaft für Ernährung, Frankfurt a. M. 1976

Faller, A., Der Körper des Menschen, Stuttgart 1972

Felix, A., Das Schlankheitskonzept, Köln 1976

Ferstl, R./Richter, M., Abnehmen per Post, in Psychologie heute Nr. 3/1976

Freud, S., (1926) Hemmung, Symptom und Angst, in Studienausgabe Band VI, Frankfurt a. M. 1976

Freyberger, H./Strube, K., Psychosomatische Aspekte der Fettsucht, in Psyche Nr. 10/1963
Gallwitz, A., Versuch einer experimentellen Erfassung des body image bei weiblichen Magersüchtigen, in Meyer, J. E./Feldmann, H., Anorexia Nervosa, Stuttgart 1965
Gontscharow, I. A., Oblomow I, Genf, München 1970
Gries, F. A./Berchtold, P./Berger, M., Adipositas, Berlin, Heidelberg, New York 1976
Hammar, S. L., Fettsucht: Früherkennung und Behandlung, in Collipp, P. J., Fettsucht im Kindesalter, Stuttgart 1978
Hautzinger, M., Therapie bei Übergewicht, in Therapie der Gegenwart Nr. 4/1978
Havekamp, K., ... und Liebe eimerweise, München 1978
Heinzler, J., Physiologie des Menschen, München 1968
Horkheimer, M./Fromm, E./Adorno, Th. W. u. a., Studien über Autorität und Familie, Paris 1936
Jores, A., Diskussion in Psyche Nr. 10/1963
Kehrer, H. E., Behandlung der Pubertätsmagersucht mit Verhaltenstherapie, in Der Nervenarzt Nr. 3/1972
Knittle, J. L./Ginsberg-Fellner, F., Kann Fettsucht verhindert werden? In Collipp, P. J., Fettsucht im Kindesalter, Stuttgart 1978
Köppe, W., Sigmund Freud und Alfred Adler, Stuttgart, Berlin, Köln, Mainz 1977
Kronberg, H., Frigidität und weibliche Sozialisation, Berlin 1976
Köhler, A., Psychische Faktoren bei Gewichtsverschiebungen, in Psychosomatische Medizin III, Nr. 2/1957
März, A., in Kippardt, H., März, Reinbek b. Hamburg 1979
Meyer, J., (Mayer) Fettsucht im Kindesalter, in Collipp, P. J., Fettsucht im Kindesalter, Stuttgart 1978
Natreen Informationsdienst, Redaktionsservice Ambach (BRD) (ohne Jahreszahl)
Oberdisse, K./Solbach, H. G./Zimmermann, H., Die endokrinologischen Aspekte der Anorexia nervosa, in Meyer, J. E./Feldmann, H., Anorexia Nervosa, Stuttgart 1965
Orbach, S., Antidiätbuch, München 1979
Pflanz, M., Medizinisch-soziologische Aspekte der Fettsucht, in Psyche Nr. 16/1963
Pflanz, M., Sozialpsychologische Aspekte der Anorexia nervosa, in Meyer J. E./Feldmann, H., Anorexia Nervosa, Stuttgart 1965
Pflanz, M., Epidemiologische und sozioökonomische Aspekte der Adipositas, in Der Praktische Arzt Nr. 22/1978
Pross, H., Die Wirklichkeit der Hausfrau, Reinbek b. Hamburg 1976
Pudel, V./Metzdorff, M./Oetting, M., Zur Persönlichkeit Adipöser in

psychologischen Tests unter Berücksichtigung latent Fettsüchtiger, Zeitschrift für Psychosomatische Medizin Nr. 21/1975
Pudel, V., Adipositas, Berlin, Heidelberg, New York 1978
Rattner, J., Verwöhnung und Neurose, Zürich 1968
Rattner, J., Psychosomatische Medizin heute, Zürich 1969
Rattner, J., Verstehende Tiefenpsychologie, Berlin 1977
Richter, H. E., Eltern, Kind und Neurose, Reinbek b. Hamburg 1969
Richter, H. E., Patient Familie, Reinbek b. Hamburg 1972
Richter, H. E., Engagierte Analysen, Reinbek b. Hamburg 1978
Rossier, P. H., Die Fettsucht als psychosomatisches Geschehen, in Psyche Nr. 3/1949/50
Schmeil, A./Welsch, C., Über die Magersucht, Vortrag in Leben, Lernen, Zeitschrift für Tiefenpsychologie, Gruppendynamik und Gruppentherapie, Nr. 1/1976
Schütz, E./Rothschuh, K. E., Bau und Funktionen des menschlichen Körpers, München, Berlin, Wien 1971
Schulte, W./Tölle, R., Psychiatrie, Berlin, Heidelberg, New York 1977
Sidbury jr., J. B./Schwartz, R. P., Ein Programm zur Verringerung des Körpergewichtes bei Kindern, in Collipp, P. J., Fettsucht im Kindesalter, Stuttgart 1978
Stauder, K. H., Studien zur Psychologie und Psychotherapie der Fettsüchtigen, in Psyche Nr. 11/1959
Szasz, T. S., Das Ritual der Drogen, Wien 1978
Thomä, H., Anorexia Nervosa, Stuttgart 1961
Thomä, H., Psychosomatische Aspekte der Magersucht, in Psyche Nr. 10/1963
Tolstrup, K., Psychosomatische Aspekte der Fettsucht im Kindesalter, in Psyche Nr. 10/1963
Ziolko, H. U., Hyperphagie und Anorexie, in Der Nervenarzt Nr. 9/1966